胡兰贵临证秘笈

胡兰贵　胡　娜　编著

科学出版社

北　京

内 容 简 介

　　本书是胡兰贵教授总结汇编自己约五十年宝贵经验和临床心得而成，以共享岐黄之术。编排内容依托现行中医教材，结合临床、教学、科研，将理论应用于临床，在临床中回归理论，也保持中医理论与临床的系统性和完整性。全书内容共分七部分，包括中医基础理论临证秘笈、中医诊断临证秘笈、中医方剂临证秘笈、《黄帝内经》临证秘笈、《伤寒论》临证秘笈、《金匮要略》临证秘笈、《温病学》临证秘笈。编排采用化简的方式，用阿拉伯数字顺序编排；且仿照《伤寒论》等条文格式编排，言简意赅。本书系胡兰贵教授第一次全面、系统对自己的临床思路与教学经验进行规范化地归纳和总结，亦是医者长期读书、临证、思考的经验结晶。

　　本书可供中医临床医师阅读。

图书在版编目（CIP）数据

　　胡兰贵临证秘笈 / 胡兰贵，胡娜编著. -- 北京：科学出版社，2025.6. -- ISBN 978-7-03-082219-2

　　Ⅰ. R249.7

中国国家版本馆 CIP 数据核字第 2025HV0742 号

责任编辑：郭海燕　王立红 / 责任校对：郑金红
责任印制：徐晓晨 / 封面设计：陈　敬

科 学 出 版 社 出版
北京东黄城根北街 16 号
邮政编码：100717
http://www.sciencep.com
固安县铭成印刷有限公司印刷
科学出版社发行　各地新华书店经销

＊

2025 年 6 月第 一 版　　开本：787×1092　1/16
2025 年 6 月第一次印刷　　印张：15 1/4　插页：1
字数：390 000
定价：138.00 元
（如有印装质量问题，我社负责调换）

胡兰贵简介

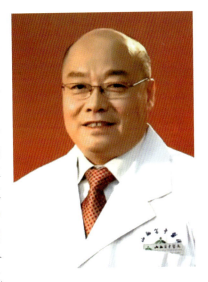

　　胡兰贵，男，汉族，山西省太原市人。主任医师，教授，博士研究生导师，第五批全国老中医药专家学术经验继承工作指导老师，山西省名中医。

　　胡兰贵师承朱进忠老先生，1991 年其独立著书立说，1993 年破格晋升为副主任医师，1996 年被确定为第二批全国老中医药专家朱进忠学术经验继承人，2000 年晋升主任医师，2004 年参加国家中医药管理局第一批优秀中医临床人才研修项目，被授予"全国优秀中医临床人才"称号，2012 年被确定为第五批全国老中医药专家学术经验继承工作指导老师，2017 年被授予第二批"山西省名中医"称号。他曾历任山西省中医院和平分院副院长，山西省中医药学会常务理事，山西省中医药学会内科专业委员会副主任委员，山西省中西医结合学会风湿病专业委员会副主任委员，《世界中医药》杂志编委，《河北中医》杂志编委，中国管理科学研究院学术委员会特约研究员，中华中医药学会继续教育委员会委员。

　　胡教授工作在中医教学与临床一线约五十载，有着丰富的临床经验和精深的理论造诣，对内科疑难病的诊治规律、风湿病的临床研究和治疗、治未病理念和辨证论治方法学的研究尤有建树，擅长应用中医经典理论治疗内科疑难病、风湿病；尤其在治未病方面独树一帜，擅长应用膏方防治内科疑难病；还率先采用了现代工艺制作贴脐剂治疗内科和儿科疾病。他提出"治病以和谐为纲""疑难病从肝论治""疑难病辨证以脉为根""风湿病从五脏论治""精准辨证理法方药高度统一""恍惚诊疗法"等学术观点。胡教授不仅在工作中兢兢业业，竭诚为患者诊病治病，还热心于中医的公众健康教育事业，受电视台邀请多次做客健康栏目，得到广大观众的一致好评，并从 2010 年起作为《健康时间·话说中医》的主讲人。他主持完成"十五"国家重点科技攻关项目课题 1 项"名老中医学术思想、经验传承研究"，省级课题 5 项，报批新药 2 个。出版了《临证效验秘方》《神方仙方灵验方》《中成药应用必备》《朱进忠临床经验传承》《胡兰贵临床经验传承》《胡兰贵临证效验秘方》（第 2 版）等 40 部著作。在国内外期刊发表论文 80 余篇。

胡 娜 简 介

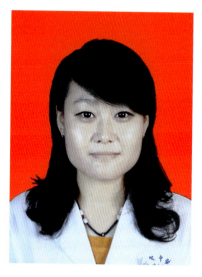

　　胡娜，女，汉族，山西省太原市人。自幼受外祖父朱进忠、父亲胡兰贵的熏陶，热爱中医，于 2001 年考入山西中医学院（现山西中医药大学）中医临床专业就读本科，常随同外祖父朱进忠、父亲胡兰贵出诊，对中医汤头、中医经典"滚瓜烂熟"。又于 2006 年考入山西省中医药研究院，攻读硕士研究生学位。2009 年获得硕士学位后就职于山西省中医药研究院肝病科。2019 年考入上海中医药大学，攻读博士研究生学位。临床主攻肝硬化的研究与治疗，擅长肝病的中医治疗。

　　完成"十五"国家重点科技攻关项目"名老中医学术思想、经验传承研究"课题 1 项，该项目荣获山西省科技进步奖三等奖。完成国家中医药管理局"名老中医朱进忠工作室的建设"项目；山西省科技攻关项目"东垣益气膏对肺气虚证防治机制的研究"；山西省卫生厅"朱进忠学术流派传承工作室项目建设"项目；山西省中医药研究院院级课题"肝痛贴治疗肝郁血瘀型胁痛的临床观察"。在国家核心期刊发表了《朱进忠以脉为根辨证论治的经验》《胡兰贵教授应用经方治疗疑难病的经验》等具有代表性的论文 30 余篇。编著《胡兰贵临证效验秘方》（第 2 版），主编《朱进忠临床经验传承》，参编《朱进忠老中医医案医话》《明医之路，道传薪火》《中医临证五十年心得录》《药物集成》《甲子回眸》等著作。

前　言

中医药文化是上下五千年祖国广大劳动人民通过长期生活与医疗实践逐步形成的医学理论体系，其宝贵的实践经验和丰富的理论体系蕴含着深厚的科学内涵，是先人们留给我们的巨大宝库与财富，需要吾辈们传承、发展和创新。

本书编者胡兰贵教授长期致力于临床、教学、科研的第一线，自幼就大量背诵中医经典古籍、到现在也常反复复习，温故而知新，带教学生过程中也是严格要求，临证更是如履薄冰，力求疗效佳。

此次整理出版《胡兰贵临证秘笺》，为胡兰贵教授第一次全面、系统对自己的临床思路与教学经验进行规范化地归纳和总结。全书结合胡兰贵教授近五十年临证心得进行汇编，分享于同仁及广大中医爱好者，以共享岐黄之术。"临证"即实事求是地将理论应用与临床，将疗效显著的临证心得体会总结出来，供读者参考。"秘笺"中的"秘"是不公开的，珍稀罕见之意，而"笺"则本指狭条形小竹片，古代无纸，用简策，有所表识，削竹为小笺，系之于简。全书编排采用化简的方式，将中医理论与临床各种知识点，用阿拉伯数字顺序编排并进行解释，部分还括注记忆或临床运用秘诀。同时，仿照中医经典古籍《伤寒论》等条文格式编排，言简意赅；编纂内容是依托现行中医临床专业大学教材，全书内容共分七大部分，分别为中医基础理论临证秘笺、中医诊断临证秘笺、中医方剂临证秘笺、《黄帝内经》临证秘笺、《伤寒论》临证秘笺、《金匮要略》临证秘笺、《温病学》临证秘笺，每部分都总结了在中医临床必须要掌握的中医基础理论知识、历史沿革、方歌、名言、必背经典内容以及临证心得体会等，这些对于临床者来讲，是一定要认真掌握。读这本书，犹如一位谆谆教导、循循善诱的老师，手把手地教你走近临床，将中医理论应用于临床。"梅花香自苦寒来，宝剑锋从磨砺出"，临床的确须躬身笃行。本书适用于长期在临床一线的中医师和在中医院实习或轮转规培的学生或医生以及中医爱好者使用参考。

另外，书中"（背）"意指该段内容需牢记背诵；"（X 个字）"意指可按字数来记忆；书中一些其他书中未见的秘方名，可参见《胡兰贵临证效验秘方》（第 2 版）等著作；全书重点内容均加黑加粗字体等，这是编者刻意将自己临床心得以这种简略方式，指导学习中医理论，因此，读者要仔细领会，认真研读。

在编写本书的过程中得到了闫牛、范俊来、邓树文、侯鸿燕、张维亮的大力协助，特此致谢。由于编写水平有限，虽尽量力求完美，但疏漏之处亦在所难免，敬请同道们批评指正，以便再版时完善。

本书的出版得到了山西省中医院胡兰贵全国名老中医工作室的资助和三晋一纲二目学术流派资助。

胡兰贵　胡　娜

2025 年于山西省中医院

目 录

第五部分 《伤寒论》临证秘笈

第六部分 《金匮要略》临证秘笈

第七部分 《温病学》临证秘笈

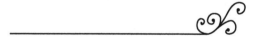

第一部分　中医基础理论临证秘笈

第一节 概 述

1. 中医学——研究人体生理、病理以及疾病诊断和防治的一门学科，它具有独特的理论体系和丰富的临床经验。

2. 中医学的理论体系——以整体观念为指导，以阴阳五行为主导，以脏腑、经络、生理、病理为基础，以辨证论治为诊疗特点。

3. 中医的四大经典著作——《内经》(《黄帝内经》)、《伤寒》(《伤寒论》)、《金匮》(《金匮要略》)、《温病》(温病学)。

4. 我国第一部医学著作——《黄帝内经》，包括《素问》和《灵枢》两部分，各9卷、81篇，合为18卷，162篇，奠定了中医学的理论基础，它出现标志着中医理论体系的确立。

5.《难经》——有问答之意，共81个问答，称为"八十一难"，是一部与《黄帝内经》相媲美的古典医著。

6. 我国第一部辨证论治专书——东汉末年伟大的医学家张仲景(张机)所著的《伤寒杂病论》，此书为辨证论治奠定了基础，它的出现标志着辨证论治理论体系的确立。

7.《伤寒杂病论》——包括《伤寒论》和《金匮要略》两部分，《伤寒论》主论外感热病兼论内伤杂病；《金匮要略》主论内伤杂病兼论外感热病。

8.《神农本草经》——成书于汉代，托名于神农，载药365种，将药分为上、中、下三品，提出了"四气"、"五味"，为后世中药理论奠定了基础，它的出现标志着中医药理论体系的确立。

9. 我国第一部脉学专著——西晋王叔和的《脉经》。

10. 我国第一部针灸学专著——晋代皇甫谧的《针灸甲乙经》。

11. 我国第一部病因、病理、证候诊断学专著——隋代巢元方的《诸病源候论》。

12. 著名的"三因学说"——宋代陈无择(陈言)的《三因极一病证方论》，该书提出了外因为六淫(风、寒、暑、湿、燥、火)，内因为七情(喜、怒、忧、思、悲、恐、惊)，不内外因(金刃、虫兽所伤)。

13. 著名的"命门学说"——由明代赵献可(赵一贯)、张介宾(张景岳)提出。

14. 著名的"疠气学说"——由明代吴又可(吴有性)提出，代表作《温疫论》。

15. 宋代钱乙《小儿药证直诀》开创了脏腑证治的先河(六味地黄丸)。

16. 金元四大家——金元时期出现各具有特色的医学流派。其中具有代表性的是刘完素(刘河间)、李东垣(李杲)、张子和(张从正)、朱丹溪(朱震亨)，后人称为"金元四大家"。

17. 金元四大家各自的学术特点

(1) 刘完素以"火热"立论，认为"六气皆从火化"，"五志过极，皆能生火"，用药以寒凉为主，后世称为"寒凉派"。

(2) 李东垣提出"内伤脾胃，百病由生"，用药以补益脾胃为主，后世称为"补土派"。

(3) 张子和以"祛邪"立论，认为"邪祛则正安"，用药以汗、吐、下三法为主，后世称为"攻邪派"。

(4) 朱丹溪提出了"相火论"，认为"阳常有余，阴常不足"，用药以滋阴降火为主，后世称为"养阴派"。

18. 六气——风、寒、暑、湿、燥、火六种正常的气候。

19. 六淫——风、寒、暑、湿、燥、火六种外感病邪的统称。

20. 四气——又称四性，即寒、热、温、凉。

21. 五味——酸、苦、甘、辛、咸。

22. 五志——怒、喜、思、悲、恐。

23. 李中梓提出了"肾为先天之本，脾为后天之本"。

24. 清代叶天士（叶桂、叶香岩）创立了"卫、气、营、血"辨证，代表作《外感温热篇》。

25. 清代吴鞠通（吴瑭）创立了"三焦"辨证，代表作《温病条辨》。

26. 我国第一部中西医学汇通的专著——近代张锡纯的《医学衷中参西录》。

27. 中医学的基本特点——有二：一是整体观念；二是辨证论治。

28. 整体观念——整体就是完整性、统一性，包括人体本身的统一性及其与自然界的关系。

29.《素问·灵兰秘典论》云："心者，君主之官，神明出焉。"

30. 季节气候对人体的生理影响——春夏阳气盛，气血趋于表，多汗少尿，脉多浮大；秋冬阳气衰，气血趋于里，少汗多尿，脉多沉小。

31. 季节气候对人体的病理影响——《素问·金匮真言论》云："春善病鼽衄，仲夏善病胸胁，长夏善病洞泄寒中，秋善病风疟，冬善病痹厥。"

32.《素问·六元正纪大论》云："用寒远寒，用凉远凉，用温远温，用热远热，食宜同法。"

33. 昼夜晨昏对人体的影响——《灵枢·顺气一日分为四时》云："夫百病者，多以旦慧昼安，夕加夜甚"，"朝则人气始生，病气衰，故旦慧；日中人气长，长则胜邪，故安；夕则人气始衰，邪气始生，故加；夜半人气入脏，邪气独居于身，故甚也。"

34.《素问·上古天真论》云："恬惔虚无，真气从之，精神内守，病安从来。"

35. 证——又称证候，证型，是疾病在发展过程中某一阶段的病理概括，是一系列症状的罗列总结，如风寒表证。

36. 症——疾病的具体临床表现，如头痛。

37. 辨证论治——包括辨证和论治两个阶段。所谓辨证，就是将四诊（望、闻、问、切）所收集的资料、症状和体征，通过分析综合，辨清疾病的原因、性质、部位和邪正之间的关系，概括判断为某种证；论治，就是根据辨证的结果确定相应的治疗方法。

38. 辨证与论治的关系——辨证是论治的前提和依据；论治是治疗疾病的手段和方法。通过论治可以检验辨证是否正确。

39. 同病异治——同一种疾病由于发病的时间、地区、原因、体质和疾病的发展阶段不同，表现的证也不同，治法也不一样，如暑季感冒，常加芳香化湿药。

40. 异病同治——不同的疾病在发展过程中，出现相同的病机，相同的证型，采用相同的方法治疗，如久泻脱肛、子宫下垂，都属于中气下陷，因而都可采用升提中气的方法治疗，如补中益气汤（补中益气芪术陈，升柴参草当归身）。

第二节　中医学的哲学基础

1. 气——不断运动着的，具有很强活力的精微物质，是构成人体、维持人体生命活动的基本物质。

2. 血——运行于脉内的富有营养和滋润作用的红色液体，是构成人体、维持人体生命活动的基本物质。

3. 津液——人体一切正常水液的总称，是构成人体、维持人体生命活动的基本物质。

4. 气机——气的运动称"气机"。表现为升、降、出、入四种形式。

5. 气化——气的运动变化及其伴随能量的转化过程称为气化。

6. 精——生命的本源物质，是构成人体、维持人体生命活动的基本物质。其分为先天之精和后天之精。先天之精禀受于父母，后天之精来源于水谷。

7. 神——人体生命活动的总称，有广义和狭义之分，广义的神指人体生命活动的外在表现，即生命；狭义的神指人的精神意识思维活动，即精神。

8. 精与神的关系——精能生神，神能御精，精足则形健，形健则神旺；反之，精衰则体弱，体弱则神疲。

9. 三宝——精、气、神被称为人生"三宝"。

10. 《黄帝内经》云："生之来谓之精，两精相搏谓之神。"

11. 阴阳的最初含义——日光的向背。向日的为阳，背日的为阴。

12. 阴阳——对自然界相互关联的某些事物或现象对立双方的概括，即含有对立统一的概念。

13. 阴阳的属性——凡是运动的、外向的、上升的、温热的、无形的、明亮的、兴奋的都属于阳；相对静止的、内守的、下降的、寒冷的、有形的、晦暗的、抑制的都属于阴。

14. 阴阳的相对性——阴阳的属性不是绝对的，而是相对的。一方面表现为阴阳的转化性；另一方面表现为无限可分性。正如《黄帝内经》所说："阴中有阳，阳中有阴"，"阴阳者，数之可十，推之可百，数之可千，推之可万，万之大，不可胜数，然其要一也"。

15. 张景岳云："阴阳者，一分为二。"（阴阳者，对待之词也）

16. 阴阳学说的基本内容——阴阳交感、阴阳的对立制约、阴阳的互根互用、阴阳的消长平衡、阴阳的相互转化。

17. 阴阳交感——指阴阳二气在运动过程中相互感应而交合的过程。

18. 阴阳的对立制约——对立有相反的意思。阴阳的对立指自然界一切事物和现象都存在相互对立、相互制约的两个方面，如天与地、动与静、上与下，故有"动极者镇之以静，阴亢者胜之以阳"的说法。

19. 阴阳的互根互用——阴和阳是对立统一的，任何一方不能脱离对方而单独存在，每一方的存在都以对方存在为自己存在的前提和条件，两者相互依存，相互为用，称为阴阳的互根互用。如《黄帝内经》云："阴在内，阳之守也；阳在外，阴之使也。"《医贯》云："无阳则阴无以生，无阴则阳无以化。"

20. 阴阳的消长平衡——阴和阳之间的对立制约，互根互用，并不是处于静止不变的，而是在一定限度、一定时间内"阴消阳长"与"阳消阴长"维持相对平衡。

21. 阴阳的相互转化——在一定条件下，阴阳对立双方各自向其相反的方向转化，阴可以转化为阳，阳可以转化为阴，阴阳转化的质变过程，称为阴阳的相互转化。如《黄帝内经》云："重阴必阳，重阳必阴"，"寒极生热，热极生寒"。

22. 阴阳学说在中医学的应用有五：①说明人体的组织结构；②说明人体的生理功能；③说明人体的病理变化；④用于疾病的诊断；⑤用于疾病的防治。

23. 阴阳说明人体的组织结构——"人生有形，不离阴阳"，外为阳，内为阴；背为阳，腹为阴；腑为阳，脏为阴；上为阳，下为阴；体表为阳，体内为阴；阳经行于肢体的外侧，阴经行于肢体的内侧。

24. 阴阳说明人体的生理功能——阳主升，阴主降；阳主出，阴主入；"阴平阳秘，精神乃治；

阴阳离决，精气乃绝"。

25. 阴平阳秘，精神乃治——在内的阴气平和，在外的阳气固密，人的精神活动就正常。

26. 阴阳说明人体的病理变化——阴阳的偏盛偏衰：阳胜则热，阴胜则寒；阳虚则寒，阴虚则热。

27. 《黄帝内经》云："正气存内，邪不可干，邪之所凑，其气必虚。"

28. 正气——指人体的功能活动，对病邪的抵抗力，对外界环境的适应力，对损伤组织的修复力（简称"一活三力"）。

29. 邪气——泛指各种致病因素。

30. 《黄帝内经》云："邪气盛则实，精气夺则虚。"

31. 阳盛则热——相对于阳邪所致的热性病的性质而言。

32. 阴盛则寒——相对于阴邪所致的寒性病的性质而言。

33. 阳胜则阴病——阳盛必然损伤人体的阴液。

34. 阴胜则阳病——阴盛必然损伤人体的阳气。

35. 阳偏胜——产生实热证。其机制是：阳胜则热，阳胜则阴病。表现为高热、面赤、口渴、喜冷饮、大便秘结、小便短赤、舌红苔黄、脉数。治宜实者泻之，损其有余，热者寒之，采用苦寒泻火之品，治热以寒的法则。

36. 阴偏胜——产生实寒证。其机制是：阴胜则寒，阴胜则阳病。表现为恶寒肢冷、脘腹冷痛、大便稀溏、小便清长、舌苔白、脉迟。治宜实者泻之，损其有余，寒者热之，采用温热之品，治寒以热的法则。

37. 阳偏衰——产生虚寒证（阳虚证）。其机制是：阳虚则寒，阳虚则外寒。表现为畏寒肢冷、面色苍白、自汗、大便稀溏、小便清长、舌淡苔白、脉沉迟无力。治宜虚则补之，补其不足，采用扶阳益火的法则，即"益火之源，以消阴翳"阴病治阳的法则。

38. 阴偏衰——产生虚热证（阴虚证）。其机制是：阴虚则热，阴虚则内热。表现为五心烦热、潮热盗汗、咽干口燥、舌红少津、脉细数。治宜虚则补之，补其不足，采用滋阴降火的方法，即"壮水之主，以制阳光"阳病治阴的法则。

39. 阳虚则寒——阳虚不能制阴，阴相对偏亢的虚寒证。

40. 阴虚则热——阴虚不能制阳，阳相对偏亢的虚热证。

41. 实热证——高热、面赤、口渴、喜冷饮、大便秘结、小便短赤、舌红苔黄、脉数。

42. 实寒证——恶寒肢冷、脘腹冷痛、大便稀溏、小便清长、舌苔白、脉迟。

43. 阳虚证（虚寒证）——畏寒肢冷、面色苍白、自汗、大便稀溏、小便清长、舌淡苔白、脉沉迟无力。

44. 阴虚证（虚热证）——五心烦热、潮热盗汗、咽干、口燥、舌红少苔、脉细数。

45. 阳损及阴——当阳虚至一定程度时，因阳虚不能化生阴液，出现阴虚的现象，称为"阳损及阴"。

46. 阴损及阳——当阴虚至一定程度时，因阴虚不能化生阳气，出现阳虚的现象，称为"阴损及阳"。

47. 阴阳用于疾病的治疗原则——调整阴阳，恢复平衡。

48. 阴阳偏盛确定的治则——实热证：实则泻之，热者寒之；实寒证，实则泻之，寒者热之。

49. 阴阳偏衰的治疗原则——虚则补之，补其不足。虚热证，滋阴降火（阳病治阴）；虚寒证，扶阳益火（阴病治阳）。

50. 阳病治阴——对于阴虚不能制阳，阳相对偏亢的虚热证，治宜滋阴降火，即"壮水之主，以制阳光"。

51. 阴病治阳——对于阳虚不能制阴，阴相对偏亢的虚寒证，治宜扶阳益火，即"益火之源，以消阴翳"。

52. 阴损及阳的治疗原则——阳中求阴。

53. 阳损及阴的治疗原则——阴中求阳。

54. 阴中求阳——在补阳时，要适当配补阴药，使阳得阴助而生化无穷。

55. 阳中求阴——在补阴时，要适当配补阳药，使阴得阳升而泉源不竭。

56. 张景岳云："善补阳者，必于阴中求阳，则阳得阴助而生化无穷；善补阴者，必于阳中求阴，则阴得阳升而泉源不竭。"

57. 秘诀——"治谁谁虚，求谁补谁"。补阳生化无穷，补阴泉源不竭。阳损及阴，先阳后阴；阴损及阳，先阴后阳。阳损及阴，阴损及阳的治则：阳碰阳，阴碰阴。

58. 中医学的病机总纲——阳胜则热，阴胜则寒，阳虚则寒，阴虚则热。

59.《素问·阴阳应象大论》云："善诊者，察色按脉，先别阴阳。"

60. 寸口定位——掌后高骨是谓关，关前为阳（寸脉），关后为阴（尺脉），食指找寸脉，中指找关脉，无名指找尺脉，左手心肝肾，右手肺脾命，上主上、中主中、下主下，浮取为阳，沉取为阴。

61. 八纲——阴、阳、表、里、虚、实、寒、热，阴阳为总纲，表实热属阳，里虚寒属阴。

62. 四气——寒、热、温、凉四种药性。温热属阳，寒凉属阴。

63. 五味分阴阳——辛、甘、淡属阳；酸、苦、咸属阴，即"辛甘发散为阳，酸苦涌泄为阴，淡味渗泄为阳，咸味涌泄为阴"。

64. 诸花皆升，旋覆独降。

65. 五行——木、火、土、金、水五种物质的运动变化。

66. 五行的特性

"木曰曲直"具有生长、升发、条达、舒畅的作用；

"火曰炎上"具有温热、上升的作用；

"土爰稼穑"具有生化、承载、受纳的作用；

"金曰从革"具有肃降、收敛的作用；

"水曰润下"具有滋润、下行、寒凉的作用。

67. 相生——指一事物对另一事物具有促进、助长、资生的作用。

68. 五行相生的顺序——木生火，火生土，土生金，金生水，水生木。

69. 相克——指一事物对另一事物的生长和功能具有抑制及制约的作用。

70. 五行相克的顺序——木克土，土克水，水克火，火克金，金克木。

71. 母子关系——生我者为我母，我生者为我子。

72. 所胜与所不胜——克我者为我所不胜；我克者为我所胜。

73. 制化——五行之间相互转化，相互制约，以维持平衡协调，即"生中有克，克中有生"。

74. 相乘——以强凌弱的意思，即五行中某一行对被克的一行克制太过。

75. 太过与不及——"未至而至谓之太过；至而未至谓之不及"。

76. 相乘的原因——有二：一是本身强盛克制太过，如"木旺乘土"；二是另一行虚弱，本身克制正常，如"土虚木乘"。

77. 相侮——又称"反侮"，五行中某一行过于强盛，对原来克我的一行进行反侮，又称"反克"。

78. 相侮的原因——有二：一是某一行过于强盛，进行反克，如"木旺侮金"；二是某一行过于虚弱，不能进行克制，反而受到反克，如"金虚木侮"。

79.《素问·五运行大论》云："气有余，则制己所胜而侮所不胜；其不及，则己所不胜侮而乘之，己所胜轻而侮之。"

80. "五行学说"在生理方面的应用表现——有三：一是五脏配五行，五体、五官组成以五脏为中心的生理、病理体系；二是以五行生克制化规律说明五大系统之间是统一的；三是以五脏为中心的五行归属与外在环境是统一的。

81. "五行学说"在中医学的运用——说明五脏的生理功能；说明五脏的病理变化；用于疾病的诊断；用于疾病的治疗。

82. "五行学说"说明五脏的病理变化——有二：一是相生关系的传变，包括母病及子、子病犯母；二是相克关系的传变，包括相乘和相侮两个方面。

83. 母病及子——指疾病的传变，从母脏传及子脏，如"肾病及肝"。

84. 子病及母——又称"子盗母气，子病犯母"，指疾病传变，从子脏传及母脏，如"心肝火旺"。

85. 木火刑金——又称"肝火犯肺"，指肝火亢盛，肺不能制约肝，反遭肝的克制，出现的急躁易怒，面红目赤，甚至咳逆上气、咯血等"木侮金"的症状。

86. 按相生规律传变时，母病及子病情轻浅，子病犯母病情深重。

87. 按相克规律传变时，相乘病情深重，相侮病情轻浅。

88.《黄帝内经》云："有诸内必形诸外。"故视其外应，以知其内脏，则知所病矣。

89. 五脉——弦、洪、缓、浮、沉。

90. 五行用于推断病情——相生为顺；相克为逆。

91.《金匮要略》云："见肝之病，知肝传脾，当先实脾，四季脾旺不受邪，即勿补之。"——说明既病防变。

92. 根据五行相生规律确定的治则——虚则补其母，实则泻其子。

93. 虚则补其母——指一脏虚证，不仅补本脏，还要补母脏。

94. 实则泻其子——指一脏实证，不仅泻本脏，还要泻子脏。

95. 根据相生规律确定的治法——有四：一是滋水涵木法；二是益火补土法；三是培土生金法；四是金水相生法。

96. 滋水涵木法——滋肾阴以养肝阴的一种方法，适用于肝肾阴虚证。

97. 益火补土法——温肾阳而补脾阳的一种方法，适用于脾肾阳虚（心火以肾阳代之）。

98. 培土生金法——通过补脾气而补肺气的一种方法，适用于脾肺气虚证，六君子汤（四君子汤中和义，参术茯苓甘草比，益以夏陈名六君，祛痰补气阳虚意）。

99. 金水相生法——补肺阴可以滋肾阴（金生水）；滋肾阴可以补肺阴（肾阴为一身之阴），适用于肺肾阴虚证。

100. 名言——脾为生痰之源，肺为贮痰之器。

101.《黄帝内经》云："五脏六腑皆令人咳，非独肺也。"

102. 根据相克规律确定的治则——抑强扶弱。

103. 根据相克规律确定的治法——有四：一是抑木扶土法；二是培土制水法；三是佐金平木法；四是泻南补北法。

104. 抑木扶土法——以疏肝健脾的药物治疗肝旺脾虚的一种方法，适用于"木旺乘土"。

105. 培土制水法——用温运脾阳治疗水湿停聚的一种方法，适用于脾肾阳虚、水湿泛滥证。

106. 佐金平木法——清肃肺气以抑制肝火的一种方法，适用于肝火犯肺证。

107. 泻南补北法——泻心火滋肾水的一种方法，适用于心肾不交证。

108.《素问·阴阳应象大论》云："怒伤肝，悲胜怒；喜伤心，恐胜喜；思伤脾，怒胜思；忧伤肺，喜胜忧；恐伤肾，思胜恐。"

109. 事物属性的五行归类表如下。

事物属性的五行归类表

五行	五脏	五腑	五官	形体	情志	五脉	五季	五方	五气	五化	五色	五味
木	肝	胆	目	筋	怒	弦	春	东	风	生	青	酸
火	心	小肠	舌	脉	喜	洪	夏	南	暑	长	赤	苦
土	脾	胃	口	肉	思	缓	长夏	中	湿	化	黄	甘
金	肺	大肠	鼻	皮	悲	浮	秋	西	燥	收	白	辛
水	肾	膀胱	耳	骨	恐	沉	冬	北	寒	藏	黑	咸

第三节　藏　象

1. 藏象——藏，指藏于体内的内脏；象，指表现于外的生理、病理现象。象，形象也，藏居于内，象见于外，故曰藏象，现称脏象。

2. 脏腑——内脏的总称，包括五脏、六腑、奇恒之腑。

3. 奇恒之腑——脑、髓、骨、脉、胆、女子胞。

4. 五脏的功能——化生和贮藏精气，即所谓"五脏者，藏精气而不泻也，故满而不能实"。

5. 六腑的功能——受盛和传化水谷，即"六腑者，传化物而不藏，故实而不能满也"。

6. 心的主要功能——心主血脉，心藏神。

7. 心的在志、在液、在体、在窍——在志为喜；在液为汗，汗为心之液；在体合脉，其华在面；在窍为舌，心开窍于舌，舌为心之苗，心属手少阴心经，心与小肠相表里。

8. 心主血脉——指心气推动血液在脉中运行，流注于全身，发挥营养和滋润作用，故有"诸血者皆属于心"。

9. 心主血脉——包括主血和主脉两个方面。

10. 血液在脉中运行的条件——有三：一是心气的充沛；二是血液的充盈；三是脉道的通利。

11. 脉——脉乃血脉，壅遏营气，令无所避是谓脉。

12. 心藏神——又称心主神志，即生命活动的外在表现和精神意识思维活动，均由心来统帅。

13.《素问·宣明五气》云："心藏神，肺藏魄，肝藏魂，脾藏意，肾藏志。"

14. 心主血脉和心藏神的关系——血液是神志的物质基础，心主血脉的功能是心主神志的前提条件；神乃血液所化，因此，心主血脉功能异常，必然出现神志的改变；另外，血液的正常运行受到心神的支配，精神情志异常，亦可使血液运行发生紊乱，故有"心藏脉，脉舍神"的说法。

15. 心包络——简称心包，又称"膻中"，指包在心脏外面的包膜，具有保护心脏的作用。故《黄帝内经》云："膻中者，臣使之官，喜乐出焉"、"膻中者，心主之宫城也"。

16. 心包属手厥阴心包经，心包与三焦相表里。

17. 热入心包——在温病学中，将外感热病中出现的神昏、谵语等证，称为"热入心包"或"蒙蔽心包"。

18. 华盖——指肺，因肺的位置较高，称为"华盖"。

19. 娇藏（脏）——指肺，因肺叶娇嫩，不耐寒热，易被外邪侵袭，故称"娇脏"。

20. 肺的主要功能——肺主气，司呼吸，肺主宣发肃降，通调水道，肺朝百脉，主治节。

21. 肺的在志、在液、在体、在窍——在志为忧；在液为涕；在体合皮，其华在毛；在窍为鼻，肺开窍于鼻，肺属手太阴肺经，肺与大肠相表里。

22. 肺主气——包括主一身之气和呼吸之气。

23. 肺主一身之气——表现在宗气的生成和气机的调节方面。

在宗气生成方面，肺吸入自然界的清气和脾胃运化的水谷精气，在胸中生成宗气；在气机调节方面，肺一呼一吸对全身之气的升降出入起着调节作用。故《黄帝内经》云："诸气者，皆属于肺"。

24. 肺主呼吸之气——指肺具有吸清呼浊，进行机体与自然界的气体交换，又称呼吸。

25. 肺主一身之气实际上隶属于肺的呼吸功能。

26. 肺主宣发——宣，宣布；发，发散。指肺具有向上向外宣发津液和卫气布散到全身各处的功能，正如《灵枢·决气》所说："上焦开发，宣五谷味，熏肤充身，泽毛，若雾露之溉，是谓气。"

27. 肺的宣发作用表现——有三：一是宣发浊气；二是宣发津液；三是宣发保护卫气。

28. 肺主肃降——即清肃下降，指肺气向下向内的运动使气和津液向下向内运行，使呼吸道洁净通畅。

29. 肺主肃降的表现作用——有三：一是使吸入的清气向下布散到肾；二是将脾胃运化的水谷精微布散到内脏；三是使呼吸道洁净通畅。

30. 水液在体内的代谢——"饮入于胃，游溢精气，上输于脾，脾气散精，上归于肺，通调水道，下输膀胱，水精四布，五经并行"。

31. 肺主通调水道——指肺的宣发和肃降对体内津液的输布、运行和排泄，有疏通和调节作用，故有"肺主行水"、"肺为水之上源"之说。

32. 提壶揭盖法——凡肺失宣降或肺失清肃出现的水肿，可通过宣肺达到利水的目的，如越婢汤（越婢汤用姜草枣，麻黄石膏加之好）。

33. 肺朝百脉——全身的血液都要通过百脉汇聚于肺，通过肺的呼吸进行气体交换，然后再输布全身。

34. 肺主治节——即治理调节，肺气辅佐心血，治理调节人体生理功能的作用，故《素问·灵兰秘典论》云："肺者，相傅之官，治节出焉。"

35. 肺主治节的作用——有四：一是肺主呼吸，使呼吸运动有节奏地一呼一吸；二是治理调节全身的气机；三是辅佐心脏推动血液运行；四是治理调节津液的输布、运行和排泄。

36. 气门——又称玄府，是汗孔，即汗液排泄的孔道。

37. "脾胃为后天之本，气血生化之源"——机体生命活动的延续和气血津液的化生都有赖于脾胃运化的水谷精微，故脾胃为后天之本，气血生化之源。

38. 脾的主要功能——脾主运化；脾主升清；脾主统血。

39. 脾的在志、在液、在体、在窍——在志为思；在液为涎；在体合肉，脾主肌肉，脾主四肢，其华在唇；在窍为口，脾开窍于口；脾属足太阴脾经，脾与胃相表里。

40. 脾主运化——包括运化水谷和运化水液两个方面，即脾具有把水谷化为精微，并将精微物质吸收转输至全身的生理功能。

41. 脾主运化水谷——包括三个阶段，就是脾对水谷的消化、吸收、输布。一是消化，帮助胃将饮食物分解为精微和糟粕；二是吸收，帮助胃肠吸收水谷精微；三是输布，把吸收的水谷精微输布至全身。

其途径有二：一是通过脾的散精，经肺输布到全身；二是脾直接将水谷运输全身。故有"脾主为胃行其津液"的说法。

42. 脾主运化水液——指脾具有吸收、输布水液，防止水液在体内停滞的作用，又称"脾主运化水湿"。

43. 脾失健运——指脾的运化水谷和运化水液的功能失常。

（1）运化水谷功能失常，表现为食少纳呆，腹胀便溏。

（2）运化水液功能失常，水湿内停，产生湿、痰饮等病理产物，甚至出现水肿，故《黄帝内经》云："诸湿肿满，皆属于脾。"乃脾虚生湿，脾为生痰之源和脾虚水肿的机制。

44. "脾为生痰之源，肺为贮痰之器"。

45. "五脏六腑皆令人咳，非独肺也"。

46. 脾主升清——脾气上升将运化的水谷精微向上运输至心肺、头目，通过心肺的作用化生气血，以营养全身，所以说："脾宜升则健。"

益气聪明汤【方歌】益气聪明汤蔓荆，升葛参芪黄柏并，再加芍药炙甘草，耳聋目障服之清。

47. 脾主升清的生理作用——有二：一是通过脾的升清营养全身；二是保持内脏位置的恒定。

48. 中气下陷——脾气虚，升举无力，使内脏下垂，如子宫脱垂、胃下垂、脱肛等。

49. 脾统血——指脾具有统摄血液在脉内运行，防止溢出脉外的功能。

50. 脾统血的机制——实际上是气的固摄作用。

51. 脾不统血——由于脾气虚弱，脾的固摄血液功能失常，出现便血、尿血、崩漏等，称为"脾不统血"。

补中益气汤【方歌】补中益气芪术陈，升柴参草当归身，虚劳内伤功独擅，亦治阳虚外感因，木香苍术易归参，调中益气畅脾神。

52. 治痿独取阳明——阳明乃足阳明胃经，是多气多血之经，与脾相表里，脾主运化水谷精微，充养肌肉四肢，脾主为胃行其津液，脾胃虚弱，四肢无力，甚至萎弱不用。

53. 肝的主要功能——肝主疏泄，肝藏血。

54. 肝的在志、在液、在体、在窍——在志为怒；在液为泪；在体合筋，其华在爪，爪为筋之余；在窍为目，肝开窍于目；肝属足厥阴肝经，肝与胆相表里。

55. 肝主疏泄——疏，疏通；泄，发泄；肝具有主升主动的特点，使全身气机调畅，推动血液和津液运行。

56. 肝主疏泄表现——有五：一是调畅气机；二是调畅情志；三是促进脾胃的运化；四是促进胆汁的分泌；五是男子的排精、女子的月经，与肝的疏泄密切相关。

57. 肝失疏泄的病理——有二：一是肝的升发太过，肝气上逆，出现头晕、胀痛、面红、目赤、急躁易怒，甚至咯血、吐血、晕厥，多见肝火上炎、肝阳上亢（以头面部症状为主）；二是肝的疏泄功能减退，升发不足，气机郁滞，出现胸胁两乳、少腹胀痛，多见肝气郁结（无头面部症状）。

58. 气行则血行，气滞则血滞；气行则津行，气滞则津滞。

59. 胆汁的来源——胆汁来源于肝，是肝之余气所化生。

60. 肝有调节血量功能——指肝对人体各部血量的分配，特别是对外周血量调节起重要作用。

61. 肝藏血——指肝具有储藏血液，调节血量，防止出血的功能。

62. 王冰云："肝藏血，心行之，人动则血运于诸经，人静则血归于肝藏。"

63. 《素问·至真要大论》云："诸风掉眩，皆属于肝。"

64. 筋——即筋膜，是附着于骨而聚于关节，是连接关节、肌肉的一种组织结构，故《黄帝内经》有"诸筋者，皆属于节"、"膝者筋之府"的说法。

四逆香佛二花汤【方歌】四逆香佛二花汤，不忘芩丝在此方。

65. 肾的主要功能——肾藏精，主生长发育，主生殖；肾主水；肾主纳气。

66. 肾的在志、在液、在体、在窍——在志为恐；在液为唾；在体合骨，肾主骨生髓，脑为髓之海，肾主骨，齿为骨之余，其华在发，发为血之余；在窍为耳和二阴，肾开窍于耳和二阴，肾属足少阴肾经，肾与膀胱相表里。

67. 肾藏精——指肾对精气有储存和闭藏的作用，肾所藏的精包括先天之精和后天之精。故《黄帝内经》云："肾者主蛰，封藏之本，精之处也"、"肾者主水，受五脏六腑之精而藏之"。

68. 先天之精和后天之精的关系——先天之精禀受于父母，后天之精来源于水谷，两者同归于肾，相互依存，相互为用，先天之精有赖于后天之精不断培育和充养，后天之精要靠先天之精的活力资助，两者相辅相成，在肾中结合成精气。

69. 天癸——肾中精气充盛到一定程度产生的一种促性腺发育成熟的物质。

70. 肾气——肾精所化之气。

71. 肾中精气的功能——有二：一是主生长发育；二是主生殖。

72. 人体之精有广义和狭义之分——广义的精泛指一切精微物质；狭义的精指生殖之精。

73. 生殖之精——来源于先天，禀受于父母，是生命的原始物质，具有生育与繁衍后代的功能。

74. 《素问·上古天真论》云："女子七岁，肾气盛，齿更发长；二七而天癸至，任脉通，太冲脉盛，月事以时下，故有子；三七，肾气平均，故真牙生而长极；四七，筋骨坚，发长极，身体盛壮；五七，阳明脉衰，面始焦，发始堕；六七，三阳脉衰于上，面皆焦，发始白；七七，任脉虚，太冲脉衰少，天癸竭，地道不通，故形坏而无子也。丈夫八岁，肾气实，发长齿更；二八，肾气盛，天癸至，精气溢泻，阴阳和，故能有子；三八，肾气平均，筋骨劲强，故真牙生而长极；四八，筋骨隆盛，肌肉满壮；五八，肾气衰，发堕齿槁；六八，阳气衰竭于上，面焦，发鬓颁白；七八，肝气衰，筋不能动天癸竭，精少，肾脏衰，形体皆极，八八，则齿发去。肾者主水，受五脏六腑之精而藏之，故五脏盛，乃能泻。今五脏皆衰，筋骨懈堕，天癸尽矣，故发鬓白，身体重，行步不正，而无子耳。"

74. 肾阳——又称"元阳"、"真阳"、"命门之火"，对机体各脏腑组织器官起温煦、推动作用，肾阳为一身之阳。

75. 肾阴——又称"元阴"、"真阴"、"真水"，对机体各脏腑组织器官起滋养、濡润作用，肾阴为一身之阴。

76. 肾阴虚——腰膝酸软，男子遗精，女子梦交+阴虚证。

77. 肾阳虚——腰膝酸软，男子阳痿，女子宫寒不孕+阳虚证。

78. 肾气不固——肾中精气不足，封藏功能减弱，出现遗精、早泄、带下清稀、遗尿。

79. 肾主水——又称肾主水液，指肾有主持和调节人体津液代谢的作用（实际上指肾阳的气化作用），故有"肾者水脏，主津液"之说。

80. 肾主纳气——指肾有摄纳肺吸入的清气，防止呼吸浅表的作用，使体内外气体正常交换，故有"肺主出气，肾主纳气，肺为气之主，肾为气之根"、"呼出心与肺，吸入肾与肝"的说法。

81. 肾不纳气——肾虚纳气功能减退，出现呼多吸少，呼吸浅表，动则气喘。

82. 髓海——指脑，脑居颅内，由髓汇聚而成，故称"脑为髓之海"。

83. 《素问·灵兰秘典论》云："胆者，中正之官，决断出焉"；"脾胃者，仓廪之官，五味出焉"；"肾者，作强之官，伎巧出焉"。

84. 六腑的特性——六腑以降为顺，以通为用。

85. 胆的主要功能——储存胆汁，排泄胆汁，主决断。

86. 中精之府——胆附于肝之短叶间，内藏清净胆汁，故称胆为"中精之府"。

87. 胆——既为六腑，又为奇恒之腑，胆汁直接有助于饮食物的消化，故为六腑之一；又因胆本身无传化饮食物的生理功能且藏精汁与胃肠等有别，故又属奇恒之腑。

88. 《素问·灵兰秘典论》云："胆者，中正之官，决断出焉"，"凡十一脏，取决于胆也"。

89. 胃的主要功能——胃主受纳，腐熟水谷，胃主通降，以降为和。

90. 胃——又称胃脘，分为上、中、下三脘，又称胃为"太仓"、"水谷之海"、"水谷气血之海"，《黄帝内经》云："五脏者，皆禀气于胃，胃者，五脏之本也"、《景岳全书》云："胃气无损，诸可无虑。"临床上十分重视"护胃气"，常把"保胃气"作为重要的治疗原则。

91. 《黄帝内经》云："清气在下，则生飧泄；浊气在上，则生䐜胀。"

92. 小肠的生理功能——主受盛和化物，泌别清浊。

93. 小肠受盛化物的功能表现——有二：一是接受胃初步消化的食物；二是将胃初步消化的食物在小肠消化吸收，转化为精微，故《素问·灵兰秘典论》云："小肠者，受盛之官，化物出焉。"

94. 小肠泌别清浊的功能表现——有三：一是将胃的内容物继续消化，分为水谷精微和食物残渣两部分；二是将水谷精微吸收，由脾转输全身，将糟粕送至大肠；三是将多余的水分渗入膀胱，故有"小肠主液"的说法。

95. 利小便即所以实大便——小肠有泌别清浊的功能，能将多余的水分渗入膀胱，若小肠泌别清浊功能异常，不能吸收水液，则大便变稀，小便短少。因此，通过利小便使水液渗入膀胱，达到实大便的目的。

96. 大肠的主要功能——转化糟粕，吸收水分，故有"大肠主津"的说法。

97. 《素问·灵兰秘典论》云："大肠者，传道之官，变化出焉。"

98. 大肠的传导功能——与胃的降浊，小肠的泌别清浊，肺的肃降，肾的气化功能有关。

99. 膀胱的主要功能——贮尿和排尿。贮尿的功能有赖于肾的固摄；排尿的功能有赖于肾的气化。

100. 《素问·灵兰秘典论》云："膀胱者，州都之官，津液藏焉，气化则能出矣。"

101. 七冲门——唇为飞门，齿为户门，会厌为吸门，胃为贲门，太仓下口为幽门，大肠小肠会为阑门，下极为魄门，故曰七冲门也。

102. 三焦——上、中、下三焦的合称，为六腑之一。

103. 三焦的主要功能——通行原气，运行水液。

104. 《素问·灵兰秘典论》云："三焦者，决渎之官，水道出焉。"

105. 《类经》云："上焦不治则水泛高原，中焦不治则是水留中脘，下焦不治则水乱二便。"

106. 三焦以部位来划分——膈以上为上焦；膈以下、脐以上为中焦；脐以下为下焦。

107. 三焦以解剖部位来划分——上焦心、肺，中焦脾、胃、肝胆；下焦肾、膀胱、大小肠。

108. 三焦以脏腑功能来划分——上焦心、肺；中焦脾、胃；下焦肝、肾。

109. 三焦的生理特性——上焦如雾；中焦如沤；下焦如渎。

110. 上焦如雾——概括了心、肺的功能，具有向上向外宣发水谷精微，卫气布散到全身的生理功能。正如《黄帝内经》所说："上焦开发，宣五谷味，熏肤、充身泽毛，若雾露之溉是谓气。"

111. 中焦如沤——概括了脾胃吸收输布水谷精微和化生血液的功能。

112. 下焦如渎——概括了肾、膀胱的功能，具有排泄糟粕和尿液的作用。

113. 三焦的治疗原则——治上焦如羽，非轻不举；治中焦如衡，非平不安；治下焦如权，非重不沉。

114. 四海——脑为髓之海；胃为水谷之海；膻中为气海；冲为血海。

115. 脑为髓之海：诸髓者皆属于脑；头者精明之府，脑为元神之府。

116. 膻中概念——有三：一是心包络；二是上气海；三是膻中穴。

117. 女子胞——即子宫，又称胞宫，是女子发生月经和孕育胎儿的器官。

118. 女子月经的来潮和孕育胎儿的因素——有三：一是天癸对女子胞的作用；二是冲任二脉对女子胞的作用；三是心、肝、脾对女子胞的作用。

119. 一源三歧——冲、任、督三脉同起于胞中，分三路并行。

120、冲为血海——冲脉与肾经并行，与阳明相通能调节十二经的气血，故有"冲为血海"、"冲为十二经脉之海"之称。

121. 阴脉之海——即任脉，任主胞胎，在小腹部与足三阴经相会，能调节全身的阴经，故称"阴脉之海"。

122. 任主胞胎——"任"与"妊"意义相同，任脉起于胞中，与女子妊娠有关，故称"任主胞胎"。

123.《济阴纲目》云："血者，水谷之精气也，和调五脏，洒陈六腑，在男子则化为精，在妇人则上为乳汁，下为月水。"

124. 冲为血海——任主胞胎，任为阴脉之海。

125. 心与肺的关系——心主血，肺主气，两者是气和血的关系，气为血帅，血为气母，肺气助心行血，心血运载肺气（气为血帅，血为气母）。

126. 心与脾的关系——表现在血液的生成和运行两个方面：

（1）在生成方面，心主血，脾统血，脾为气血生化之源，脾的运化功能正常，血液旺盛，则心有所主。

（2）在运行方面，脾统血在脉中运行，心推动血液在脉内运行，两者相辅相成，不可分开。病理上相互影响，脾虚化生血液无源，导致血虚，则心无所主，脾不统血，血液妄行，出现心血不足，表现为心脾两虚证（脾生心主、脾固心推）。

127. 心脾两虚证——心血虚+脾气虚。

128. "小八"——食少纳呆，腹胀便溏。

129. 脾气虚——小八+气虚证。

130. 气虚证——少气懒言，神疲乏力，头晕目眩，自汗，活动后加重，舌淡苔白，脉虚无力。

131. "大八"——心悸怔忡，失眠多梦。

132. 心血虚——大八+血虚证。

133. 血虚证——皮肤黏膜、爪甲淡白+全身虚弱证。

134. 心与肝的关系表现——有二：一是血液运行方面，心主血，肝藏血，血液充足，则心有所主，肝有所藏，病理上可见心肝血虚；二是情志方面，心藏神，肝藏魂，主疏泄，人的精神意识思维活动虽由心所主，但与肝的疏泄密切相关，病理上可见心肝阴虚证（心行肝藏，情志神魂）。

135. 心肝血虚证——心血虚+肝血虚。

136. 心肝阴虚证——心阴虚+肝阴虚。

137. 心阴虚——大八+阴虚证。

138. "中八"——眩晕耳鸣，两目干涩。

139. 肝血虚——中八+血虚证。

140. 肝阴虚证——中八+阴虚证。

141. 心与肾的关系——心属火，肾属水，心火必须下降于肾，以温肾寒，肾水必须上济于心，以滋心阴，称"心肾相交"、"水火既济"；若心火不能下降于肾而上亢，肾水不能上济于心而凝聚，出现的心烦失眠，腰膝酸软，男子遗精，女子梦交，称"心肾不交"、"水火失济"（心肾相交，心肾不交）。

142. 肺与脾的关系——表现为气的生成和水液的代谢两个方面：

（1）在气的生成方面，肺吸入的清气和脾胃运化的水谷精气，在胸中生成宗气。

（2）在水液的代谢方面，肺主宣降，通调水道，脾主运化水液，共同完成津液的输布。在病理上，脾气虚可导致肺气虚，故有"脾为生痰之源，肺为贮痰之器"，表现为脾肺气虚证（脾肺宗气，水代肺脾）。

143. 脾肺气虚证——脾气虚+肺气虚。

144. 肺气虚——咳嗽气短，少气不足以息+气虚证。

145. 肺与肝的关系——表现在气机方面，肝主升，肺主降，两者协调，全身气机调畅。病理上表现为肝火犯肺（木火刑金）（肝升肺降，气机调节）。

146. 肺与肾的关系表现——有三：一是水液代谢方面。肾主水，肺为水之上源。肺的宣降，通调水道，有赖于肾的蒸腾气化；肾主水有赖于肺的宣降和通调水道。二是呼吸方面。肺主呼气，肾主纳气，肺为气之主，肾为气之根，共同完成呼吸的功能。三是肺阴肾阴相互滋生，肾阴为一身之阴。

病理上可见肺肾阴虚证（水代肺肾，肺呼肾纳，肺阴肾阴）。

147. 肺肾阴虚证——肺阴虚+肾阴虚。

148. 肺阴虚——干咳少痰，痰少而黏+阴虚证。

149. 肝与脾的关系表现——有二：一是消化方面，肝主疏泄，调畅气机，使脾的运化功能正常；二是血液生成运行方面，肝主疏泄，脾主运化，脾为气血生化之源，两者相合生血充足，肝有所藏。

病理上表现为肝脾不和证（肝疏脾运，肝藏脾生）。

150. 肝与肾的关系表现——有三：一是"肝肾同源"、"精血同源"、"乙癸同源"，肝藏血，肾藏精，精能生血，血能化精，两者相互滋生，相互转化；二是肝主疏泄，肾主闭藏，两者相反相成，相互制约，若疏泄和闭藏失调，出现女子月经不调，男子遗精滑泄；三是肝肾阴阳相互制约，保持协调平衡，肾阴滋养肝阴，肝阴制约肝阳，防止肝阳过亢。

151. 脾与肾的关系——先天和后天的关系，因为脾为后天之本，肾为先天之本，脾的运化靠肾阳的温煦，肾中精气有赖于脾的水谷精微不断充养，病理上表现为脾肾阳虚证。

152. 脾肾阳虚证——脾阳虚+肾虚。

153. 脾阳虚——小八+阳虚证。

154. 脏腑相会——脏属阴属里，腑属阳属表，一脏一腑，一阴一阳，一表一里，相互配合，相互协调，共同完成脏与腑的配合关系。

155. 六腑以通为用，腑以通为补。

156. 心与小肠的关系——两者通过经脉络属构成表里关系。病理上，心火下移小肠，出现尿赤、尿少、尿热、尿痛；小肠有热，循经上炎，出现心烦、面赤、口舌生疮。临床治疗上，利小便可清心火，导热下行有重要意义。

导赤散【方歌】导赤通草与生地，草梢竹叶四般功，口糜淋痛小肠火，引热统归小便中。

157. 肺与大肠的关系——两者通过经脉络属构成表里关系。肺的肃降有助于大肠的传导，大肠的通畅有助于肺的肃降。病理上，大肠实热，腑气不通，肺失肃降，肺气上逆，则胸满、喘咳，临床上常用通便平喘法。

麻杏石甘汤【方歌】热喘麻杏石甘汤，肺热咳喘此方良。

158. 脾与胃的关系——两者通过经脉络属构成表里关系，表现有三：一是纳运结合。脾主运化，胃主受纳，共同完成饮食物的消化。二是升降相因。脾主升，胃主降，使精微上升，糟粕下降。三是燥湿相济。脾喜燥恶湿，胃喜润恶燥，燥湿相得，脾胃功能正常。

病理上，可见"清气在下，则生飧泄；浊气在上，则生䐜胀"。

159. 人体气机升降的枢纽——脾胃。

160. 肝与胆的关系——两者通过经脉络属构成表里关系。生理上，胆汁来源于肝之余气，胆汁能否正常排泄，依靠肝的疏泄功能，肝主谋虑，胆主决断，参与情志活动，谋虑后方能决断，决断来自谋虑。病理上可见肝胆湿热证。

161. 肾与膀胱的关系——两者通过经脉络属构成表里关系。膀胱的贮尿功能有赖于肾的固摄，排尿功能有赖于肾的气化。病理上可见小便不利或尿失禁。

缩泉丸【方歌】缩泉益智同乌药，山药糊丸便数需。

第四节 气 血 津 液

1. 气的生成——气来源于先天之精、水谷之精和自然界的清气，气的生成依靠肺、脾胃、肾等脏腑的生理综合作用而实现，其中肺吸入自然界的清气，脾胃化生水谷精气，肾藏精，精化气，即元气。在气的生成过程中脾胃的功能尤为重要。

2. 气机调畅——气的升、降、出、入协调平衡。

3. 气机失调——气的升、降、出、入平衡失调。

4. 气机不畅——气的运动受阻，运行不利时，称为气机不畅。

5. 气滞——气的运动受阻，气在某些局部发生阻滞不通时，称为气滞。

6. 气滞证——胀、闷、疼、痛。

7. 气滞多发生的脏腑——肺、胃、肝。

8. 气逆——气的上升太过，下降不及，称为气逆。

9. 气逆证——表现为肺、胃、肝气上逆。肺气上逆，咳嗽气短；胃气上逆，恶心呕吐；肝气上逆，头晕胀痛、面红目赤、急躁易怒，甚至咯血、吐血。

10. 气陷——气的上升不及，下降太过，称为气陷。

11. 气陷证——气虚证+内脏下垂。

12. 气脱——气的外出运动太过，气不能内守而外脱，称为气脱。

13. 气结——又称气郁、气闭。气不能外达而结聚于内。

14. 气的生理功能——推动作用、温煦作用、防御作用、固摄作用、气化作用、营养作用。

15.《难经·二十二难》云："气主煦之，血主濡之。"

16. 名言："气有余便是火，气不足便是寒，血得温则行，得寒则凝。"

17. 气的固摄作用——有三：一是固摄血液；二是固摄体液（汗、尿、胃、唾、肠）；三是固摄精液。

18. 气的分类——元气、宗气、营气、卫气、脏腑之气、经络之气。

19. 元气——人体最基本最重要，根源于肾的气，是人体生命活动的原动力，包括元阴、元阳。

20. 元气的生成——由先天之精所化生，靠后天水谷精气充养。

21. 元气的分布——来源于肾，通过三焦，循行于全身，内而五脏六腑，外而肌肤腠理，无处不到。

22. 元气的功能——促进生长、发育、温煦、激发脏腑经络，是人体生命活动的原动力。

23. 宗气的分布——宗气积于胸中，贯注于心肺，向上出于肺，循咽喉走息道，向下注于丹田，并注入阳明之气街，下行于足。

24. 宗气的功能——有三：一是走息道司呼吸；二是贯心脉行气血；三是与人体视、听、言、动功能有关。

25.《黄帝内经》云："宗气积于胸中，出于喉咙，以贯心脉而行呼吸焉。"

26. 虚里——左乳下心尖搏动处可候宗气的盛衰。

27. 营气——行于脉中，富有营养作用的气，由于营气与血同行脉中，又称营血。

28. 营气的生成——由脾胃运化的水谷精微，上输于肺，进入脉道，称为营气。

29. 营气的分布——运行于脉内，通过十二经脉和任督二脉循行于全身，贯五脏络六腑。

30. 营气的功能——有二：一是化生血液；二是营养全身。

31. 卫气——运行于脉外，具有保护作用的气。

32. 卫气的生成——由水谷精微所化生（卫气与营气都是由水谷精微所化生）。

33. 卫气的分布——行于脉外，分布于皮肤、肌肉之间，散于胸腹。

34. 卫气的功能——有三：一是护卫体表；二是温养脏腑肌肉皮毛；三是调节腠理开合。

35. 血液的生成——有二：一是水谷精微化生血液（包括营气、津液）；二是肾精所化（精血同源）。

36.《灵枢·决气》曰："中焦受气取汁，变化而赤，是谓血。"

37. 血液的功能——有三：一是营养作用；二是滋润作用；三是精神神志活动的物质基础。

38.《素问·五脏生成》云："肝受血而能视，足受血而能步，掌受血而能握，指受血而能摄。"

39. 血液的运行决定于——气的推动作用和固摄作用之间的协调平衡。

40. 血液正常运行的条件——有四：一是心主血脉，心气推动血液在脉中运行；二是肺朝百脉，助心行血；三是脾统血，统摄血液在脉内运行；四是肝藏血，主疏泄，调节血量，气行则血行。
此外，脉道的通利、血的寒温直接影响血的运行。

41. 对血液起推动作用的是——心主血脉；肺朝百脉，助心行血；肝主疏泄，气行则血行。

42. 对血液起固摄作用的是——脾统血，肝藏血，有防止出血的功能。

43. 津和液的区别——性质较清稀，流动性大，布散于体表、皮肤、肌肉和孔窍，并能渗注入血脉，起滋润作用的称为津；性质较稠厚，流动性较小，灌注于骨节、脏腑、脑髓起濡养作用的称为液。

44. 津液的生成——来源于水谷，通过脾胃的运化，小肠主液，大肠主津的功能吸收转化而成。

45. 津液的输布——通过脾气的散精，肺的宣发肃降、通调水道，肾的气化，三焦的通道，肝的疏泄津液得以输布。

46. 津液的排泄——主要依靠肺、脾、肾三脏的综合作用，排泄途径有三：一是汗、呼吸，肺主宣发，将津液输布皮毛，肺主呼吸，在呼吸中带走一部分津液；二是尿液，尿液是水液排泄的主要途径，与肺、脾、肾有关，肾起关键作用（肺的宣降，脾的运化，依赖于肾的气化，肾阳为一身之阳）；三是粪便，也带走一些津液。

47. 津液的生成、输布、排泄——哪些脏腑参与，哪些脏腑为重点，哪脏为关键，为什么？

津液的生成、输布、排泄由肺、脾、肾、肝、三焦共同参与，其中以肺、脾、肾三脏为重点，肾为关键，因为水液的代谢主要通过尿液排泄，而尿液的排泄主要靠肾的蒸腾气化；其次，肺的宣发，脾的运化，虽然参与水液代谢，但它们的功能都要靠肾阳的蒸腾来实现。因此，肾在津液的生成、输布、排泄起着重要作用。

48. 津液的功能——滋养和濡养作用，参与血液生成。

49. 气和血的关系——气为血帅，包括气能生血，气能行血，气能摄血；血为气母，包括血能生气，血能载气。

50. 气能行血——气的推动作用是血液运行的动力，一方面直接推动血液运行如宗气；另一方面促进脏腑功能活动。

51. 气能生血——有二：一是指气是血液生成的动力；二是指气是化生血液的原料，主要指营气。

52. 气能摄血——气能统摄血液在脉中运行，不溢出脉外，实际是脾统血的功能。

53. 气与津液的关系——气能生津，气能行津，气能摄津；津能载气。

54. 血为气母——有二：一是指血为气的载体；二是指血能生气。

55. 血和津液的关系——血和津液都来源于水谷精微，故有"津血同源"之说，津液是血液的组成部分；病理上，相互影响，津液不足，可引起血脉空虚；失血过多，又可引起津液不足，故有"夺血者无汗，夺汗者无血"之说。

56. 津血同源——津液和血液都来源于水谷精微，由水谷精微所化生。

57. 血汗同源——汗为津液所化，津为血的组成部分，血与津液又同出一源，称为"血汗同源"。

58. 汗——津液通过阳气蒸腾，从玄府（汗孔）排出的液体，即"阳加于阴谓之汗"。

第五节　经　　络

1. 名言——"不明十二经络，开口动手便错"、"不明十二经络，犹如夜行无烛"。

2. 经络——运行全身气血、联络脏腑肢节、沟通上下内外的通道，是经脉与络脉的总称。

3. 经脉与络脉的区别——经脉是主干，络脉是分支，经有路径的意思；络，有网络的意思，经脉呈纵行走向，循行于深部；络脉循行于较浅的部位，呈网络状。

4. 经脉——包括十二经脉、奇经八脉、十二经别。

5. 络脉——包括十五别络、孙络、浮络。

6. 正经——又称十二经脉，包括手足三阴经、三阳经，是气血运行的主要通道，同内在脏腑有直接的络属关系。

7. 手三阴——手太阴肺经，手厥阴心包经，手少阴心经。

8. 手三阳——手阳明大肠经，手少阳三焦经，手太阳小肠经。

9. 足三阴——足太阴脾经，足厥阴肝经，足少阴肾经。

10. 足三阳——足阳明胃经，足少阳胆经，足太阳膀胱经。

11. 奇经八脉——冲、任、督、带、阴跷、阳跷、阴维、阳维。

12. 十二经别——从十二经脉别出的经脉，有加强十二经脉中相为表里两经之间联系的作用。

13. 十二经别的循行（十二经别如何加强表里两经在体内的联系）——别起于四肢，循行于脏腑深部，出于颈项浅部，阳经别出回本经，阴经别出回表里经。

14. 络脉——十五别络、孙络、浮络。

15. 十五别络——从十二经脉，任、督二脉各分出一支别络，再加上脾之大络，合为十五别络。有加强表里两经在体表的联系和渗灌气血的作用。

16. 孙络——最细小的络脉。

17. 浮络——浮现于体表的络脉。

18. 十二经筋——十二经脉之气、结、聚、散、络于筋肉、关节的体系，有联络四肢百骸、主司关节运动的作用。

19. 十二皮部——十二经脉的功能活动反映于体表的部位。

20. 属——十二经脉各与其本脏相连称属，阴经皆属于脏而络于腑。

21. 络——十二经脉各与相表里的脏腑联系称络，阳经皆属于腑而络于脏（按语：属——本经；络——表里经）。

22. 十二经脉的名称的命名依据——从手足、阴阳、脏腑三个方面命名。

23. 十二经脉的走向和交接规律——阴经行于肢体的内侧，阳经行于肢体的外侧，手三阴从胸走手交手三阳，手三阳从手走头交足三阳，足三阳从头走足交足三阴，足三阴从足走腹到胸交手三阴。

24. 头为诸阳之会——因为手三阳止于头部，足三阳起于头部，手足三阳经在头部交会，所以说："头为诸阳之会。"

25. 十二经脉在四肢的分布规律——阴经行于肢体的内侧，阳经行于肢体的外侧，内侧为三阴经，外侧为三阳经；内侧：太阴经在前，厥阴经在中，少阴经在后；外侧：阳明经在前，少阳经在中，太阳经在后（表里关系）；下肢内侧，内踝上八寸以下，厥阴经在前，太阴经在中，少阴经在后（李走江前）；内踝上八寸以上，太阴经在前，厥阴经在中，少阴经在后（复原位），下肢外侧，阳明经在前，少阳经在中，太阳经在后。

26. 十二经脉在头面部的分布规律——阳明经行于面部、额部；太阳经行于面颊、头顶及头后部；少阳经行于头侧部。

27. 十二经脉在躯干部的分布规律——手三阳行于肩胛部；足三阳、阳明经行于前（胸腹面）；太阳行于后（背面）；少阳行于两侧；手三阴均出于腋下；足三阴均行于腹面，行于腹部的经脉，自内向外的顺序为足少阴经、足阳明经、足太阴经、足厥阴经。

28. 十二经的流注次序——肺大胃脾心小肠；膀肾包焦胆肝续。

29. 十二经走向交接部位——足大趾，脾与胃，肝与胆；足小趾，肾膀胱；目内眦，两太阳；目外眦，两少阳；鼻翼旁，两阳明；食指端，肺大肠；小指端，心小肠；无名指，包三焦；心与脾，在心中；心包肾，在胸中；肺与肝，在肺中。

**30. 什么经脉头上游？诸阳之脉皆上头。什么经脉上口唇？阳明之脉皆上唇。什么经脉环口唇？足阳明胃经环口唇。什么经脉连舌本？足太阴脾经连舌本。什么经脉循咽喉？足少阴肾经循咽喉。什么经脉绕阴器？足厥阴肝经绕阴器。

31. 奇经八脉的生理功能——有三：一是加强十二经脉之间的联系；二是调节十二经脉的气血；三是与肝、肾、女子胞、脑髓有关。

32. 阳脉之海——指督脉，督脉行于背部正中，多次与手足三阳经及阳维脉交会，总督全身阳经，故称阳脉之海。

33. 督脉的生理功能——有二：一是总督统帅一身之阳经；二是反映脑、髓、肾的功能与生殖有关。

34. 任脉的生理功能——有二：一是总任一身之阴经，调节阴经气血；二是任主胞胎。

35. 冲脉的生理功能——有二：一是调节十二经气血；二是调节月经，主生殖功能。

36. 带脉——围腰一周，状如束带，约束纵行诸脉，使纵行诸脉的脉气不下陷，又主司妇女带下。

37. 十六别络——十五别络加胃之大络，称十六别络。

38. 经络的生理功能——沟通上下内外，联络脏腑器官；运行全身气血，营养脏腑组织；感应传导信息，调节功能平衡。

39. 一源三歧——冲、任、督三脉同起于胞中，分三路并行。

40. 辨头痛——前额痛，阳明痛；颠顶痛，厥阴痛；后枕痛，太阳痛；两侧痛，少阳痛。

41. 引经报使药——前额痛用白芷；两侧痛用柴胡、川芎；颠顶痛用藁本；后枕痛用羌活；鱼尾痛用细辛。

42. 细辛——细辛不过钱，过钱命相连。

43. 前阴为宗筋之所聚；耳为宗脉之所聚。

44. 腠理——肌肉和皮肤的纹理。

45. 五轮学说——目的内外眦血络属心称血轮；白睛属肺称气轮；黑珠属肝称风轮；眼胞属脾称肉轮；瞳仁属肾称水轮。

第六节　病因病机

1. 病因——导致疾病发生的原因，又称致病因素。

2. 中医探求病因的方法——有二：一是询问发病经过，推断病因；二是辨证求因。

3. 辨证求因——根据临床病证特点，结合各种邪气的致病特点，确定是何种病邪为患，又称审因论治。

4. 六淫致病的共同特点——有五：一是外感性，六淫致病多从肌表、口、鼻而入；二是季节性，六淫致病有明显的季节性；三是地区性，六淫致病常与居住环境有关；四是相兼性，六淫致病可单独侵犯人体，又可两种以上邪气同时侵犯人体而致病；五是转化性，六淫致病在一定条件下，可以相互转化。

5. 内生五邪——由于脏腑功能失调出现类似风、寒、湿、燥、火五种病机变化（不是致病因素）。

6. 风邪的性质和致病特点

（1）风为阳邪，其性开泄，易袭阳位：风邪侵犯人体多在上部肌表，表现为头痛、汗出、恶风，故有"伤于风者，上先受之"之说。

（2）风善行而数变："善行"指风邪具有病位游移不定的特征，表现为游走性的关节疼痛，如行痹；"数变"指风邪致病具有发病急、变化多、传变快的特性，如荨麻疹、风疹。

（3）风为百病之长：风邪侵犯人体常与寒、湿、燥、热合侵人体为外感病的先导。

（4）风性主动：风邪侵犯人体具有动摇不定的特性，如眩晕、震颤、抽搐，故有"风胜则动"

的说法。

7. 风邪的性质和致病特点

（1）风为阳邪，其性开泄，易袭阳位。

（2）风善行而数变。

（3）风为百病之长。

（4）风性主动。（28 个字）

8. 常见的风证——伤风、外感风寒、外感风热。

9. 寒邪的性质和致病特点

（1）寒为阴邪，易伤阳气：寒邪袭表，卫阳被遏，故恶寒；寒邪直中脾胃（太阴）则脘腹冷痛、呕吐、泄泻，寒邪直中少阴畏寒肢冷、下利清谷，小便清长。

（2）寒主凝滞，寒主痛：寒邪侵犯人体，不通则痛，多见疼痛。

（3）寒主收引：寒邪侵犯人体，腠理闭塞，故恶寒发热，无汗，筋脉拘急，屈伸不利。

10. 寒邪的性质和致病特点

（1）寒为阴邪，易伤阳气。

（2）寒主凝滞，寒主痛。

（3）寒主收引。（19 个字）

11. 常见的寒证——有伤寒、中寒。寒邪侵犯肌表，称"伤寒"；寒邪直中脏腑称"中寒"。

12. 湿邪的性质和致病特点

（1）湿为阴邪，易伤阳气，阻遏气机：湿邪为病，多见胸闷脘痞、腹胀、腹满、二便不爽；

（2）湿性重浊：感受湿邪，具有沉重、重着的特点，可见肢体困重、头重如裹，如《黄帝内经》云："因于湿，首如裹。"湿邪阻滞关节，可见关节疼痛沉重肿胀，又称"湿痹"。湿邪为病，分泌物秽浊不清，如下痢脓血、小便浑浊、妇女带下。

（3）湿性黏滞：表现有二：一是排泄物黏滞不爽，二是病程多缠绵难愈，反复发作。

（4）湿性趋下，易袭阴位：湿邪致病多见下部。如水肿以下肢明显、带下，故"伤于湿者，下先受之"。

13. 湿邪的性质和致病特点

（1）湿为阴邪，易伤阳气，阻遏气机。

（2）湿性重浊。

（3）湿性黏滞。

（4）湿性趋下，易袭阴位。（28 个字）

14. 常见的湿证——风湿表证、湿痹。

15. 湿痹——关节酸痛重着，固定不移，屈伸不利或关节肿胀，麻木不仁。

16. 暑邪的性质和致病特点

（1）暑为阳邪，其性炎热：暑邪伤人多见大热、大汗、大渴、脉洪大。

（2）暑性升散，耗气伤津：暑邪伤人多见口渴喜饮，小便短赤，气短乏力，甚至突然昏倒，不省人事。

（3）暑多夹湿，暑季多雨夹湿，暑邪常夹湿邪侵犯人体，多见四肢困倦，胸闷呕恶，大便溏泄等。

17. 暑邪的性质和致病特点

（1）暑为阳邪，其性炎热。

（2）暑性升散，耗气伤津。

（3）暑多夹湿。（20个字）

18. 常见的暑证——伤暑、中暑、暑湿。

19. 燥邪——分为温燥、凉燥。夏末秋初属温燥，深秋初冬属凉燥。

20. 燥邪的性质和致病特点

（1）燥性干涩，易伤津液：燥邪伤人可见口鼻干燥、咽干唇燥、皮肤干燥、皲裂，故曰"燥胜则干"。

（2）燥易伤肺：肺为娇脏，燥邪伤肺，干咳少痰，痰少而黏，痰中带血。

21. 燥邪的性质和致病特点

（1）燥性干涩，易伤津液。

（2）燥易伤肺。（12个字）

22. 火邪的性质和致病特点

（1）火为阳邪，其性炎上：火邪伤人多见高热恶热，烦渴、汗出，脉洪数。火性炎上可见咽喉肿痛，口舌生疮，目赤肿痛。

（2）火易耗气伤津：火热之邪，消灼阴液，迫津外泄，出现气津两伤证，可见汗出乏力、口干舌燥。

（3）火易生风动血：火邪易引起肝风内动，迫血妄行，火热伤人，燔灼肝经，筋脉失养，肝风内动，可见高热、神昏谵语、四肢抽搐、角弓反张、目睛上视，称为热极生风。热迫血行，出现吐血、衄血、便血、崩漏。

（4）火易扰心：热扰神明，出现烦躁失眠，甚则神昏谵语、狂躁妄动。

（5）火致肿疡：热胜则肉腐，肉腐则成脓，可见红、肿、热、痛，发为痈肿疮疡。

23. 火邪的性质和致病特点

（1）火为阳邪，其性炎上。

（2）火易耗气伤津。

（3）火易生风动血。

（4）火易致肿疡。（25个字）

24. 少火——一种维持人体正常生理活动所必需的阳气，即"少火生气"。

25. 壮火——火热之邪，即阳热亢盛的实火，最能损伤人体的正气，即"壮火食气"。

26. 常见的火热证——实火、虚火。

27. 疠气——指六淫之外，具有强烈传染性的一类外感病邪，又称"疫气"、"戾气"、"乖戾之气"。

28. 疠气的致病特点——传染性强，发病急骤，病情危重，症状相似。

29. 七情的致病特点——有三：一是直接伤及内脏，以心、肝、脾三脏多见，表现为心悸、失眠、食少纳呆、两胁胀痛；二是影响脏腑气机，气机逆乱可见"怒则气上、喜则气缓、悲则气消、恐则气下、思则气结、惊则气乱"；三是影响病情变化，情志波动，可使病情加重或迅速恶化。

30. 饮食所伤——包括饮食不节、饮食不洁、饮食偏嗜。

31. 过劳——指过度劳累，包括劳力过度、劳神过度、房劳过度。

32. 痰饮——机体代谢水液障碍所形成的病理产物，又称致病因素。

33. 痰与饮的区别——聚湿为痰，积水为饮。稠浊者为痰，清稀者为饮。

34. **痰**——分为有形之痰、无形之痰。有形之痰指看得见、摸得着、听得见的、有形质的痰液，如咯出之痰液、瘰疬、痰核；无形之痰指看不见、摸不着、听不到、只见其症不见其形的痰而言，如头晕、心悸，故有"无痰不作眩"的说法。

35. 《金匮要略》将饮分为"痰饮"、"悬饮"、"溢饮"、"支饮"。

36. **痰饮的形成**——由于外感或内伤使肺、脾、肾、三焦的功能失常，水湿停聚而成痰饮。

37. **痰饮的病证特点**——有五：一是阻滞气机，阻碍气血；二是致病复杂，病证多端；三是病势缠绵，病程较长；四是易蒙蔽神明；五是多见苔腻脉滑。

38. **梅核气**——由于痰气交阻于咽喉出现的咽喉异物感，咯之不出，吞之不下，称"梅核气"。

39. **痰的名言**——肥人多痰多湿，瘦人多阴虚火旺；无痰不作眩；百病多由痰作祟，怪病多痰。故有"百病多由痰作祟，怪病多痰"之说。

40. 《金匮要略》云："其人素盛今瘦，水走肠间，沥沥有声，谓之痰饮；饮后水流在胁下，咳唾引痛，谓之悬饮；饮水流行，归于四肢，当汗出而不汗出，身体疼重，谓之溢饮；咳逆倚息，气短不得卧，其形如肿，谓之支饮。"

41. **瘀血**——泛指体内有血液停积，包括离经之血未消或血运不畅，阻滞血脉及停积脏腑内的血液，均称瘀血（属病理产物性病因）。

42. **瘀血的形成表现**——有二：一是气虚、气滞、血寒、血热，使血行不畅而凝滞；二是由于内外伤或气虚失摄或血热妄行，造成血离经脉，积存于体内，形成瘀血。

43. **瘀血病证的特点**——有五：一是疼痛，呈刺痛样，拒按，夜间痛甚；二是肿块，青紫肿胀，按之不移；三是出血，血色紫暗，伴有血块；四是舌质紫暗，有瘀斑、瘀点；五是脉细涩、沉涩或见结代。

44. 《黄帝内经》云："饮食自倍，肠胃乃伤；膏粱之变，足生大疔。"

45. **发病的基本原理表现**——有四：一是正气不足，是疾病发生的内在根据；二是邪气亢盛，是发病的重要条件；三是邪正胜负，决定疾病的发生与否；四是在不同条件下，正与邪的主导作用不同。

46. **发病的类型**——有六：一是感邪即发；二是伏而后发；三是徐发；四是继发；五是合病与并病；六是复发。

47. **感邪即发**——感邪后立即发病，如新感温病。

48. **伏而后发**——指机体感受某些病邪后，病邪潜伏于体内，其后经过一定的时间，或在诱因作用下过时而发病，如伏期温病。

49. 《黄帝内经》云："冬伤于寒，春必温病。"

50. **徐发**——徐缓发病。

51. **继发**——在原发病的基础上发生新的病证，如小儿久泄所致的疳积。

52. **合病**——凡两经或三经的病证同时出现，称为合病。

53. **并病**——凡一经病证未罢另一经病证又起，称为并病，如太少并病。

54. **复发**——"复者，病复作"，重新发作的病证，称为复发。

55. **病机**——疾病发生、发展与变化的机制。

56. **中医病证学说的内容**——有三：一是基本病机；二是系统病机；三是症状病机。

57. **中医学的病机总纲**——阳胜则热，阴胜则寒；阳虚则寒，阴虚则热。

58. **中医学的基本病机**——有三：一是邪正盛衰；二是阴阳失调；三是升降失常。

59. **邪正盛衰**——指机体的抗病能力与致病因素之间在相互斗争中所产生的盛衰变化，即"邪气盛则实，精气夺则虚"。

60. 影响正气的因素——体质因素、环境因素、精神因素。

61. 虚——指正气虚，是以正气不足为主要矛盾方面的病理反应，即"精气夺则虚"。

62. 实——指邪气盛，是以邪气盛为主要矛盾方面的病理反应，即"邪气盛则实"。

63. 虚证的基本病机——由于精、气、血、津液亏少，脏腑功能减退，抗病力低下，难以对邪气做出剧烈斗争，表现出虚弱、衰退不足的证候，即虚证，多见于疾病的后期或大汗、大吐、大泻、大出血之后。

64. 实证的基本病机——邪气亢盛，正气未衰，正邪斗争出现亢盛有余的证候，即实证，常见外感病的初中期或痰、食、水、血留滞于体内引起的病证，如痰涎壅盛，食积不化。

65. 邪正斗争与疾病转归的关系——正胜邪退疾病好转或痊愈；邪胜正衰疾病恶化或死亡；邪正相持多为慢性病或急性转为慢性或后遗症。

66. 真虚假实——病本是虚，症状是实，即所谓"至虚有盛候"，如脾虚腹胀。

67. 真实假虚——病本是实，症状是虚，即所谓"大实有羸状"，如阳明腑实引起的手足逆冷。

68. 两感——表里两经同时感受病邪而为病，如太阳少阴并病。

69. 直中——邪气不经过三阳经而直接侵入三阴经。

70. 阴阳失调——机体阴阳之间失去平衡协调的简称，是疾病发生发展变化的内在根据。

71. 阳偏胜——即阳盛，阳气偏盛，功能亢奋，热量过多的病理状态。

72. 阴偏胜——即阴盛，阴气偏盛，功能不足，病理性产物积聚的病理状态。

73. 阳偏衰（即阳虚）——阳气虚损，功能衰退，热量不足的病理状态。

74. 阴偏衰（即阴虚）——阴液亏损，阴不制阳，阳相对偏亢，功能虚性亢奋的病理状态。

75. "3243"

"3"即阳偏胜的原因——有三：一是感受热邪或阴邪化热；二是情志内伤，五志过极化火；三是气滞、血瘀、食积、痰浊郁而化热。

"2"即阴偏胜的原因——有二：一是感受寒邪；二是过食生冷，损伤阳气。

"4"即阳偏衰的原因——有四：一是禀赋不足（肾）；二是后天失养（脾）；三是劳倦内伤（劳）；四是久病伤阳（久）。

"3"即阴偏衰的原因——有三：一是阳邪伤阴（火热伤阴）；二是五志过极化火伤阴；三是久病伤阴。

76. 阳偏盛的病机特点——阳盛而阴相对未虚的实热证。

77. 阴偏盛的病机特点——阴盛而阳相对未虚的实寒证。

78. 阳偏衰的病机特点——阳气亏损，阳不制阴，阴相对偏亢的虚寒证。

79. 阴偏衰的病机特点——阴精不足，阴不制阳，阳相对偏亢的虚热证。

80. 阴盛格阳——又称格阳，指阴寒极盛，格阳于外，使阴阳不相维系，出现的内有真寒外见假热的病理状态。

81. 阳盛格阴——又称格阴，指邪热极盛，格阴于外，出现的内有真热外见假寒的病理状态（热深厥亦深）。

82. 亡阳的概念——阳气突然亡失，全身功能严重衰竭的病理状态。

83. 亡阴的概念——阴液大量亡失，全身功能严重衰竭的病理状态。

84. 亡阴的原因——有四：一是邪气太盛，正不敌邪；二是素体阳虚，劳累过度；三是过用汗法；四是慢性病消耗（久病伤阳）。

85. 亡阴的原因——有三：一是邪热炽盛，煎熬阴液；二是大吐、大泻、大出血；三是慢性病消耗（久病伤阴）。

86. 亡阳的表现——大汗淋漓，四肢厥冷，面色苍白，呼吸微弱，脉微欲绝。

87. 亡阴的表现——手足温，汗热而黏，口渴欲饮，烦躁不安，脉数疾无力。

88. 亡阴与亡阳的关系——两者病机和临床表现各异，但机体的阴阳互根互用，病机上可互损，阴亡则阳无所依附而散越，阳亡则阴无以化生而耗竭，故亡阴可迅速导致亡阳，亡阳亦可很快导致亡阴，最后阴阳离决而死亡。

89. 升降失常——指疾病在发展过程中脏腑之气升降出入运动失常的病理状态。

90. 血热证——出血+热象。

91. "5432"

"5"即肝风内动——有五：一是肝阳化风；二是热极生风；三是阴虚风动；四是血虚生风；五是血燥生风。

"4"即气虚——有四：一是禀赋不足（肾）；二是后天失养（脾）；三是肺、脾、肾三脏功能失调（三）；四是久病损伤元气（久）。

"3"血虚——有三：一是失血过多（丢）；二是脾胃虚弱，化源不足（生）；三是久病暗耗阴血（偷）。

"2"即瘀血——有二：一是气虚、气滞、血寒、血热使血行不畅而凝滞；二是由于内伤或气虚失摄或血热迫血妄行，血离经脉，积存于体内形成瘀血。

92. 气滞血瘀证——气滞证+血瘀证。

93. 气虚血瘀证——气虚证+血瘀证。

94. 气不摄血——出血+脾气虚。

95. 气随血脱证——大出血+亡阳证。

96. 气血两虚证——气虚证+血虚证。

97. 卫气营血的传变——卫分→气分→营分→血分。

第七节　养生与治则

1. 治未病——包括未病先防和既病防变两个方面。

2. 未病先防——就是在未病之前，做好各项预防工作，以防止疾病的发生。

3. 未病先防的措施——有二：一是调养身体，提高正气抗邪能力；二是防止病邪的侵害。

4. 调养身体提高正气的抗邪能力——有四：一是调摄精神；二是加强锻炼；三是生活起居应有规律；四是药物预防及人工免疫。

5. 既病防变——在疾病发生后，应早期诊断，早期治疗，防止疾病的发展与传变。

6. 既病防变的措施——有二：一是早期诊治；二是控制传变。

7. 治则——即治疗疾病的法则，是在整体观念和辨证论治的指导下对治疗、立法、处方、用药的原则，有指导意义（如扶正祛邪）。

8. 治法——治疗疾病的方法，是治则的具体化，任何具体的治法总是从属于一定的治则（如汗、吐、下三法）。

9. 治则与治法的关系——两者是辨证统一的关系，治则是用于指导治法的总则，治法则是从属于一定的治则。

10. 中医常用的治则——治病求本，扶正祛邪，调整阴阳，因时、因地、因人制宜。

11. 治病求本——治疗疾病时，必须寻找出疾病的根本原因，针对其根本原因进行治疗。

12. 治标与治本——包括急则治其标、缓则治其本、标本兼治。

13. 急则治其标——标病甚急，危及生命，先治其标，如大出血的病人先止血以治标，血止后再治本。

14. 缓则治其本——标病不急，病情较缓，要针对疾病的本质进行治疗，如肺痨咳嗽，阴虚是本，咳嗽是标，采用滋阴治本咳嗽自然消失。

15. 标本同治——标本俱急，则采取标本同治的方法，如气虚外感应采取扶正祛邪、标本同治的方法。

16. 正治——逆其证候性质而治的一种治疗方法，又称逆治，适用疾病的本质和现象相一致的病证，包括"寒者热之"，"热者寒之"，"虚则补之"，"实则泻之"。

17. "寒者热之"——指寒性病变，出现寒象用温热药物治疗，如表寒证用辛温解表法。

18. "热者寒之"——指热性病变，表现热象用苦寒药物治疗，如里热证用苦寒清里法。

19. "虚则补之"——指虚性病变出现虚象用补益法治疗，如阳气虚证用温阳补气法。

20. "实则泻之"——指实性病变出现实象用攻逐法治疗，如水饮停聚证用逐水法。

21. 反治——顺从疾病的假象而治的一种治疗方法，又称从治，适用于疾病的征象和本质相反的情况，包括"寒因寒用"、"热因热用"、"塞因塞用"、"通因通用"。

22. 热因热用——以热治热，即用热性药物治疗具有假热症状的病证，适用于真寒假热证。

23. 寒因寒用——以寒治寒，即用寒性药物治疗具有假寒症状的病证，适用于真热假寒证。

24. 塞因塞用——以补开塞，即用补益的药物治疗具有闭塞不通症状的病证，适用于真虚假实证，如脾虚腹胀，血亏便秘，血枯经闭。

25. 通因通用——以通治通，即用通利的药物治疗具有实性通泄症状的病证，适用于真实假虚证，如食积引起的泄泻，瘀血引起的崩漏。

26. 扶正——所谓扶正，即扶助正气，增强体质，提高机体抗病能力，用于虚证。

27. 祛邪——所谓祛邪，即祛除邪气，使邪去正安，用于实证。

28. 扶正与祛邪的运用原则——一是扶正，适用于正气虚，邪气不盛的虚性病证；二是祛邪，适用于邪实为主而正气不虚的实性病证；三是先祛邪后扶正，适用于正虚邪实，邪气盛为主要矛盾，正气虽虚，尚可耐攻的病证；四是先扶正后祛邪，适用于正虚邪实，正气虚为主要矛盾，正气虚衰，不耐攻伐的病证；五是扶正与祛邪并用，适用于正虚邪实，两者均不甚重的病证，正虚为主，应扶正为主兼以祛邪；邪实为主，祛邪为主兼以扶正。总之，在扶正祛邪并用时，应以"扶正不留邪，祛邪不伤正"为原则。

29. 调整阴阳——损阴阳的偏盛补阴阳的偏衰，使之恢复到相对平衡的状态。

30. 损其有余——阴阳偏盛引起的实寒证、实热证，应"实则泻之"，"损其有余"。

31. 损其有余的临床应用——实热证，热者寒之；实寒证，寒者热之。

32. 补其不足——阴阳偏衰引起的虚热证、虚寒证，应"虚则补之，补其不足"。

33. 补其不足的临床应用——虚热证，阳病治阴；虚寒证，阴病治阳；阴阳两虚，阴阳双补；阴损及阳，阳中求阴；阳损及阴，阴中求阳。

34. 三因制宜——即因时、因地、因人制宜。

35. 因时制宜——根据不同季节气候的特点，考虑治疗用药的原则。

36. 因时制宜的临床应用——春夏气候由温渐热，腠理疏松，即使外感风寒也应慎用辛温发散之品，即所谓"用温远温"、"用热远热"；秋冬阴寒过盛，若病热证慎用苦寒之品，即所谓"用寒远寒，用凉远凉，用温远温，用热远热，食宜同法"。

37. 因地制宜——根据不同地理环境特点，考虑治疗用药的原则。

38. 因地制宜的临床应用——我国西北地区地势高而寒冷，其病多寒，治宜辛温，东南地区地势低而温热，其病多湿热，治宜苦寒；另外，地区不同用药也不同，如外感风寒，西北地区麻黄、桂枝用量较重，东南地区用量较轻。

39. 因人制宜——根据病人的年龄、性别、体质、生活习惯等不同特点，考虑治疗用药的原则。

40. 因人制宜的临床应用——年龄不同用药不同，小儿脏腑娇嫩，易寒易热，易虚易实，病情变化快，要注意峻攻和大补剂量应轻，老年人气血亏虚，多用补法，性别不同，用药不同，如妇女有经、带、胎、产的生理特点，妊娠期用药尤要注意体质不同，用药不同，阳虚的体质慎用苦寒药，阴虚的体质慎用温热药。

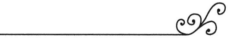

第二部分　中医诊断临证秘笈

第一节　概　　述

1. 中医诊断学——从整体出发，应用中医理论体系识别病证、推断病情，为防治疾病提供依据的一门学科，是临床各科的基础。

2. 诊法——诊察疾病的方法，包括望、闻、问、切，又称四诊。

3. 诊病——又称辨病，是对疾病的病种做出判断，得出病名的诊断。

4. 病案——又称案例，古称诊籍，我国最早的诊籍是西汉名医淳于意创立的。

5. 中医诊断学的基本原理

（1）司外揣内。

（2）见微知著。

（3）以常达变。

6. 司外揣内——即"从外知内"。

7. 见微知著——通过微小的变化可知整体情况。

8. 以常达变——从正常中发现异常，从对比中找出差别，认识疾病的本质。

9. 中医诊断学的三大原则

（1）整体审察。

（2）诊法合参。

（3）病证结合。

10. 整体审察——人是一个有机整体，人与自然界密切相关，认识疾病不能只注意到局部，只注意到个人，同时要考虑到整体和外界的影响。

11. 诊法合参——又称四诊合参，四诊并用，诸法参用，综合收集病情资料。

12. 病证结合——辨病是辨别疾病的全过程，认识疾病的本质；辨证，是判断病变的位置与性质，各自反应的侧重不同，故病证结合。

13. 我国第一部舌诊专著是《敖氏伤寒金镜录》，作者杜清碧。

14. 金元时期，滑寿（滑伯仁）《诊家枢要》提出"虎口三关法"。

15. 十怪脉——出自危亦林的《世医得效方》。

16. 金元四大家诊病特点

（1）刘河间诊病，重视病机。

（2）李东垣诊病，重视四诊合参。

（3）朱丹溪诊病，主张从外知内。

（4）张从正诊病，重视症状的鉴别诊断。

17. "十问歌"的作者——明代张景岳（张介宾），"十问歌"出自《景岳全书·传忠录》。

18. 《濒湖脉学》的作者——明代伟大的医药学家李时珍。

19. 熟读王叔和，不如临证多；要想临证多，熟读王叔和。

第二节　望　　诊

1. 精与神的关系——精能生神，神能御精，精足则形健，形健则神旺；反之精衰则体弱，体弱则神疲。

2. 望神可以了解精气的盈亏、五脏精气的盛衰，故有"得神者昌，失神者亡"的说法。

3. 望神的重点——目光、表情、动态。

4. 精气神为人生三宝，精充气足神旺是健康的表现，精亏气虚神衰是衰老的原因。

5. 望神的重点在于目光——因为神为一身之主宰，必然表现于全身，重点突出于目光，眼睛是心灵的窗口，人的精神活动往往无意中流露于目光，所以眼睛是可以传神的。

6. 得神——即"有神"，是精充、气足、神旺的表现，表现为神志清楚，两目有神，语言清晰，面色荣润，肌肉不削，动作自如，反应灵敏。

7. 失神——即"无神"，是精亏、气虚、神衰的表现，表现为神志昏迷，面色无华，两目晦暗，呼吸微弱，反应迟钝，循衣摸床，撮空理线，大肉已脱，预后不佳。

8. 假神——危重病人出现精神暂时"好转"的假象，貌似有神，实际是临终前的预兆。表现为久病重病之人，本已失神但突然精神转佳，目光转亮，言语不休，想见亲人，忽而声音清亮，突然颧红如妆，食欲突增。

9. 癫病——由于痰气郁结，蒙蔽心神，出现的表情淡漠，闷闷不乐，精神呆滞，喃喃自语，哭笑无常。

十四味温胆汤【方歌】自拟十四温胆汤，芪当参麦五味子，陈夏苓草竹茹实，菖蒲远志生地行。

10. 狂病——由于痰火扰心出现的狂躁不安，登高而歌，弃衣而走，不避亲疏，呼号怒骂，打人毁物。

癫狂梦醒汤【方歌】癫狂梦醒桃仁功，香附青柴半通草，陈皮赤桑苏子妙，倍加甘草缓甘中。

11. 痫病——由于痰火扰心、肝风内动引起的突然昏倒，口吐涎沫，四肢抽搐，甚至发出猪、牛、羊的叫声，醒后如常人。

柴胡加龙骨牡蛎汤【方歌】柴胡龙骨牡蛎汤，党参半夏甘草从，更加黄芩同姜枣，桂枝茯苓熟军康。

12.《黄帝内经》云："善诊者，察色按脉，先别阴阳"。

13. 气与色的关系——气是指生机，隐含于皮肤之内；色为血色，彰然于皮肤之表，光明润泽者，气也；青赤黄白黑者，色也，有气不患无色，有色不可无气，失去生机，无论何色都属病重。

14. 常色——指人在正常生理状态下的面部色泽，我国正常人的面色是红黄隐隐，明润含蓄。

15. 主色——每个人的面色各有不同，其面色、肤色一生不变的称主色。

16. 客色——人与自然界是相应的，随着生活条件的变动，面色、肤色发生相应的变化，称为客色。

17. 病色——指人在疾病状态时的面部色泽。

18. 善色——即面色光明润泽，说明虽病而脏气未衰，胃气尚能上荣于面，称"气至"。

19. 恶色——即面色枯槁晦暗，说明脏气已衰，胃气不能上荣于面，称"气不至"。

20. 五色主病：

（1）青主寒、主痛、主瘀、主惊风。

（2）赤主热，赤甚为实热，微赤为虚热。

（3）黄主虚、主湿。

（4）白主虚、主寒、主脱血、主夺气。

（5）黑主肾虚、主寒、主痛、主瘀、主水饮。

21. 戴阳证——久病、重病患者，面色苍白，却时而两颧泛红如妆，游移不定，多为虚阳外越之证，属真寒假热的危候。

22. 黄疸——面目一身俱黄，称黄疸，分为阳黄、阴黄。由于湿热熏蒸出现的黄而鲜明，如橘之色属阳黄。由于寒湿郁阻出现的黄而晦暗如烟熏色属阴黄。

茵陈蒿汤【方歌】茵陈蒿汤治黄疸，阴阳寒热细推详，阳黄栀子大黄入，阴黄附子与干姜。

23. 肥多痰多湿，瘦人多阴虚火旺。

六味地黄丸【方歌】六味滋肾阴，精亏形体瘦，地八山山四，丹茯泽泻三。

24. 望姿态——坐而喜仰，胸胀气粗，肺实气逆；坐而喜俯，少气懒言，肺虚体弱。

25. 头为精明之府；脑为元神之府；脑为髓之海；背为胸中之府；腰为肾之府；膝为筋之府；脉为血之府；胆为中精之府；三焦为孤府。

26. 囟门——婴幼儿颅骨接合不紧所形成的骨间隙，有前囟、后囟之分，后囟于婴儿出生 2~4 个月闭合，前囟于婴儿出生 12~18 个月闭合。

27. 囟填——囟门突起称囟填，多属实证。

28. 囟陷——囟门下陷，称囟陷，多属虚证。

29. 解颅——囟门迟闭，称解颅，多属肾气不足，发育不良，见于佝偻病。

30. 五软——头软、项软、手足软、肌肉软、口软。

31. 五迟——立迟、行迟、发迟、齿迟、语迟。

32. 腮肿——又称痄腮（流行性腮腺炎），一侧或两侧腮部漫肿疼痛，中医称为发颐。

银翘散【方歌】银翘散主上焦疴，竹叶荆牛豉薄荷，甘桔芦根凉解法，轻宣温热煮无过。

33. 五轮学说——目的内外眦血络属心称“血轮”；黑珠属肝称“风轮”；白睛属肺称“气轮”；瞳仁属肾称“水轮”；眼胞属脾称“肉轮”。

益气聪明汤【方歌】益气聪明汤蔓荆，升葛参芪黄柏并，再加芍药炙甘草，耳聋目障服之清。

34. 望目：目眦淡白是血虚；目眦赤痛是心火；目眦肿痛是实热；白睛发红是肺火；白睛发黄是黄疸；眼胞红烂是脾火；眼胞晦暗是肾虚；眼窝凹陷是津伤；眼突而喘是肺胀；颈肿眼突是瘿病；单眼突出是恶候；针眼眼丹是麦粒；瞳仁缩小是肝火；瞳仁扩大是危候；横目斜视是肝风；睡中露睛是脾虚；双睑下垂是肾虚；单睑下垂是脾虚。

35. 前阴为宗筋之所聚，耳为宗脉之所聚。

四逆香佛二花汤【方歌】四逆香佛二花汤，不忘芩丝在此方。

36. 正常人的耳——色泽红润，耳郭厚大。

37. 脓耳——耳内流脓，多为肝胆湿热（龙胆泻肝汤）（龙胆泻肝栀芩柴，生地车前泽泻皆，通草甘草当归合，肝经湿热力能排）。

38. 正常人的口唇——唇色红润。

39. 唇色主病——唇色淡白是血虚；唇色淡红是虚寒；唇色深红是实热；深红而干是津伤；红肿而干是热极；樱桃红色煤气中毒；唇色青紫是瘀血；唇色青黑是寒极。

泻黄散【方歌】泻黄甘草与防风，石膏栀子藿香充。

40. 鹅口疮——婴儿满口白斑如雪片称鹅口疮，属湿热秽浊，蕴结心脾。

41. 望鼻——鼻流清涕是风寒；鼻流浊涕是风热；久流浊涕是鼻渊。

柴胡枳桔汤【方歌】柴胡枳桔汤，四逆去草帮，桔杏青陈皮，瓜薄苏芩尝。

42. 齿龈有关的脏腑——肾、胃、大肠。

43. 正常人的牙齿——洁白润泽。

44. 望齿龈——齿龈淡白是血虚；齿龈红肿是胃火；齿龈出血是胃火；出血不痛是肾虚；睡中龋齿是胃热。

清胃散【方歌】清胃散用升麻连，当归生地丹皮全，或以石膏平胃热，口疮吐衄及牙宣。

45. 望咽喉——可诊察肺、胃、肾的病变；咽喉为肺胃之门户；足少阴肾经循咽喉。

46. 乳蛾——咽喉一侧或两侧红肿疼痛，溃烂后有黄白色脓点，属肺胃热盛。

疏风清热汤【方歌】疏风清热汤，蝉蜕片姜黄，僵蚕元大黄，再加薄荷尝。

47. 瘿瘤——颈前喉结处有肿物如瘤，随吞咽上下移动，属肝郁气结，与地方水土有关。

夏枯生脉汤【方歌】夏枯生脉汤，元参牡蛎藏，丹参黄药子，橘叶柴赤芍。

48. 瘰疬——颈侧颌下，肿块如豆，累累如珠串，称为瘰疬。属肺肾阴虚，虚火内灼。

淋巴瘰疬经验方【方歌】淋巴瘰疬柴当芍，青陈蚤橘牡蛎妙。

49. 望四肢——因肺主皮毛，心主血脉，肝主筋，肾主骨，脾主肌肉四肢，故四肢的病变与五脏有关。

50.《黄帝内经》云："痹者，闭也。风寒湿三气杂至合而为痹。其风气胜者为行痹；寒气胜者为痛痹；湿气胜者为着痹。"

51. 热痹——由于风湿郁久化热，膝部红肿热痛，屈伸不利，称为热痹（白虎桂枝汤）（白虎汤清气分热，石膏知母草粳入，增入桂枝治热痹，红肿热痛此方宜）。

52."四大一黄症"——大热、大渴、大汗、脉洪大、舌苔黄燥。

53. 鹤膝风——寒湿久留，气血亏虚出现的膝部肿大而股胫消瘦，形如鹤膝，称为鹤膝风。

四逆香佛二花汤【方歌】四逆香佛二花汤，不忘苓丝在此方。

54. 斑疹——点大成片，平摊于皮肤之下，摸之不碍手，压之不褪色，是谓斑；点小如粟，色红而高起，摸之碍手，是谓疹（斑出于胃，疹出于肺）。

化斑良方【方歌】化斑侧柏生地荷，黄连石膏此方康。

55. 白痦——外感湿热郁于肌表，汗出不彻出现的皮肤白色小疱疹，晶莹如粟。

56. 疮疡的分类——痈、疽、疔、疖。

57. 排出物——色白清稀，多属虚证，寒证；色黄黏稠，属实证，热证。

58. 辨痰——痰白而稀是寒痰；痰黄而稠是热痰；痰稀有泡是风痰；痰白量多是湿痰；痰少而黏是燥痰；痰中带血是肺热；咯吐脓血是肺痈；鼻流清涕是风寒；鼻流浊涕是风热；久流鼻涕是鼻渊。口流清涎是虚寒；睡中流涎是食积。

59. 阳水——发病急，来势猛，水肿先从头面眼睑开始，然后遍及全身，腰以上肿甚为特点（风、实、肺）。

60. 阴水——发病缓，来势徐，水肿先从足部开始，然后遍及全身，腰以下肿甚为特点（虚、脾、肾）。

61. 水液在体内的代谢——"饮入于胃，游溢精气，上输于脾，脾气散精，上归于肺，通调水道，下输于膀胱，水精四布，五经并行"。

62.《灵枢·决气》云："上焦开发，宣五谷味，熏肤，充身，泽毛，若雾露之溉，是谓气。"

越婢汤【方歌】越婢汤用姜草枣，麻黄石膏加之好。

63. 虎口三关法——风、气、命三关。小儿食指第一节为风关；第二节为气关；第三节为命关。

64. 正常小儿的指纹——色泽浅红，红黄相间，隐隐于风关之内，不浮不露，不超风关，形态适中。

65. 透关射甲——小儿食指脉络直达指端，称为透关射甲。病更凶险，预后不良。

66. 三关测轻重——风关为轻；气关为重；命关更重。

67. 纹形主病（浮沉分表里）——脉络浮主表，脉络沉主里；纹细主虚证，纹粗主实证；脉络长主病进，脉络短主病退。

68. 纹色主病——纹色紫红主内热；纹色鲜红主外感；纹色青主风主痛；纹色淡白主脾虚；纹色紫黑主血络闭郁，为病危之象。

69. 浮沉分表里，纹色辨寒热，淡紫定虚实，三关测轻重。

第三节 舌 诊

1. 舌诊的临床意义

（1）判断正气的盛衰。

（2）分辨病位的深浅。

（3）区别病邪的性质。

（4）指导处方的用药。

2. 脏腑与舌象的关系——舌为心之苗，心气通于舌，心和则舌能知五味矣，舌为脾之外候，足太阴脾经连舌本，舌苔是由胃气熏蒸而成，故观察舌象可知全身营养、代谢功能、气血化生、脏腑病变。

3. 舌体以五脏来划分——舌尖心肺，舌中脾胃，舌根属肾，舌边肝胆（左肝右胆），用于杂病的诊断。

4. 舌体以胃部来划分——舌尖属上脘，舌中属中脘，舌根属下脘，用于胃病的诊断。

5. 舌体以三焦来划分——舌尖属上焦，舌中属中焦，舌根属下焦，用于外感病的诊断。

6. 舌诊主要观察——舌体（舌质）、舌苔两个方面。

7. 正常人的舌象——淡红色、薄白苔。

8. 舌色主病

淡白舌主虚、主寒、主气血两虚。

红舌主热证，鲜红起芒刺，主实热证；鲜红少苔或无苔或有裂纹主虚热证。

绛舌主外感内伤，主外感，热入营血；主内伤，阴虚火旺或瘀血。

紫舌主寒、主瘀、亦主热。

青舌主寒凝阳郁或瘀血。

9. 舌形主病

苍老舌主实。

细嫩舌主虚。

胖大舌主脾肾阳虚，水湿内停。

瘦薄舌主气血两虚，阴虚火旺。

红星舌主热毒炽盛，热入血分。

芒刺舌主邪热亢盛。

裂纹舌主病有三：一是热盛伤阴；二是血虚不润；三是脾虚湿浸。

镜面舌主胃气阴两伤。

齿痕舌主脾虚湿盛。

重舌主心火上炎。

舌下络脉多见气滞血瘀。

肿胀舌主心脾有热，或饮酒热毒上攻，或中毒。

10. 舌态主病

强硬舌、㖞斜舌：多为中风或中风先兆。

痿软舌：多属气血阴液亏损。

颤动舌：一为血虚生风，二为热极生风。

吐弄舌属心脾有热。

短缩舌属病危。

11. 滑苔——舌面上水分过多，伸舌欲滴，扪之湿而滑利。

12. 镜面舌——舌面光滑如镜，称为镜面舌。

13. 地图舌——舌面不规则，大片脱落，边厚边界清楚，形似地图，称为地图舌。

14. 苔质主病

薄苔主表证。

厚苔主里证，主痰饮，主食积。

滑苔主寒，主湿。

燥苔主热盛伤津。

腐腻苔主痰，主湿，主食积。

剥脱苔主胃气阴两伤。

15. 苔色主病

白苔主表证，主寒证。

黄苔主里证，主热证。

灰苔主里热证，亦主寒湿证。

黑苔主里证，主寒证，亦主热极（黑主肾虚）。

16. 粉白苔——又称积粉苔，舌上布满白苔，犹如白粉堆积，扪之不燥，主热毒炽盛。

17. 观舌苔的厚薄可知邪气的深浅；观舌苔的润燥可知津液的存亡；

观舌苔的腐腻可知阳气与湿浊的消长；观舌苔的偏全可知病变之所在；

观舌苔的剥落可知胃气胃阴的存亡；观舌苔的消长可知疾病的进退预后；

观舌苔的真假可知疾病的轻重预后。

第四节　闻　　诊

1. 正常人的声音——发声自然，音调和谐，刚柔相济。

2. 金实不鸣——由于外感风寒，或风热，或痰湿壅滞，肺气不宣出现的音哑或失音，多属实证，为新病。

3. 金破不鸣——由于精气内伤、肺肾阴虚、虚火灼津出现的津枯肺损，声音难出的音哑或失音，多属虚证，为久病。

4.《伤寒论》210 条云："夫实则谵语，虚则郑声。郑声者，重语也。"

5. 子瘖——又称妊娠失音，是胞胎阻碍肾精不能上荣所致，分娩后自愈。

6. 谵语——由于热扰心神出现的神志不清，语无伦次，声高有力，多属实证。

7. 郑声——神志不清，语言重复，时断时续，声音低微，属心气大伤、精神散乱之虚证。

8. 有关咳喘的名言：

（1）五脏六腑皆令人咳，非独肺也。

（2）脾为生痰之源，肺为贮痰之器。

（3）肺主出气，肾主纳气。

（4）肺为气之主，肾为气之根。

（5）呼出心与肺，吸入肝与肾。

（6）咳嗽不止于肺，但不离乎于肺。

（7）六气皆令人咳，风寒居多。

9. 夺气——指中气大虚引起的语言低微，气短不续，欲言不能复言，属中气大伤。

10. 喘证——又称"喘病、喘证"，指呼吸困难，短促急迫，甚则鼻翼煽动，张口抬肩，不能平卧，主要与肺、肾有关。

麻杏石甘汤【方歌】热喘麻杏石甘汤，肺热咳喘此方良。

11. 哮——又称"哮病、哮证"，指呼吸急促似喘，喉间有哮鸣音。

12. 哮与喘的鉴别——喘促喉中水鸡声，谓之哮；气促不能以息者，谓之喘。哮必兼喘，喘未必兼哮。

13. 培土生金法——通过补脾气达到补肺气的一种方法，用于脾肺气虚证。

六君子汤【方歌】四君子汤中和义，参术茯苓甘草比，益以夏陈名六君，祛痰补气阳虚饵。

14.《金匮要略》云："咳而上气，喉中水鸡声，射干麻黄汤主之。"

射干麻黄汤【方歌】射干麻黄汤紫菀，细辛五味款冬半。

15. 辨咳嗽——咳声紧闷是寒湿；咳声清脆是燥热；咳声不扬是肺热；咳而无力是肺虚；咳声重浊是风寒；咳声如犬是白喉；夜间咳嗽是肾虚；天亮咳嗽是脾虚。

16. 反胃——又称胃反，朝食暮吐，暮食朝吐，属脾阳虚。

大半夏汤【方歌】大半夏汤人参蜜，朝食暮吐补中虚。

17. 百日咳——又称"顿咳"，咳声短促，呈阵发性、痉挛性，连声不断，咳后有鸡啼样回声，反复发作，因病程较长，缠绵难愈，称为百日咳，多见于小儿。

18. 呕吐——分为呕、干呕、吐 3 种，有声有物谓之呕；有声无物谓之干呕；有物无声，谓之吐。

19. 呃逆——又称"哕"，是胃气上逆、气从咽喉冲出发出一种不由自主的冲击声，因其呃呃连声，故称呃逆。

丁香柿蒂汤【方歌】丁香柿蒂党参姜，呃逆因寒中气伤。

20. 辨呃逆——呃声频作，高亢而短，属实属热；呃声低沉，声弱无力，属虚属寒；久病重病，呃逆不止，胃气衰败；新病闻呃，非火即寒；久病闻呃，胃气欲绝。

平胃散【方歌】平胃苍术陈朴草，燥湿健脾疗效好。

21. 嗳气——古称"噫气"，俗称"打饱嗝"，是胃中气体上出咽喉发出的声响，其声长而缓。

22. 古人云："噫者，饱食之气，即嗳气也。"

旋覆代赭汤【方歌】旋覆代赭用党参，半夏姜甘大枣临，重以镇逆咸软痞，益胃降逆化痰痞。

23. 辨气味——口出臭气，宿食内停；口出秽气，胃中有热；口中异味，消化不良；屁出酸臭，宿食停滞。

第五节 问 诊

1.《景岳全书》云：问诊为"诊病之要领，临证之首务"。

2. 主诉——病人就诊时最痛苦的症状、体征及持续时间（一般只有一两个症状）。

3. 十问歌——一问寒热二问汗，三问头身四问便，五问饮食六胸腹，七聋八渴俱当辨，九问旧病十问因，再兼服药参机变，妇女尤必问经期，迟速闭崩皆可见，再添片语告儿科，天花麻疹全占验。

4. 问寒热——有四：恶寒发热；但寒不热；但热不寒；寒热往来。

5. 四个久——久病入络；久病入血；久病及肾；久病及虚。

6. 五个一分——有一分恶寒，便有一分表证；有一分白苔，便有一分表证；有一分阳气，便有一分生机；有一分津液，便有一分生机；存得一分血，便保一分命。

7. 七症一脉——往来寒热，胸胁苦满，默默不欲饮食，心烦，喜呕，口苦咽干，目眩，脉弦。

8. 恶寒发热的类型

（1）恶寒重发热轻，表寒证。

（2）发热重恶寒轻，表热证。

（3）发热轻恶风自汗，太阳中风证，表虚证。

9. 但寒不热——病人但感恶寒而无发热的多见于里寒证（实寒证）。

10. 新病恶寒——里实寒证（阴盛则寒）；

久病恶寒——里虚寒证（阳虚则寒）。

11. 但热不寒——病人只发热，而无寒冷的感觉，多见于里热证。

12. 但热不寒的类型——有三：一是壮热；二是潮热；三是微热。

13. 壮热——病人高热（体温39℃以上）持续不退，不恶寒反恶热，称壮热。

白虎汤【方歌】白虎汤清气分热，石膏知母草粳入。

14. 潮热——发热如潮汐之有定时，即按时发热，或按时热更甚的，称潮热。

15. 潮热的类型——一是阳明潮热（日晡潮热）；二是湿温潮热（午后潮热）；三是阴虚潮热（夜间潮热）。

16. 阳明潮热——由于邪热结于阳明胃、大肠，日晡热甚，兼有腹胀便秘，属阳明腑实证。

大承气汤【方歌】大承气汤用芒硝，枳实厚朴大黄绕。

17. 湿温潮热——由于湿热遏伏出现的身热不扬，午后热甚，头身困重。

甘露消毒丹【方歌】甘露消毒蔻藿香，茵陈滑石通草菖，芩翘贝母射干薄，暑疫湿温为末尝。

18. 阴虚潮热——又称阴虚发热，夜间潮热，自感热从骨内向外透发，表现为五心烦热，潮热盗汗。

19. 气虚发热——气虚清阳被郁，可导致长期低热，称为气虚发热，可用李东垣"甘温除大热"的补中益气汤。

20. 身热不扬——肌肤初扪之不觉很热，但扪之稍久即感灼手。

21. 寒热往来——恶寒与发热交替发作，可见半表半里证、少阳病、疟疾。

小柴胡汤【方歌】小柴胡汤和解用，半夏党参甘草从，更加黄芩生姜枣，少阳为病此方宗。

22. 四大一黄症——大热、大渴、大汗、脉洪大、舌黄苔燥，白虎汤主之。

23. 郁热——情志不舒，气郁化火，可表现为微热，可用丹栀逍遥散。

24. 汗——津液通过阳气蒸腾从玄府（汗孔）排出的液体，即"阳加于阴谓之汗"。

25. 辨汗——表证有汗，表虚证；表证无汗，表实证；里热汗出，里热证（热迫津液外泄）；里证无汗，津血亏耗；自汗，气虚阳虚；盗汗，属阴虚；绝汗，亡阳亡阴；战汗，正邪交争；但头汗出，上焦热盛；半身汗出，风寒阻络；手心汗出，阳明热盛；心胸汗出，多见虚证。

26. 表证有汗——桂枝汤；表证无汗——麻黄汤；

里热汗出——白虎汤；自汗——清暑益气汤；

盗汗——六味地黄丸；但头汗出，半身汗出——柴胡加龙骨牡蛎汤；

手心汗出——桂枝白虎汤；心胸汗出——炙甘草汤。

27. 虚里——左乳下心尖搏动处，可候宗气的盛衰。

28. 膻中概念——有三：一是心包络；二是膻中穴；三是上气海。

29. 战汗——病人先恶寒战栗，几经挣扎而后汗出，属正邪交争，疾病的转折点。

柴胡桂枝汤【方歌】小柴胡汤和解用，党参半夏甘草从，更加黄芩生姜枣，少阳为病此方宗，增入桂枝名亦是，汤名柴胡桂枝汤。

30. 疼痛的机制——不通则痛；不荣则痛。

31. 辨疼痛——胀痛属气滞；刺痛属瘀血；冷痛属虚寒；窜痛属风痹；灼痛属实热；隐痛属虚证。

32. 辨头痛——前额痛，阳明痛；两侧痛，少阳痛；颠顶痛，厥阴痛；后枕痛，太阳痛。

33. 头痛用药——前额痛用白芷；两侧痛用柴胡；颠顶痛用藁本；后枕痛用羌活；鱼尾痛用细辛。

34. 辨腹痛——大腹属脾，大腹当脐，脐以下为小腹，小腹两侧为少腹。

暖肝煎【方歌】少腹冷痛暖肝煎，乌药苓杞归香难，路上碰上小茴香，肉桂生姜共晚餐。

35. 腹胀——拒按属实；喜按属虚。

36. 辨头晕——诸风掉眩皆属于肝；无痰不作眩；无虚不作眩。

37. 肝阳上亢的眩晕——镇肝熄风汤。

38. 气虚头晕——益气聪明汤。

39. 血虚头晕——逍遥四物汤。

40. 肾虚头晕——滋水清肝饮。

41. 麻木——气虚则麻，血虚则木，气血俱虚就麻木。

42. 心悸——包括惊悸、怔忡，其受惊而心悸称为惊悸；心跳剧烈，上至心胸，下至脐腹称为怔忡。

43. 问耳——耳鸣，耳暴鸣声大，按之更盛，属实证；耳暴鸣声小，按之减轻，属虚证。

44. 重听——听力减退，听音不清，多属肾虚、痰浊、风邪。

45. 问睡眠——卫气昼行于阳经，阳气盛则醒；夜行于阴经，阴气盛则眠；阳气尽，阴气盛，则目瞑；阴气尽而阳气盛，则寤矣。

46. 辨睡眠——不易入睡，心肾不交；睡后易醒，心脾两虚；睡中易惊，胆郁痰扰；夜卧不安，食滞内停（胃不和则卧不安）；困倦易睡，痰湿困脾；饭后易睡，脾气虚弱；极度疲惫，心肾阳虚；昏睡谵语，热入营血。

47. 问饮食口味——问饮食的多少可知脾胃的盛衰；问口味的好坏可知脏腑的虚实；问口渴与饮水可知津液的盈亏。

48. 辨口渴——景岳云："渴与不渴，可辨里证之寒热，虚实之辨见。"

49.问口渴——渴喜冷饮是实热；尿多口渴是消渴；渴喜热饮是痰饮；汗多口渴是津伤；水入即吐是水逆。

五苓散【方歌】五苓散是利水剂，二苓泽泻白术桂。

50.问饮食——食少纳呆，脾胃气虚；脘闷纳呆，湿邪困脾；纳少厌油，肝胆湿热；厌食嗳腐，食滞内停；消谷善饥，多为消渴；饥不欲食，胃阴不足；偏嗜食物，多为虫疾或妊娠。

保和丸【方歌】保和神曲与山楂，苓夏陈翘菔子加，曲糊为丸麦汤下，亦可方中用麦芽。

51.除中——若久病重病患者，本不能食，而突然暴食，是脾胃之气将绝之象，属病危。

52.问口味——口淡乏味，脾胃气虚；口甜黏腻，脾胃湿热；口中泛酸，肝胃蕴热；口中酸馊，食滞内停；口苦属热证；口咸属肾病寒证。

53.五更泄——又称"鸡鸣泄，黎明泄"，病人黎明前腹痛作泄，泄后痛减，形寒肢冷，腰膝酸软，属肾阳虚。

四神丸【方歌】四神骨脂吴茱萸，肉蔻五味四般施。

54.下痢脓血是痢疾；便黑如油是远血；便血鲜红是近血；先血后便是近血，当归赤小豆汤主之；先便后血是远血，黄土汤主之。

当归赤小豆汤【方歌】当归赤小豆，近血此方良。

黄土汤【方歌】黄土汤将远血医，苓胶地术附甘随。

55.血痢——芍药汤主之。

芍药汤【方歌】芩香连当槟，大黄芍草肉。

56.肛门灼热，大肠湿热；里急后重，多见痢疾；

排便不爽，肝郁乘脾；滑泄失禁，脾肾阳虚；

肛门气坠，中气下陷。

57.问小便——小便清长是虚寒；尿多口渴是消渴；小便短赤是实热；尿少浮肿是水肿；尿有余沥是肾虚；小便失禁是肾虚；夜尿频多是肾虚；睡中遗尿是肾虚。

缩泉丸【方歌】缩泉益智同乌药，山药糊丸便数需。

58.里急后重——腹痛窘迫，时时欲便，肛门重坠，排便不爽，属湿热内阻，肠道气滞。

59.癃闭——小便不畅，点滴而出为癃；小便不通，点滴不出为闭，一般统称癃闭。

60.月经先期——月经周期提前八九天以上。

61.月经后期——月经周期错后八九天以上。

62.经期错乱——月经提前或错后，经期不定，称经期错乱或称月经先后不定期。

63.崩漏——月经忽然大下不止，谓之经崩；月经长期淋沥不断，谓之经漏，统称崩漏。

固冲汤【方歌】固冲汤中用术芪，龙牡芍萸茜草施，倍子海蛸棕榈炭，崩中漏下总能医。

64.痛经——经期出现周期性的小腹疼痛，痛引腰骶，甚至剧痛，难忍，称为痛经，又称经期腹痛。

小柴胡汤加减【方歌】加减小柴胡，乌药当归芍，香附加青皮，经期腹痛医。

65.问带下——白带属寒湿；黄带属湿热；赤白带属肝经郁热。

完带汤【方歌】完带二术山药参，芍药甘草车前陈，芥穗柴胡共为用，妇人白带此方珍。

66.小儿的生理特点——脏腑娇嫩，生机蓬勃，发育迅速。

67.小儿的病理特点——发病较快，变化较多，易虚易实。

第六节　脉　诊

1. 脉诊的临床意义

（1）判断疾病的病位、性质和邪正盛衰。

（2）推断疾病的进退预后。

2. 寸口定位——掌后高骨是谓关，关前为阳（寸脉），关后为阴（尺脉），食指找寸脉，中指找关脉，无名指找尺脉。左手心肝肾，右手肺脾命。上主上，中主中，下主下，浮取为阳，沉取为阴。

3. 诊脉的要领——滑寿（滑伯仁）《诊家枢要》云："持脉之要有三，曰举、按、寻。轻手循之曰举，重手取之曰按，不轻不重委曲求之曰寻。"举即浮取，按即沉取，寻即中取。

4. 诊脉的时间——《素问·脉要精微论》云："诊法常以平旦，阴气未动，阳气未散，饮食未进，经脉未盛，络脉调匀，气血未乱，故乃可诊有过之脉。"

5. 三部九候——寸、关、尺三部分，每部分浮、中、沉三候，三三为九。

6. 《素问·平人气象论》云："人一呼脉再动，一吸脉亦再动，呼吸定息，脉五动，闰以太息，命曰平人。平人者，不病也。"

7. 息——一呼一吸谓之息，呼吸定息。

8. 诊脉的注意事项——三指平齐，中指定关，布指疏密，因人而异，举、按、寻，浮、中、沉，正做仰卧，心脏等平，手腕伸直，手掌向上，手指微曲，单按总按相互配合。

9. 平脉——正常人的脉象，三部有脉，一息四五至，不浮不沉，不大不小，不快不慢，从容和缓，节律一致。尺脉沉取有力。

10. 平脉有胃、神、根三个特点

（1）胃是指平人的脉象，不浮不沉，不快不慢，从容和缓，节律一致，是谓有胃气。

（2）神是指脉象的形态，柔和有力，节律一致。

（3）根是指尺脉沉取有力。

11. 平脉在季节的特点——春弦，夏洪，秋毛（浮），冬石（沉）。

12. 反关脉——脉搏不见于寸口，而出现于寸口的背侧。

13. 斜飞脉——寸口不见脉搏，而由尺部斜向手背。

14. 病脉

（1）浮脉——轻取即得，重按稍减而不空，举之泛泛有余，主表证亦主虚证。

（2）沉脉——轻取不应，重按始得，主里证，有力为里实，无力为里虚（沉主气郁）。

参芪丹鸡黄精汤【方歌】参芪丹鸡黄精汤，地归薄荷白术苍，柴棱莪交青陈皮，老师传方学生记。

（3）迟脉——脉来迟慢，一息不足四至，主寒证，有力为寒积，无力为虚寒。

（4）数脉——一息脉来五至以上，主热证，有力为实热，无力为虚热。

（5）洪脉——洪脉极大，状如波涛汹涌，来盛去衰，主气分热盛。

白虎汤【方歌】白虎汤清气分热，石膏知母草粳入。

（6）细脉——脉细如线，但应指明显，主气血两虚，诸虚劳损，又主湿病（细者血虚也）。

丹栀逍遥散【方歌】逍遥散用当归芍，柴苓术草加姜薄，散郁除蒸功最奇，调经加入丹栀助。

（7）虚脉——三部脉，举之无力，按之空虚，主虚证。

（8）实脉——三部脉，举按均有力，主实证。

（9）滑脉——往来流利，如盘走珠，应指圆滑，主痰饮，食滞，实热（滑主胞胎，滑主月经）。

（10）涩脉——往来艰涩不畅，如轻刀刮竹，主气滞血瘀，伤津血少，夹痰夹食（涩主胃寒）。

（11）弦脉——端直而长，如按琴弦，主肝胆病，诸痛，痰饮，疟疾（弦者肝脉也，单弦者饮，双弦者寒）（小柴胡汤）。

（12）芤脉——浮大而中空，如按葱管，主失血伤阴。

（13）紧脉——脉来绷紧，状如牵绳转索，主寒主痛主宿食。

（14）缓脉——一息四至，来去怠缓，主湿病，又主脾胃虚弱（缓者脾虚也，缓者湿盛也，缓者主虚也）（四君子汤）。

（15）弱脉——极软而沉细，主气血不足。

八珍汤【方歌】双补气血八珍汤，四君四物共合方。

（16）濡脉——浮而细软，主虚又主湿。

（17）促脉——数而一止，止无定数，主阳盛实热。

（18）结脉——缓而一止，止无定数，主阴盛气结。

（19）代脉——脉来一止，止有定数，良久方来，主脏气衰微。

15.《伤寒论》177 条云："伤寒，脉结代，心动悸，炙甘草汤主之。"

16. 真脏脉——又称怪脉，凡无胃、无神、无根的脉象，表明病邪深重，元气衰竭，胃气已败的征象。

第七节　按　　诊

1. 按诊的手法——触、摸、按、叩四法。

2. 虚里——胃之大络，名曰虚里，贯膈络肺，出于左乳下，其动应衣，脉宗气也。

3. 辨水肿与气肿——按之凹陷，不能即起者，为水肿；按之凹陷，举手即起者，为气肿。

4. 按手足——手足背热，外感发热；手足心热，内伤发热；小儿指尖冷，主惊厥；中指独热，外感风寒；中指独冷，麻痘将发。

5. 癥瘕——凡肿块推之不移，痛有定处为癥积，病属血分；肿块推之可移，痛无定处，聚散不定，为瘕聚，病属气分。

第八节　八纲辨证

1. 八纲——阴、阳、表、里、虚、实、寒、热，阴阳为总纲，表实热属阳；里虚寒属阴。

2. 表证——恶寒发热，头身疼痛，苔薄白，脉浮。

3. 背会——实寒证；实热证；虚寒证；虚热证；阳虚证；阴虚证；表证；亡阳证；亡阴证。

4. 实寒证——恶寒肢冷，脘腹冷痛，大便稀溏，小便清长，舌苔白，脉迟。

5. 虚寒证——又称阳虚证。畏寒肢冷，面色苍白，自汗，大便稀溏，小便清长，舌淡苔白，脉沉迟无力。

6. 实热证——高热面赤，口渴喜冷饮，大便秘结，小便短赤，舌红苔黄，脉数。

7. 虚热证——又称阴虚证。五心烦热，潮热盗汗，咽干口燥，舌红少津，脉细数。

8. 亡阳证的表现——大汗淋漓，四肢厥冷，面色苍白，呼吸微弱，脉微欲绝。

9. 亡阴证的表现——手足温，汗热而黏，口渴欲饮，烦躁不安，脉数疾无力。

10. 真热假寒——指内有真热外见假寒，由于邪热内盛，阳气闭郁，格阴于外，又称阳盛格阴（热深厥亦深）。

11. 真寒假热——指内有真寒外见假热，由于阴寒内盛，格阳于外，又称阴盛格阳。

12. 真实假虚——病本为实，反见虚羸之象，即所谓的"大实有羸状"。

13. 真虚假实——病本为虚，反见实盛之象，即所谓的"至虚有盛候"。

14. 表证入里——凡病表证，表邪不解，内传于里，出现里证。

15. 里邪出表——某些里证，病邪从里透达于外，称里邪出表。

16. 上热下寒——病因多由寒热错杂，病理为阴阳之气不相协调，出现的阳盛于上、阴盛于下。

17. 食积的三要素——一是嗳腐吞酸；二是舌苔厚腻；三是脉滑。

第九节　病因与气血津液辨证

1. 风证——有外风、内风的不同。

（1）外风是外感风邪，风邪袭表，风邪袭肺，风水相搏。

（2）内风即肝风内动，有五：肝阳化风、热极生风、阴虚风动、血虚生风、血燥生风。

2. 寒证——分为外寒、内寒。

（1）外寒即伤寒（表寒证、表实证），以发热、恶寒、无汗、身疼痛、苔薄白、脉浮紧为特点。

（2）内寒又称中寒，以畏寒肢冷、脘腹冷痛、大便稀溏、小便清长、舌苔白、脉沉迟为特点。

3. 暑证——恶热汗出，口渴喜饮，气短，神疲，肢体困倦，小便短黄，舌红，苔黄或白，脉虚数为常见证候。

4. 湿证——分为外湿、内湿。

（1）外湿是感受湿邪，以肢体困重、酸痛、皮肤湿痒，以湿痹、着痹为特点。

（2）内湿是湿浊内生，脾虚生湿，以脘腹痞胀、恶心呕吐、便溏为特征。

5. 燥证——分为外燥、内燥，又分为温燥、凉燥。

（1）温燥见于夏末秋初，温燥的代表方桑杏汤。

（2）凉燥见于深秋初冬，凉燥的代表方杏苏散。

6. 火热证——分为实火、虚火。

（1）实火即实热证，以高热、面赤、口渴喜冷饮、大便秘结、小便短赤、舌红苔黄、脉数为特征。

（2）虚火即虚热证，以五心烦热、潮热盗汗、咽干口燥、舌红少津、脉细数为特征。

7. 辨脓——以手触及有波动感为特点。

8. "热胜则肉腐，肉腐则成脓"。

9. 食积证——脘腹胀满疼痛，嗳腐吞酸，舌苔厚腻，脉滑。

10. 气虚证——少气懒言，神疲乏力，头晕，目眩，自汗，活动后加重，舌淡苔白，脉虚无力。

11. 气的固摄作用——有三：一是固摄血液；二是固摄体液（汗、尿、胃、唾、肠）；三是固摄精液。

12. 气陷证——气的上升不及，下降太过，表现为气虚证+内脏下垂（中气下陷，中气不足）。补中益气汤【方歌】补中益气芪术陈，参柴升草当归身，虚劳内伤功独擅，亦治阳虚外感因。

13. 气不固——指气虚而失其固摄所表现的虚弱证候，如卫气不固、气不摄血、肾气不固。

14. 气脱证——气不能内守而外脱，表现为气随血脱证（大出血+亡阳证）。

15. 气滞——气的运动受阻，气在某些局部发生阻滞不通时，称气滞。

16. 气滞证——胀、闷、疼、痛。

17. 气逆——气的上升太过，下降不及。

18. 气逆证——表现为肺、胃、肝。

（1）肺气上逆，咳嗽气喘。

（2）胃气上逆，恶心呕吐。

（3）肝气上逆，头晕胀痛，面红目赤，急躁易怒，甚则咯血吐血。

19.《伤寒论》173 条曰："伤寒胸中有热，胃中有邪气，腹中痛，欲呕吐者，黄连汤主之。"

20. 表寒证（表实证）——发热恶寒无汗、身疼痛、苔薄白、脉浮紧。

21. 里寒证（里实证）——畏寒肢冷、脘腹冷痛、大便稀溏、小便清长、舌苔白、脉沉迟。

22.《素问·至真要大论》云："诸病水液，澄澈清冷，皆属于寒。"

23. 气闭——气不能外达而积聚于内，表现为晕厥、肢厥。

24. 血虚证——皮肤黏膜爪甲淡白+全身虚弱证。

25. 血虚的原因——有三：一是失血过多（丢）；二是脾胃化源不足（生）；三是久病暗耗阴血（偷）。（简称"丢生偷"）。

26. 血热证——出血+热象（实热证、虚热证）。

27. 血寒证——手足冷痛，肤色紫暗，局部拘急不适，得温痛减，舌淡紫苔白，脉沉迟。

当归四逆汤【方歌】当归四逆桂木草，细辛芍药加大枣，养血通脉又和营，温经散寒又达表。

28. 血瘀证的表现——有六：一是疼痛，呈刺痛样；二是拒按，夜间痛甚；三是肿块，青紫肿胀，按之不移；四是出血，血色紫暗，伴有血块；五是舌质紫暗，有瘀斑、瘀点；六是脉细涩、沉涩或见结代。

29. 有关痰的名言

（1）脾为生痰之源，肺为贮痰之器。

（2）怪病多痰。

（3）百病多由痰作祟。

（4）肥人多痰多湿。

（5）无痰不作眩。

30. 四饮——《金匮要略》云："问曰：四饮何以为异？师曰：其人素盛今瘦，水走肠间，沥沥有声，谓之痰饮；饮后水流在胁下，咳唾引痛，谓之悬饮；饮水流行，归于四肢，当汗出而不汗出，身体疼重，谓之溢饮；咳逆倚息，气短不得卧，其形如肿，谓之支饮。"

31.《金匮要略》云："夫心下有留饮，其人背寒，冷如水大……苓桂术甘主之。"

32. 水肿的治疗原则——《金匮要略》云："腰以上肿，当以汗之（越婢汤），腰以下肿当以利之。"

33. 阳水——发病急，来势猛，水肿先从眼睑、头面开始，然后遍及全身，以上半身肿甚为特点（风实肺）。

越婢汤【方歌】越婢汤用姜草枣，麻黄石膏加之好。

34. 阴水——发病缓，来势徐，水肿先从足部开始，以下半身肿甚为特点（虚肾脾）。

五苓散【方歌】五苓散是利水剂，二苓泽泻白术桂。

第十节　脏腑辨证

1. 脏腑辨证——以脏腑为纲，对疾病进行辨证。

2. 大八——心悸怔忡，失眠多梦。

3. 中八——眩晕耳鸣，两目干涩。

4. 小八——食少纳呆，腹胀便溏。

5. 心阴虚证——大八+阴虚证（虚热证）。

6. 心血虚证——大八+血虚证。

7. 心气虚证——心悸怔忡，胸闷气短+气虚证。

8. 心阳虚证——心悸怔忡，心胸憋闷疼痛+阳虚证。

9. 心阳虚脱证——又称心阳暴脱，心阳虚+亡阳证。

10. 心火亢盛证——心烦失眠，舌尖赤痛，小便灼热疼痛，甚则尿血。

11. 心脉痹阻证——心悸怔忡，心胸憋闷疼痛，痛引肩背内侧。

（1）若见痛如针刺，舌质紫暗，有瘀斑瘀点，脉细涩，属瘀血内阻。

（2）若见闷痛，体胖多痰，苔白腻，脉沉滑，属痰浊凝滞。

（3）若见剧痛，得温痛减，畏寒肢冷，属阴寒凝滞。

（4）若见胀痛，发作与精神因素有关，脉弦，属气机郁滞。

血府逐瘀汤【方歌】血府当归生地桃，红花甘草壳赤芍，柴胡川芎桔牛膝，宽胸理气活血瘀。

12. 痰蒙心神证——神志异常+痰浊内生表现。

13. 痰火扰神证——神志异常+痰火内生表现。

14. 瘀阻脑络证——头痛、头晕+瘀血证。

15. 肺气虚证——咳嗽气短，少气不足以息+气虚证。

16. 肺阴虚证——干咳少痰，痰少而黏+阴虚证。

17. 风寒犯肺证——咳嗽，痰稀色白+表寒证。

18. 风热犯肺证——咳嗽，痰稠色黄+表热证。

19. 燥邪犯肺证——干咳少痰，痰少而黏+轻度表证。

20. 肺热炽盛（肺热壅盛）证——咳嗽，痰稠色黄+里热证。

21. 痰热壅肺证——咳嗽，痰稠色黄，脉滑数。

22. 寒痰阻肺（痰湿阻肺）证——咳嗽痰多，性黏色白，胸闷气短，舌苔白腻，脉濡缓。

23. 饮停胸胁（悬饮）证——胸胁胀闷疼痛，咳唾引痛。

24. 风水相搏证——阳水+表证。

25. 脾气虚证——小八+气虚证。

26. 脾虚气陷证（中气下陷证）——气虚证+内脏下垂。

27. 脾阳虚证——小八+阳虚证。

28. 脾不统血证——出血+脾气虚证。

29. 寒湿困脾证——小八+寒湿证。

30. 寒湿证——胸闷，呕恶，头身困痛，舌苔白腻，脉濡缓。

31. 湿热证——胸闷，呕恶，头身困重，舌苔黄腻，脉濡数。

32. 湿热困脾证——小八+湿热证。

33. 胃气虚证——胃失和降+气虚证。

34. 胃阳虚证——胃失和降+阳虚证。

35. 胃阴虚证——胃脘隐痛，饥不欲食+阴虚证。

36. 胃寒证（寒滞胃肠证）——胃脘冷痛+实寒证。

37. 胃热证（胃热炽盛证）——胃脘灼痛+热象（实热证、虚热证）。

38. 食滞胃肠证——胃脘胀闷疼痛+三要素（嗳腐吞酸、舌苔厚腻、脉滑）。

39. 大肠湿热证——腹痛，里急后重，下痢赤白脓血，舌苔黄腻，脉滑数。

40. 肠燥津亏（大肠液亏）证——大便秘结、口干咽燥、舌红少津、脉细涩。

41. 肝病常见的症状——精神抑郁，急躁易怒，胸胁少腹胀痛，眩晕，肢体震颤，手足抽搐，目疾，月经不调，睾丸疼痛。

42. 胆病常见的症状——口苦、黄疸、惊悸、胆怯及消化异常。

43. 肝血虚证——中八+血虚证。

44. 肝阴虚证——中八+阴虚证。

45. 肝郁气滞证——胸胁两乳，少腹胀痛。

46. 肝火炽盛（肝火上炎）证——头晕胀痛，面红目赤，急躁易怒，甚则咯血，吐血，薄厥，脉弦数。

47. 肝阳上亢证——肝火上炎+腰膝酸软，头重脚轻。

48. 肝胆湿热证——胸胁灼热胀痛+湿热证。

49. 寒滞肝脉证——少腹牵引睾丸坠胀冷痛，遇寒痛甚，得温痛减，颠顶疼痛，脉沉紧或弦紧。

50. 胆郁痰扰证——惊悸，失眠，眩晕，舌苔腻。

51. 肝风内动证——又称肝风四证。泛指患者出现眩晕欲仆，抽搐，震颤，具有"动摇"特点为主的一类证候，包括肝阳化风、热极生风、阴虚风动、血虚生风。

52. 肝阳化风证——眩晕欲仆，肢体震颤，语言謇涩+中风证。

53. 热极生风证——高热，神昏谵语+动风证（手足抽搐，两目上视，颈项强直，角弓反张）。

54. 阴虚风动证——阴虚证+手足蠕动。

55. 血虚生风证——动风（手足震颤，肌肉𥆧动，肢体麻木）+血虚证。

56. 肾阳虚证——腰膝酸软，男子阳痿，女子宫寒不孕+阳虚证。

57. 肾阴虚证——腰膝酸软，男子遗精，女子梦交+阴虚证。

58. 肾精不足证——腰膝酸软，发育迟缓，性功能低下，成人早衰。

59. 肾气不固证——腰膝酸软+闭藏失职（小便频数，尿有余沥，小便失禁，男子遗精早泄，女子带下清稀，胎动易滑）。

金匮肾气丸【方歌】金匮肾气丸，地八山山四，丹茯泽泻三，肉桂附子一。

60. 肾虚水泛证——浮肿，腰以下尤甚（腰膝酸软，畏寒肢冷），心悸咳嗽+肾阳虚证。

61. 膀胱湿热证——尿频，尿急，尿热，尿痛。

八正散【方歌】八正通草与车前，萹蓄大黄滑石研，草梢瞿麦兼栀子，兼加灯草效应见。

62. 心肾不交证——心烦不寐，腰膝酸软，遗精+阴虚证。

63. 心肾阳虚证——心阳虚+肾阳虚证。

64. 心肺气虚证——心气虚+肺气虚证。

65. 心脾两虚证——心血虚+脾气虚证。

66. 心肝血虚证——心血虚+肝血虚证。

67. 脾肺气虚证——小八+咳喘无力+气虚证。

68. 肺肾气虚证——咳嗽气短，呼多吸少，腰膝酸软+气虚证。

69. 肺肾阴虚证——干咳少痰，痰少而黏，腰膝酸软，遗精+阴虚证。

70. 肝火犯肺证——咳嗽，胸胁灼痛+实热证。

71. 肝胃不和证——胃脘两胁胀痛，窜痛，呃逆，嗳气。

72. 肝郁脾虚证——胸胁胀痛+小八。

73. 肝肾阴虚证——两目干涩，腰膝酸软+阴虚证。

74. 脾肾阳虚证——小八，腰膝酸软+阳虚证。

75. 表热证——发热重，恶寒轻，口微渴，舌边尖红，脉浮数。

第十一节　其他辨证

1. 六经辨证的提纲

（1）太阳之为病，脉浮，头项强痛而恶寒。【1】*

（2）阳明之为病，胃家实是也。【180】

（3）少阳之为病，口苦咽干目眩也。【263】

（4）太阴之为病，腹满而吐，食不下，自利益甚，时腹自痛，若下之，必胸下结硬。【273】

（5）少阴之为病，脉微细，但欲寐也。【281】

（6）厥阴之为病，消渴，气上撞心，心中疼热，饥而不欲食，食则吐蛔，下之利不止。【326】

2. 六经辨证——将外感病发生发展过程中所表现的不同症状，以阳明为总纲，借用六条经络的名称，归纳为三阳病（太阳病、阳明病、少阳病）、三阴病（太阴病、少阴病、厥阴病）两大类来阐述外感病各阶段的病变特点，作为指导治疗的一种辨证方法。

3. 太阳病（概念）——太阳之为病，脉浮，头项强痛而恶寒。【1】

4. 太阳病（性质）——表证。

5. 太阳病的分类有二

（1）太阳经证（太阳中风证、太阳伤寒证）。

（2）太阳腑证（太阳蓄水证、太阳蓄血证）。

6. 太阳中风证（提纲）——太阳病，发热，汗出，恶风，脉缓者，名为中风。【2】

7. 太阳中风证（性质）——表虚证。

8. 太阳中风证（代表方）——桂枝汤。

9. 太阳伤寒证（提纲）——太阳病，或已发热，或未发热，必恶寒，体痛，呃逆，脉阴阳俱紧者，名为伤寒。【3】

10. 太阳伤寒证（性质）——表实证。

11. 太阳伤寒证（代表方）——麻黄汤。

12. 太阳蓄水证（表现）——发热恶寒，小便不利或渴欲饮水，水入即吐，名曰水逆。【74】

13. 太阳蓄水证（代表方）——五苓散。

14. 太阳蓄血证（表现）——少腹急结，小便自利，其人如狂。

15. 太阳蓄血证（代表方）——抵当汤。

---

* 【1】为高等中医药院校现行教材《伤寒论》原文序号，全书后同。

16. 阳明病证（表现）——身热，汗自出，不恶寒反恶热也，脉大。【182】

17. 阳明病证的分类有二：

（1）阳明经证。

（2）阳明腑证。

18. 阳明病（提纲）——阳明之为病，胃家实是也。

19. 胃家实——胃家包括胃与大肠实，邪气亢盛。

20. 阳明经证（表现）——四大一黄症（大汗、大热、大渴、脉大、舌苔黄燥）。

21. 阳明经证（代表方）——白虎汤。

22. 阳明腑证（表现）——痞、满、燥、实、坚。

23. 阳明腑证（代表方）——大承气汤。

24. 少阳病（概念）——少阳之为病，口苦咽干目眩也。

25. 少阳病（性质）——半表半里证。

26. 少阳病（表现）——七症一脉（往来寒热，胸胁苦满，默默不欲饮食，心烦喜呕，口苦，咽干，目眩，脉弦）。

27. 少阳病（代表方）——小柴胡汤。

28. 少阳病（禁忌）——汗、吐、下三法。

29. 太阴病（概念）——太阴之为病，腹满而吐，食不下，自利益甚，时腹自痛，若下之，必胸下结硬。【273】

30. 太阴病（性质）——里虚寒证。

31. 太阴病（表现）——太阴之为病，腹满而吐，食不下，自利益甚，时腹自痛，若下之，必胸下结硬。【273】

32. 太阴病（代表方）——四逆辈。

33. 少阴病（概念）——少阴之为病，脉微细，但欲寐也。【281】

34. 少阴病（分类）——寒化、热化两类。

35. 少阴病热化证（表现）——心烦不得卧，口燥咽干，舌尖红，脉细数。

36. 少阴病热化证（代表方）——黄连阿胶汤。

37. 少阴病寒化证（表现）——无热恶寒，脉微细，但欲寐。

38. 少阴病寒化证（代表方）——四逆汤。

39. 厥阴病（概念）——伤寒发展传变的较后阶段所表现的阴阳对峙，寒热交错，厥热胜负等证候的概括，临床以上热下寒证为其提纲。

40. 厥阴病（表现）——厥阴之为病，消渴，气上撞心，心中疼热，饥而不欲食，食则吐蛔，下之利不止。【326】

41. 厥阴病（代表方）——乌梅丸。

42. 卫分证——发热，微恶寒，口微渴，舌边尖红，脉浮数。

43. 气分证——发热，不恶寒反恶热，口渴，舌红苔黄，脉数有力。

44. 营分证——身热夜甚，心烦神昏，舌红绛，脉细数。

45. 血分证——身热夜甚，昏狂，斑疹紫黑，舌质深绛，脉细数。

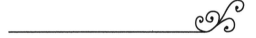

第三部分　中医方剂秘笈

第一节 概 述

1. 方剂学——研究治法与方剂配伍规律及临床运用的一门学科，是中医的基础课程，为中医临床课程奠定了基础。

2. 最早记载方剂的医书是——《五十二病方》。

3. 我国第一部医学专著《黄帝内经》——载方 13 首。

4. 被后世誉为"方书之祖"的著作是——《伤寒杂病论》。

5. 金代成无已《伤寒明理论》首次依据"君臣佐使"剖析方剂，开创了后世方论之先河。

6. 名言——方从法出、法随证立、方即是法。

7. 八法——汗、吐、下、温、清、消、补、和。

8. 组方原则——君、臣、佐、使。

9. 君药——针对主病或主证起主要作用的药物。

10. 臣药——一是辅助加强治疗作用；二是针对兼病或兼证起治疗作用。

11. 佐药——一是协助君臣药物起加强治疗作用或治兼证；二是清除君臣药物的烈性或毒性；三是反佐药，起相反又能治疗作用的药物。

12. 使药——一是引经药；二是调和药。

13. 剂型——汤剂吸收快、迅速发挥药效，易于加减；散剂制作简便，不易加减；丸剂者缓也，药力持久。

14. 李东垣有汤者荡也，去大病用之；散者散也，去急病用之；丸者缓也，舒缓而治之也；膏者调也，防病调病用之的说法。

第二节 解 表 剂

1. 解表剂——凡以解表药为主，具有发汗解肌、透疹治疗表证的方剂，统称解表剂，属八法中的"汗法"。

2. 表证——恶寒、发热、头身疼痛、苔薄白、脉浮。

3. 表寒证——恶寒重，发热轻，无汗，身疼痛，苔薄白，脉浮紧。

4. 表热证——发热重，恶寒轻，口微渴，舌边尖红，脉浮数。

5. 解表剂的分类

（1）辛凉解表。

（2）辛温解表。

（3）扶正解表。

6. 解表剂的注意事项

（1）煎药不宜太久（15~20 分钟）。

（2）需温服。

（3）不可发汗太过。

（4）一般先解表后治里。

（5）病邪入里不宜应用。

（6）避风寒、忌油腻。

7. 辛温解表剂的适应证——风寒表实证。

8. 常用的辛温解表剂——麻黄汤、大青龙汤、桂枝汤、九味羌活汤、羌活胜湿汤、小青龙汤、止嗽散、金沸草散、射干麻黄汤。

9. 麻黄汤

【功用】发汗解表，宣肺平喘。

【主治】表寒证。

【方歌】麻黄汤中用桂枝，杏仁甘草四般施，发热恶寒头项痛，喘而无汗服之宜。

【经典】《伤寒论》35 条云："太阳病，头痛，发热，身疼，腰痛，骨节疼痛，恶风，无汗而喘者，麻黄汤主之。"

《伤寒论》36 条云："太阳与阳明合病，喘而胸满者，不可下，宜麻黄汤。"

【体会】

（1）恶寒发热，身痛无汗。

（2）衄家、亡血家、淋家不可发汗，乃血汗同源、津血同源之故。

（3）临证可用柴胡桂枝汤加杏仁、麻黄。

10. 大青龙汤

【功用】发汗解表、清热除烦。

【主治】表寒里热证（寒包火）。

【方歌】大青龙汤桂麻黄，杏草石膏姜枣藏，太阳无汗兼烦躁，风寒两解此方良。

【经典】《伤寒论》38 条云："太阳中风，脉浮紧，发热，恶寒，身疼痛，不汗出而烦躁者，大青龙汤主之。若脉微弱，汗出恶风者，不可服之，服之则厥逆，筋惕肉瞤，此为逆也。"

《伤寒论》39 条云："伤寒，脉浮缓，身不疼但重，乍有轻时，无少阴证者，大青龙汤发之。"

【体会】

（1）本方以不汗出而烦躁为汤方辨证。

（2）本方用于脉缓、身重的风湿病。

（3）石膏辛甘大寒，清热，泻火，除烦。

11. 桂枝汤

【功用】解肌发表，调和营卫。

【主治】表虚证（太阳中风证）。

【方歌】桂枝汤治太阳风，芍药甘草姜枣同，解肌发表调营卫，表虚有汗此为功。

【经典】《伤寒论》12 条云："太阳中风，阳浮而阴弱，阳浮者热自发，阴弱者汗自出。啬啬恶寒，淅淅恶风，翕翕发热，鼻鸣干呕者，桂枝汤主之。"

《伤寒论》13 条云："太阳病，头痛，发热，汗出，恶风，桂枝汤主之。"

【体会】

（1）本方汤方辨证：汗出、恶风、脉浮缓。

（2）服本方须啜热粥，盖被，微微似汗。

（3）北京中医药大学鲁兆麟教授认为桂枝汤不是解表剂，桂枝、甘草辛甘化阳；芍药、甘草酸甘化阴，是补阴补阳的方剂，要想解表必须啜热粥，温覆被，方能起到解表的作用。

12. 九味羌活汤

【功用】发汗祛湿，兼清里热。

【主治】外感风寒湿邪，内有里热证。

【方歌】九味羌活用防风，细辛苍芷与川芎，黄芩生地加甘草，三阳解表益姜葱，阴虚气虚人禁用，加减临时在变通。

【体会】

（1）本方汤方辨证：表寒头痛证。

（2）本方可用于风湿病兼有头痛者。

（3）阴虚、气虚病人慎用。

（4）羌活善治太阳痛，白芷善治阳明痛，川芎善治少阳痛，故本方可治三阳头痛。

13. 羌活胜湿汤

【功用】祛风胜湿止痛。

【主治】风湿在表。

【方歌】羌活胜湿羌独芎，蔓甘藁本与防风，湿气在表头腰重，发汗升阳有异功。

【体会】

（1）本方汤方辨证：头闷如裹，上半身疼痛。

（2）本方可用于肩周炎。

14. 香薷散

【功用】祛暑解表，化湿和中。

【主治】阴暑。

【方歌】三物香薷豆朴先，散寒化湿功效兼，若益银翘豆易花，新加香薷祛暑煎。

【体会】

（1）本方多用于夏季风寒感冒。

（2）若记不住本方可同藿香正气散互用。

15. 小青龙汤

【功用】解表散寒，温肺化饮。

【主治】表寒内饮。

【方歌】小青龙汤治水气，喘咳呕哕渴利微，姜桂麻黄芍药甘，细辛半夏兼五味。

【经典】《伤寒论》40 条云："伤寒表不解，心下有水气，干呕，发热而咳。或渴，或利，或噎，或小便不利，少腹满，或喘者，小青龙汤主之。"

《伤寒论》41 条云："伤寒，心下有水气，咳而微喘，发热不渴。服汤已渴者，此寒去欲解也。小青龙汤主之。"

【体会】

（1）本方汤方辨证：咳喘，胃脘痞满。

（2）本方以 3g 剂量为佳，细辛 1.5g。

（3）《金匮要略》云："病痰饮者，当以温药和之。"

（4）表寒内饮既有咳嗽气喘，又有胃脘痞满。

（5）《难经》云："形寒饮冷则伤肺。"

16. 小青龙汤配白芍、五味子的意义

（1）配白芍酸寒敛阴，制麻桂而散中有收。

（2）配五味子敛肺止咳，令开中有合，使之散不伤正，收不留邪。

17. 射干麻黄汤

【功用】宣肺祛痰，下气止咳。

【主治】咳而上气，喉中有水鸡声。

【方歌】射干麻黄汤紫菀，细辛五味款冬半。

【经典】《金匮要略》云："咳而上气，喉中水鸡声，射干麻黄汤主之。"

【体会】

（1）本方以喉中水鸡声为汤方辨证。

（2）本方用于哮病。

18. 止嗽散

【功用】宣利肺气，疏风止咳。

【主治】风热犯肺。

【方歌】止嗽散中用白前，陈皮桔梗草荆添，紫菀百部同煎用，感冒咳嗽此方先。

【体会】

（1）本方汤方辨证：感冒咳嗽以咽痒、微恶寒为特点。

（2）本方用于以风邪为主的咳嗽咽痒。

（3）《医宗金鉴》云："风胜则痒"。

19. 金沸草散

【功用】发散风寒，降气化痰。

【主治】小儿咳嗽。

【方歌】金沸草散前胡辛，半夏荆甘陈茯苓。

【体会】

（1）本方汤方辨证：小儿痰多咳嗽，咳而即吐。

（2）《黄帝内经》云："胃咳之状，咳而呕。"

（3）本方剂量要小，以1～2g为佳，旋覆花包煎。

20. 辛凉解表剂的适应证——表热证。

21. 常用的辛凉解表剂——银翘散、桑菊饮、麻杏石甘汤、柴葛解肌汤。

22. 银翘散

【功用】辛凉解表，清热解毒。

【主治】表热证。

【方歌】银翘散主上焦疴，竹叶荆牛豉薄荷，甘桔芦根凉解法，轻宣温热煮无过。

【经典】《温病条辨》4条云："太阴风温，温热，温疫，冬温，初起恶风寒者，桂枝汤主之；但热不恶寒而渴者，辛凉平剂银翘散主之。"

【体会】

（1）本方汤方辨证：以表热证、咽痛为主。

（2）本方轻宣药物煎煮，时间不宜过长。

23. 桑菊饮

【功用】疏风清热，宣肺止咳。

【主治】表热证。

【方歌】桑菊饮中桔梗翘，杏仁甘草薄荷绕，芦根为引轻清剂，热盛阳明入石膏。

【经典】《温病条辨》6条云："太阴风温，但咳，身不甚热，微渴者，辛凉轻剂桑菊饮主之。"

【体会】

（1）本方汤方辨证：以表热证、咳嗽为主。

（2）大便秘结加生石膏 15g。

24. 麻杏石甘汤

【功用】辛凉宣肺，清热平喘。

【主治】肺热咳喘证。

【方歌】热喘麻杏石甘汤，肺热咳喘此方良。

【经典】《伤寒论》63 条云："发汗后，不可更行桂枝汤。汗出而喘，无大热者，可与麻黄杏仁甘草石膏汤。"

《伤寒论》18 条云："喘家，作桂枝汤，加厚朴、杏子佳。"

【体会】

（1）本方汤方辨证：热喘。

（2）本方用于小儿肺炎。

25. 越婢汤

【功用】发汗利水。

【主治】阳水。

【方歌】越婢汤用姜草枣，麻黄石膏加之好。

【经典】《金匮要略》23 条云："风水，恶风，一身悉肿，脉浮，不渴，续自汗出，无大热，越婢汤主之。"

《金匮要略》5 条云："里水者，一身面目黄肿，其脉沉，小便不利，故令病水，假如小便自利，此亡津液，故令渴也。越婢加术汤主之。"

《金匮要略》13 条云："咳而上气，此为肺胀，其人喘，目如脱状，脉浮大者，越婢加半夏汤主之。"

《金匮要略》10 条云："脉得诸沉，当责有水，身体肿重，水病脉出者，死。"

《金匮要略》18 条云；"师曰：诸有水者，腰以下肿，当利小便；腰以上肿，当发汗乃愈。"

【体会】

（1）本方汤方辨证：阳水。

（2）阳水——发病急，来势猛，水肿先从眼睑、头面部开始，然后遍及全身，以上半身肿甚为特点（风实肺）。

阴水——发病缓，来势徐，水肿先从足部开始，以下半身肿甚为特点（虚肾脾）。

（3）张仲景云：腰以上肿当以汗之，腰以下肿当以利之。

（4）临证用本方多与五苓散合用。

26. 柴葛解肌汤

【功用】解肌清热。

【主治】三阳合并证。

【方歌】柴葛解肌汤用羌，石膏大枣与生姜，芩芍桔梗甘草芷，邪热三阳热势张。

【经典】《伤寒论》1 条云："太阳之为病，脉浮，头项强痛而恶寒。"

《伤寒论》180 条云："阳明之为病，胃家实是也。"

《伤寒论》263 条云："少阳之为病，口苦、咽干、目眩也。"

【体会】

（1）本方以三阳合并为汤方辨证。

（2）三阳病：即太阳、阳明、少阳；太阳即表证，阳明即里证，少阳即半表半里证。

（3）太阳病、阳明病、少阳病提纲。

27. 扶正解表的适应证——体虚外感。

28. 扶正解表常用的方剂——人参败毒散、荆防败毒散、参苏饮。

29. 人参败毒散

【功用】散寒祛湿，益气解表。

【主治】气虚外感。

【方歌】人参败毒茯苓草，枳桔柴前羌独芎，薄荷少许姜三片，时行感冒有奇功。

【体会】

（1）本方汤方辨证：气虚外感。

（2）临证用于虚人感冒。

30. 荆防败毒散

【功用】发汗解表，散风祛湿。

【主治】风寒感冒。

【方歌】荆防败毒茯苓草，枳桔柴前羌独芎，风寒湿邪致人病，感冒时行温散功。

【体会】

（1）本方汤方辨证：风寒感冒引起的全身疼痛。

（2）用于实人感冒。

31. 参苏饮

【功用】益气解表，理气化痰。

【主治】虚人外感。

【方歌】参苏饮内用陈皮，桔壳前胡半夏依，干葛木香甘桔茯，内伤外感此方医。

【体会】

（1）本方汤方辨证：气虚外感的感冒（内伤外感）。

（2）本方可用于气郁外感。

（3）香附——治疗气郁外感的要药。

第三节　泻　下　剂

1. 泻下剂——凡以泻下为主组成，具有通便、泻热、攻积、逐水等作用，治疗里实证的方剂，称为泻下剂，属八法中的下法。

2.《素问·阴阳应象大论》云："其高者，因而越之；其下者，引而竭之；中满者，泻之于内；其有邪者，渍形以为汗；其在皮者，汗而发之。"

3. 泻下剂的注意事项

（1）有表证不可攻下。

（2）年老体弱、孕妇、产妇、经期禁用或慎用。

（3）泻下剂易伤胃气，得效即止，勿使过剂。

4. 常用的泻下剂——大承气汤、小承气汤、大黄牡丹汤、温脾汤、济川煎、增液承气汤、调胃承气汤、大黄附子汤、麻子仁丸、黄龙汤、十枣汤。

5. 大承气汤

【功用】峻下热结。

【主治】阳明腑实证，热结旁流，里实热厥。

【方歌】大承气汤用芒硝，枳实厚朴大黄绕。

【体会】

（1）本方汤方辨证：痞、满、燥、实、坚。

（2）本方泻下峻烈慎用。

6. 小承气汤

【功用】轻下热结。

【主治】阳明腑实证。

【方歌】小承气汤朴实黄，狂谵痞硬上焦戕。

【经典】《伤寒论》213 条云："阳明病，其人多汗，以津液外出，胃中燥，大便必硬，硬则谵语，小承气汤主之。若一服谵语止者，更莫复服。"

【体会】

（1）本方汤方辨证：阳明腑实证。

（2）本方是治疗便秘的基础方，热秘与增液汤合用，名为增液承气汤；冷秘与附桂理中汤合用，名为"理中大黄汤"。

7. 调胃承气汤

【功用】缓下热结。

【主治】阳明腑实证。

【方歌】调胃承气硝黄草，缓下热结功效好。

【经典】《伤寒论》207 条云："阳明病，不吐不下，心烦者，可与调胃承气汤。"

《伤寒论》248 条云："太阳病三日，发汗不解，蒸蒸发热者，属胃也，调胃承气汤主之。"

《伤寒论》249 条云："伤寒吐后，腹胀满者，与调胃承气汤。"

【体会】

（1）本方汤方辨证：便秘。

（2）本方较大承气汤弱，比小承气汤强。

（3）本方加桂枝、桃核名桃核承气汤。

8. 大黄牡丹汤

【功用】泻热破瘀，散结消肿。

【主治】肠痈初起。

【方歌】金匮大黄牡丹汤，桃仁瓜子芒硝囊。

【经典】《金匮要略》云："肠痈……大黄牡丹汤主之。"

【体会】

（1）本方汤方辨证：肠痈。

（2）肠痈是现代医学的阑尾炎。

（3）临证应用可加蒲公英、紫花地丁、金银花、败酱草。

9. 大黄附子汤

【功用】温里散寒，通便止痛。

【主治】寒积腹痛。

【方歌】大黄附子细辛汤，胁下偏痛用此方。

【经典】《金匮要略》15 条云："胁下偏痛，发热，其脉紧弦，此寒也，以温药下之，宜大黄附子汤。"

【体会】

（1）本方汤方辨证：胁痛，脉弦紧。

（2）本方开创了温下剂的第一方。

（3）本方可用于急性胆囊炎，胆结石。

10. 温脾汤

【功用】攻下寒积，温补脾阳。

【主治】寒积腹痛。

【方歌】温脾参附与干姜，甘草当归硝大黄。

【体会】

（1）本方汤方辨证：寒积腹痛。

（2）本方与理中大黄汤是一类方剂，所不同的是本方用于热多寒少的病证。

11. 济川煎

【功用】温肾益精，润肠通便。

【主治】肾虚便秘。

【方歌】济川归膝肉苁蓉，泽泻升麻枳壳从。

【体会】

（1）本方汤方辨证：肾虚便秘。

（2）本方以肉苁蓉为君药，有暖肾、润肠补肾益精之功，又名大芸。

（3）《素问·阴阳应象大论》云："清阳出上窍，浊阴出下窍。"方中升麻配泽泻，清阳则升，浊阴则降，以达到通便之功。

（4）本方用补益的方法达到通大便的目的，即有资助河川以行舟车之意，故名"济川"符合中医的塞因塞用（以补开塞）。

12. 麻子仁丸

【功用】润肠泻热，行气通便。

【主治】脾约证。

【方歌】麻子仁丸治便秘，麻仁杏仁白芍宜，枳实厚朴大黄入，润肠泄热此方宜。

【经典】《伤寒论》247 条云："趺阳脉浮而涩，浮则胃气强，涩则小便数，浮涩相搏，大便则硬，其脾为约，麻子仁丸主之。"

【体会】

（1）本方汤方辨证：肠枯便秘。

（2）本方用于老年人便秘。

（3）本方由小承气汤加麻仁、杏仁、白芍而成，小承气汤苦寒败胃，故本方不宜久服。

13. 黄龙汤

【功用】攻下热结，益气养血。

【主治】阳明腑实，气血不足证。

【方歌】黄龙汤枳朴硝黄，参归甘桔枣生姜，阳明腑实气血弱，攻补兼施效力强。

【体会】

（1）本方汤方辨证：气血亏虚的痞、满、燥、实、坚。

（2）本方由大承气汤加人参、当归、甘草、桔梗、大枣、生姜而成。

14. 增液承气汤

【功用】滋阴增液，泻热通便。

【主治】热结阴亏（阴虚便秘）。

【方歌】增液承气元地冬，枳实厚朴大黄通。

【经典】《温病条辨》17条云："阳明温病，下之不通，其证有五：应下失下，正虚不能运药，不运药者则死，新加黄龙汤主之；喘促不宁，痰涎壅滞，右寸实大，肺气不降者，宣白承气汤主之；左尺牢坚，小便赤痛，时烦渴甚，导赤承气汤主之；邪闭心包，神昏舌短，内窍不通，饮不解渴者，牛黄承气汤主之；津液不足，无水舟停者，间服增液，再不下者，增液承气汤主之。"

【体会】

（1）增液承气汤的汤方辨证：急性便秘。

（2）宣白承气汤的汤方辨证：喘促不宁，痰涎壅滞，大便秘结（宣白承气膏大黄，蒌皮杏仁急煎）。

（3）《血证论》云："止衄汤名曰增液汤。"便秘出血者，不必再加止血药。

（4）遇到肛裂，便后用温水清洗，用红霉素软膏外涂，有利于疮口愈合。

（5）本方不宜久服，损伤脾胃。

15. 十枣汤

【功用】攻逐水饮。

【主治】悬饮。

【方歌】十枣逐水效甚夸，大戟甘遂与芫花。

【体会】

（1）本方汤方辨证：悬饮。

（2）本方复方三药为散，大枣煎汤送服。

（3）本方用于胸腔积液，因本药属剧毒药品，一般不开，临证可改用桔己桑浙汤（桔己桑浙汤，瓜甘参丹忙，米芪百合芥，胸水此方尝）。

第四节　和　解　剂

1. 和解剂——凡具有和解少阳、调和肝脾、调和寒热、表里双解的方剂，统称和解剂，属八法中的和法。

2. 和解剂的适应证——半表半里证，肝郁脾虚证，寒热互结证，表里同病证。

3. 七症一脉——往来寒热，胸胁苦满，默默不欲饮食，心烦喜呕，口苦，咽干目眩，脉弦。

4. 少阳病的禁忌——汗、吐、下三法。

5. 和解剂常用的方剂——小柴胡汤、蒿芩清胆汤、四逆散、逍遥散、痛泻要方、半夏泻心汤、生姜泻心汤、甘草泻心汤、黄连汤、大柴胡汤、防风通圣散、葛根黄芩黄连汤。

6. 小柴胡汤

【功用】和解少阳。

【主治】少阳证；妇人热入血室证。

【方歌】小柴胡汤和解用，半夏党参甘草从，更加黄芩生姜枣，少阳为病此方宗。

【经典】《伤寒论》96 条云："伤寒五六日中风，往来寒热，胸胁苦满，默默不欲饮食，心烦喜呕，或胸中烦而不呕，或渴，或腹中痛，或胁下痞硬，或心下悸，小便不利，或不渴，身有微热，或咳者，小柴胡汤主之。"

"若胸中烦而不呕者，去半夏、人参，加栝蒌一枚；若渴者，去半夏，加人参合前成四两半，栝蒌根四两；若腹中痛，去黄芩，加芍药三两；若胁下痞硬，去大枣，加牡蛎四两；若心下悸，小便不利者，去黄芩，加茯苓四两；若不渴，外有微热者，去人参，加桂枝三两，温覆微汗愈；若咳者，去人参、大枣、生姜，加五味子半升、干姜二两。"

《伤寒论》100 条云："伤寒，阳脉涩，阴脉弦，法当腹中急痛，先与小建中汤；不瘥者，小柴胡汤主之。"

《伤寒论》101 条云："伤寒中风，有柴胡证，但见一证便是，不必悉具。凡柴胡汤病证而下之，若柴胡证不罢者，复与柴胡汤，必蒸蒸而振，却复发热汗出而解。"

《伤寒论》103 条云："太阳病，过经十余日，反二三下之，后四五日，柴胡证仍在者，先与小柴胡汤。呕不止，心下急，郁郁微烦者，为未解也，与大柴胡汤下之则愈。"

《伤寒论》229 条云："阳明病，发潮热，大便溏，小便自可，胸胁满不去者，与小柴胡汤。"

《伤寒论》230 条云："阳明病，胁下硬满，不大便而呕，舌上白苔者，可与小柴胡汤。上焦得通，津液得下，胃气因和，身濈然汗出而解。"

《伤寒论》379 条云："呕而发热者，小柴胡汤主之。"

《伤寒论》394 条云："伤寒瘥以后，更发热，小柴胡汤主之。脉浮者，以汗解之；脉沉实者，以下解之。"

【体会】

（1）本方汤方辨证：七症一脉。

（2）仲景云：有柴胡证，但见一证便是，不必悉具（主证+脉弦便可应用）。

（3）根据《黄帝内经》"诸风掉眩，皆属于肝"，凡由于肝气郁结引起的眩晕，可用本方。

（4）热入血室加金银花 15g，若见瘀血可加桃仁、红花各 10g。

7. 蒿芩清胆汤

【功用】清胆利湿，和胃化痰。

【主治】少阳湿热证。

【方歌】俞氏蒿芩清胆汤，陈皮半夏竹如襄，赤苓枳壳兼碧玉，湿热轻宣此法良。

【体会】

（1）本方汤方辨证：妇女面部蝴蝶斑。

（2）本方用于妇女月经不调，五心烦热，失眠。

8. 四逆散

【功用】透邪解郁，疏肝理气。

【主治】阳郁厥逆证，肝脾不和证。

【方歌】四逆散里用柴胡，芍药枳实甘草俱，此为阳邪成厥逆，疏肝理气加减去，柴胡疏肝加芎香，枳实易壳功效彰。

【经典】《伤寒论》317 条云："少阴病，下利清谷，里寒外热，手足厥逆，脉微欲绝，身反不恶寒，其人面色赤，或腹痛，或干呕，或咽痛，或利止脉不出者，通脉四逆汤主之。"

《伤寒论》318 条云："少阴病，四逆，其人或咳或悸，或小便不利，或腹中痛，或泄利下重者，四逆散主之。"

《伤寒论》337 条云："凡厥者，阴阳气不相顺接便为厥。厥者，手足逆冷者是也。"

【体会】

（1）本方汤方辨证：气厥。

（2）很多方剂都是在本方的基础上加减而成，如四逆香佛二花汤、柴胡枳桔汤、血府逐瘀汤，其目的都是调理气机。

9. 逍遥散

【功用】疏肝解郁，养血健脾。

【主治】肝郁血虚脾弱证。

【方歌】逍遥散用当归芍，柴苓术草加姜薄，散郁除蒸功最奇，调经加入丹栀助。

【经典】《金匮要略》云："问曰：上工治未病，何也？师曰：夫治未病者，见肝之病，知肝传脾，当先实脾，四季脾王不受邪，即勿补之。中工不晓相传，见肝之病，不解实脾，唯治肝也。"

【体会】

（1）本方汤方辨证：肝郁脾虚证。

（2）本方可用于妇女经期感冒。

（3）本方有调经的作用，古人云："调经先疏肝，肝疏经自调。"

（4）本方加青皮 10g 可治闭经。

（5）本方加牡丹皮、栀子，名曰丹栀逍遥散（八味逍遥散）。

（6）本方加生地，名曰黑逍遥散。

10. 痛泻要方

【功用】补脾柔肝，祛湿止泻。

【主治】痛泻。

【方歌】痛泻要方陈皮芍，防风白术煎丸酌。

【体会】

（1）本方汤方辨证：腹痛即泻。

（2）《医方考》说："泻责之脾，痛责之肝；肝责之实，脾责之虚，脾虚肝实，故令痛泻。"

（3）本方用防风，一是起升提作用，二是风能胜湿。

（4）本方多隐含于其他方剂中，如升阳益胃汤。

（5）本方常与柴平汤合用。

11. 半夏泻心汤

【功用】寒热平调。

【主治】痞证。

【方歌】半夏泻心黄连芩，干姜甘草及人参，大枣和中治虚痞，法在调阴与和阳。

【经典】《伤寒论》149 条云："伤寒五六日，呕而发热者，柴胡汤证具，而以他药下之，柴胡证仍在者，复与柴胡汤，此虽已下之，不为逆，必蒸蒸而振，却发热汗出而解。若心下满而硬痛者，此为结胸也，大陷胸汤主之；但满而不痛者，此为痞，柴胡不中与之，宜半夏泻心汤。"

《金匮要略》10 条云："呕而肠鸣，心下痞者，半夏泻心汤主之。"

【体会】

（1）本方汤方辨证：泄泻，胃脘痞满，脉滑。

（2）本方可用于慢性结肠炎。

12. 生姜泻心汤

【功用】和胃消痞，宣散水气。

【主治】水热互结痞证。

【方歌】生姜泻心草干姜，参连夏芩大枣相。

【经典】《伤寒论》157 条云："伤寒汗出，解之后，胃中不和，心下痞硬，干噫食臭，胁下有水气，腹中雷鸣下利者，生姜泻心汤主之。"

【体会】

（1）本方汤方辨证：腹中雷鸣下利。

（2）本方用于急性胃肠炎。

13. 甘草泻心汤

【功用】和胃补中，降逆消痞。

【主治】胃气虚弱痞证。

【方歌】甘草泻心汤，半夏泻心汤，甘草加重量。

【经典】《伤寒论》158 条云："伤寒中风，医反下之，其人下利，日数十行，谷不化，腹中雷鸣，心下痞硬而满，干呕，心烦不得安，医见心下痞，谓病不尽，复下之，其痞益甚，此非结热，但以胃中空虚，客气上逆，故使硬也，甘草泻心汤主之。"

《金匮要略》10 条云："狐惑之为病，状如伤寒，默默欲眠，目不得闭，卧起不安，蚀于喉为惑，蚀于阴为狐，不欲饮食，恶闻食臭，其面目乍赤、乍黑、乍白，蚀于上部则声喝，甘草泻心汤主之。"

【体会】

（1）本方汤方辨证：狐惑病。

（2）本方可用于白塞综合征（口、鼻、眼、二阴溃疡）。

14. 黄连汤

【功用】寒热平调，和胃降逆。

【主治】上热下寒证。

【方歌】黄连汤内用干姜，半夏党参甘草藏，更加桂枝兼大枣，寒热平调呕痛忘。

【经典】《伤寒论》173 条云："伤寒，胸中有热，胃中有邪气，腹中痛，欲呕吐者，黄连汤主之。"

【体会】

（1）本方汤方辨证：胃脘疼痛。

（2）胸中有热，即上焦有热；胃中有邪气，即下焦有寒。

15. 大柴胡汤

【功用】和解少阳，内泻热结。

【主治】少阳阳明合病。

【方歌】大柴胡汤白芍芩，半夏大黄枳枣姜。

【经典】《伤寒论》103 条云："太阳病，过经十余日，反二三下之，后四五日，柴胡证仍在者，先与小柴胡汤。呕不止，心下急，郁郁微烦者，为未解也，可与大柴胡汤下之则愈。"

《伤寒论》165 条云："伤寒发热，汗出不解，心中痞硬，呕吐而下利者，大柴胡汤主之。"

【体会】

（1）本方汤方辨证：少阳阳明合病。

（2）本方可用于胆囊炎、胆结石。

16. 防风通圣散

【功用】疏风解表，清热通便。

【主治】风热壅盛，表里俱实证。

【方歌】防风通圣大黄硝，荆芥麻黄栀芍翘，甘桔芎归膏滑石，薄荷芩术力偏饶，表里交功阳热盛，外科疡毒总能消。

【体会】

（1）本方汤方辨证：疮疡。

（2）本方可用于牛皮癣（本病也称银屑病，亦可用本方药渣煎汤外洗）。

（3）王旭高云："表里气血三焦通治之剂。汗不伤表，下不伤里，名曰通圣，极言其用之效耳"（提示我们应用本方时，药物剂量不宜过大，最多 3g）。

（4）本方可用于痤疮、肥胖症、习惯性便秘。

（5）本方不宜久服，损伤脾胃。

17. 葛根黄芩黄连汤

【功用】解表清里。

【主治】协热下利。

【方歌】葛根黄芩黄连汤，甘草四般治二阳，解表清里兼和胃，喘汗自利保平康。

【经典】《伤寒论》34 条云："太阳病，桂枝证，医反下之，利遂不止，脉促者，表未解也，喘而汗出者，葛根黄芩黄连汤主之。"

【体会】

（1）本方汤方辨证：太阳与阳明合病的下利。

（2）协热下利指表热携带里热的下利。

（3）表证兼有里寒的下利可用桂枝人参汤，《伤寒论》163 条云："太阳病，外证未除，而数下之，遂协热而利。利下不止，心下痞硬，表里不解者，桂枝人参汤主之。"

第五节　清　热　剂

1. 清热剂——凡以清热药为主，治疗里热证的方剂，统称为清热剂，属八法中的清法。

2. 清热剂的适应证——里热证。

3. 里热证（即实热证）——高热面赤，口渴喜冷饮，大便秘结，小便短赤，舌红苔黄，脉数。

4. 清热剂的注意事项

（1）辨部位（卫、气、营、血）。

（2）辨虚实（虚热、实热）。

（3）辨真假（真热假寒、真寒假热）。

（4）服法反佐应用（热药里加凉药、热药冷服）。

（5）清热药苦寒伤胃，不宜久服。

5. 虚热证（阴虚证）——五心烦热，潮热，盗汗，咽干口燥，舌红少津，脉细数。

6. 虚寒证（阳虚证）——畏寒肢冷，面色苍白，自汗，大便稀溏，小便清长，舌淡苔白，脉沉迟无力。

7. 实热证——高热面赤，口渴，喜冷饮，大便秘结，小便短赤，舌红苔黄，脉数。

8. 实寒证——恶寒肢冷，脘腹冷痛，大便稀溏，小便清长，舌苔白，脉迟。

9. 清热剂常用的方剂——白虎汤、竹叶石膏汤、清营汤、犀角地黄汤、普济消毒饮、仙方活命汤、导赤散、龙胆泻肝汤、泻青丸、左金丸、泻白散、苇茎汤、清胃散、玉女煎、芍药汤、白头翁汤、六一散、清暑益气汤、青蒿鳖甲汤、当归六黄汤。

10. 白虎汤

【功用】清热生津。

【主治】阳明气分热盛证。

【方歌】白虎汤清气分热，石膏知母草粳入。

【经典】《伤寒论》219 条云："三阳合病，腹满身重，难以转侧，口不仁面垢，谵语遗尿，发汗则谵语，下之则额上生汗，手足逆冷，若自汗出者，白虎汤主之。"

《伤寒论》350 条云："伤寒，脉滑而厥者，里有热，白虎汤主之。"

《伤寒论》26 条云："服桂枝汤，大汗出后，大烦渴不解，脉洪大者，白虎加人参汤主之。"

《伤寒论》168 条云："伤寒若吐若下后，七八日不解，热结在里，表里俱热，时时恶风，大渴，舌上干燥而烦，欲饮水数升者，白虎加人参汤主之。"

《伤寒论》222 条云："若渴欲饮水，口干舌燥者，白虎加人参汤主之。"

《金匮要略》4 条云："温疟者，其脉如平，身无寒但热，骨节疼烦，时呕，白虎加桂枝汤主之。"

【体会】

（1）本方汤方辨证：四大一黄症（大汗、大热、大渴、脉大、舌黄）。

（2）本方加人参，名曰白虎加人参汤，治疗老年人高热不退证。

（3）本方加桂枝，名曰桂枝白虎汤，治疗风湿性关节炎（热痹）。

（4）本方加苍术，名曰苍术白虎汤，治疗身热痹痛，汗多，舌红苔腻。

11. 竹叶石膏汤

【功用】清热生津，益气和胃。

【主治】气津两伤证。

【方歌】竹叶石膏汤人参，麦冬半夏竹叶增，甘草粳米入煎服，暑热烦渴脉大虚。

【经典】《伤寒论》397 条云："伤寒解后，虚羸少气，气逆欲吐，竹叶石膏汤主之。"

【体会】

（1）本方汤方辨证：胃气胃阴两伤。

（2）本方临证用于剥落苔、地图舌，与益胃汤交替服用。

12. 清营汤

【功用】清热解毒，透热养阴。

【主治】热入营分证。

【方歌】清营汤是温病方，暑热心包营血伤，犀角丹元连地麦，银翘竹叶煎服良。

【经典】《温病条辨》15 条云："太阴温病，寸脉大，舌绛而干，法当渴。今反不渴者，热在营中也，清营汤去黄连主之。"

《温病条辨》30 条云："脉虚，夜寐不安，烦渴，舌赤，时有谵语，目常开不闭，或喜闭不开，暑入手厥阴也。手厥阴暑温，清营汤主之，舌白滑者，不可与也。"

《温病条辨》33 条云："小儿暑温，身热，卒然，痉厥，名曰暑痫，清营汤主之，亦可少与紫雪丹。"

《温病条辨》34 条云："大人暑痫，亦同上法，热初入营，肝风内动，手足瘛疭，可于清营汤中加钩藤、丹皮、羚羊角。"

【体会】

（1）本方汤方辨证：营分证。

（2）叶天士云："入营犹可透热转气"（金银花、连翘）。

（3）本方可用于热入营血的出血证。

（4）本方可用于出血热、流行性猩红热等传染性疾病。

13. 犀角地黄汤

【功用】清热解毒，凉血散瘀。

【主治】热入血分证。

【方歌】犀角地黄芍药丹，血升胃热火邪干，斑黄阳毒皆堪治，热在营血服之安。

【经典】《温病条辨》11 条云："太阴温病，血从上溢者，犀角地黄汤合银翘散主之。"

【体会】

（1）本方汤方辨证：血分证。

（2）叶天士云："入血就恐耗血动血，直须凉血散血。"

（3）犀角用水牛角代替。

（4）本方可用于各种火热引起的出血。

14. 普济消毒饮

【功用】清热解毒，疏风散邪。

【主治】大头瘟。

【方歌】普济消毒芩连鼠，元参甘桔板蓝侣，升柴马勃连翘陈，薄荷僵蚕为末咀。

【体会】

（1）本方可用于流行性腮腺炎。

（2）流行性腮腺炎可用升降散（升降散内用僵蚕，蝉蜕姜黄大黄掺）。

15. 仙方活命饮

【功用】清热解毒，消肿溃坚，活血止痛。

【主治】疮疡肿毒初起。

【方歌】仙方活命金银花，防芷归陈草芍加，贝母花粉兼乳没，穿山皂刺酒煎佳，一切痈毒能溃散，溃后忌服用勿差。

【体会】

（1）本方汤方辨证：疮疡初起。

（2）本方为疮疡之圣药，外科之首方。

（3）临证可用于下肢疮疡，淋巴管炎。

16. 导赤散

【功用】清心利水养阴。

【主治】心经火热证。

【方歌】导赤生地与通草，草梢竹叶四般功，口糜淋痛小肠火，引热统归小便中。

【体会】

（1）本方汤方辨证：口舌生疮，小便短赤。

（2）原方中的木通有毒，临床可改用通草。

17. 龙胆泻肝汤

【功用】清肝泻火。

【主治】肝火上炎，肝胆湿热证。

【方歌】龙胆泻肝栀芩柴，生地车前泽泻偕，通草甘草当归合，肝经湿热力能排。

【体会】

（1）本方汤方辨证：肝经循行部位的湿热证。

（2）本方可用于带状疱疹。

（3）肝失疏泄病理有二：一是肝的升发太过，肝气上逆，出现头晕，胀痛，面红目赤，急躁易怒，甚至咯血、吐血、昏厥，多见肝火上炎、肝阳上亢，以头面部症状为主；二是肝的疏泄功能减退，升发不足，气机郁滞出现胸胁、两乳少腹胀痛，多见肝气郁结（无头面部症状）。

18. 泻青丸

【功用】清肝泻火。

【主治】肝经郁火。

【方歌】泻青丸用龙胆栀，下行泻火大黄资，羌防上升芎归润，火郁肝经此方宜。

【体会】

（1）本方汤方辨证：肝经郁火。

（2）龙胆泻肝汤与泻青丸均为泻肝经实火之剂，龙胆泻肝汤用于肝火上炎、湿热下注证；泻青丸用于肝火内郁证。

（3）《素问·六元正纪大论》云："木郁达之，火郁发之，土郁夺之，金郁泄之，水郁折之"。

19. 左金丸

【功用】清泻肝火，降逆止呕。

【主治】肝火犯胃证。

【方歌】左金连萸六一丸，肝经郁火吐吞酸。

【体会】

（1）本方汤方辨证：烧心、吐酸。

（2）左金丸的名称来由：左代表肝，金代表肺，而黄连清心火，使火克金力度减小，金克木的力度加大，达到制肝的目的，又称隔一制二法。

（3）《素问·至真要大论》云："诸逆冲上，皆属于火……诸呕吐酸，暴注下迫，皆属于热。"

20. 泻白散

【功用】清泻肺热，平喘止咳。

【主治】肺热咳喘证。

【方歌】泻白桑皮地骨皮，甘草粳米四般宜。

【体会】

（1）本方汤方辨证：肺热咳喘证（肺经郁火）。

（2）本方可用于小儿肺炎咳喘。

（3）本方与麻杏石甘汤属同类方剂，大便秘结用麻杏石甘汤。

21. 苇茎汤

【功用】清肺化痰，逐瘀排脓。

【主治】肺痈。

【方歌】苇茎汤方出千金，桃仁薏苡冬瓜仁。

【经典】《金匮要略》云："《千金》苇茎汤，治咳有微热，烦满胸中甲错，是为肺痈。"

【体会】

（1）本方汤方辨证：肺痈。

（2）肺痈是以胸痛咳嗽，痰稠色黄腥臭为特征。

（3）《金匮要略》有"有脓必排"的原则。

22. 清胃散

【功用】清胃凉血。

【主治】胃火牙痛（实火）。

【方歌】清胃散用升麻连，当归生地丹皮全，或以石膏平胃热，口疮吐衄及牙宣。

【体会】

（1）本方汤方辨证：胃火牙痛。

（2）《黄帝内经》云："火郁发之。"治疗火热证必要时采用发散的药物，如本方用升麻，既能升散，又能清热解毒。

（3）不要一见牙痛就用清胃散，应当分清实火牙痛予清胃散；虚火牙痛予玉女煎；肾虚牙痛予十味地黄汤（金匮肾气丸加元参、白芍）；总之，观其脉证，知犯何逆，随证治之（伤寒16条），如头晕牙痛，脉弦紧，柴胡加龙骨牡蛎汤主之。

23. 玉女煎

【功用】清胃热，滋肾阴。

【主治】胃热阴虚证。

【方歌】玉女煎中地膝煎，石膏知母麦冬全。

【体会】

（1）本方汤方辨证：阴虚牙痛（虚火牙痛）。

（2）阴虚明显者，熟地改生地。

24. 芍药汤

【功用】清热燥湿，调气和血。

【主治】湿热痢疾（血痢）。

【方歌】芩香连当槟，大黄芍草肉。

【体会】

（1）本方汤方辨证：血痢。

（2）刘完素云："调气则后重自除，行血则便脓自愈。"

25. 白头翁汤

【功用】清热解毒，凉血止痢。

【主治】热毒痢疾。

【方歌】白头翁汤治热痢，黄连黄柏秦皮备。

【经典】《伤寒论》371条云："热利下重者，白头翁汤主之。"

《伤寒论》373条云："下利，欲饮水者，以有热故也，白头翁汤主之。"

【体会】

（1）本方汤方辨证：热痢。

（2）考试白多赤少芍药汤；白少赤多白头翁汤；临证不论白多赤多通用芍药汤。

（3）白头翁汤煎汤外洗可用于湿疹、疥疮、阴痒。

26. 六一散

【功用】清暑利湿。

【主治】暑湿证。

【方歌】六一滑石同甘草，清暑利湿功效好，益元碧玉与鸡苏，砂黛薄荷加之好。

【体会】

（1）本方汤方辨证：清热利尿。

（2）六一散多加入其他方剂中应用，如大橘皮汤。

（3）本方比例滑石12~18g，甘草6g。

27. 清暑益气汤

【功用】清暑益气，除湿健脾。

【主治】气阴两虚证。

【方歌】清暑益气参草芪，当归麦味青陈皮，曲柏葛根苍白术，升麻泽泻姜枣随。

【经典】《金匮要略》25条云："心下有支饮，其人苦冒眩，泽泻汤主之。"

【体会】

（1）本方汤方辨证：疲乏无力，汗出，脉虚大。

（2）《素问·阴阳应象大论》云："清阳出上窍，浊阴出下窍。"本方具有升清降浊的功效，可用于清阳不升，浊阴不降出现的鼻炎痤疮、大便秘结、青春痘。

（3）本方由当归补血汤、生脉散、补中益气汤、二妙散、升清降浊的泽泻汤组成。

28. 青蒿鳖甲汤

【功用】养阴透热。

【主治】夜热早凉证。

【方歌】青蒿鳖甲地知丹，阴分发热此方盘，夜热早凉无汗者，从里达表服之安。

【经典】《温病条辨》12条云："夜热早凉，热退无汗，热自阴来者，青蒿鳖甲汤主之。"

【体会】本方汤方辨证：夜热早凉。

29. 当归六黄汤

【功用】滋阴泻火，固表止汗。

【主治】阴虚火旺盗汗。

【方歌】当归六黄治盗汗，三黄二地一归芪。

【体会】

（1）本方汤方辨证：阴虚火旺的盗汗证。

（2）若阴虚不火旺，可用六味地黄汤。

第六节　温　里　剂

1. 温里剂——以温热药为主，治疗寒证的方剂，属八法中的温法。

2. 温里剂的适应证——里寒证（阳虚者多）。

3. 温里剂的分类——温中祛寒、回阳救逆、温经散寒。

4. 温里剂的注意事项

（1）用于阳虚里寒证。

（2）阳盛阴虚者慎用。

（3）热药冷服，反佐法的应用。

5. 常用的温里剂——理中汤、桂枝人参汤、小建中汤、大建中汤、吴茱萸汤、四逆汤、当归四逆汤、黄芪桂枝五物汤、阳和汤。

6. 理中汤

【功用】温中散寒，补气健脾。

【主治】脾胃虚寒证（脾阳虚）。

【方歌】理中汤主理中乡，甘草党参术干姜，呕利腹痛阴寒盛，或加附子总回阳。

【经典】《伤寒论》386条云："霍乱，头痛，发热，身疼痛，热多，欲饮水者，五苓散主之；寒多，不用水者，理中丸主之。"

《伤寒论》396条云："大病瘥后，喜唾，久不了了，胸上有寒，当以丸药温之，宜理中丸。"

【体会】

（1）本方汤方辨证：脘腹冷痛。

（2）本方加附子，名曰附子理中汤。

（3）脾阳虚又称脾胃虚寒证，即小八+阳虚证。

7. 桂枝人参汤

【功用】温里解表，益气健脾。

【主治】表证泄泻。

【方歌】理中汤加桂枝。

【经典】《伤寒论》163条云："太阳病，外证未除而数下之，遂协热而利，利下不止，心下痞硬，表里不解表者，属桂枝人参汤。"

【体会】

（1）本方汤方辨证：表证泄泻。

（2）本方具有表里双解的作用，本方用于里虚寒，又感受风寒表证。

8. 小建中汤

【功用】温中补虚，和里缓急。

【主治】虚劳里急证。

【方歌】小建中汤芍药多，桂姜甘草大枣和。更加饴糖补中气，虚劳腹冷服之瘥。

【经典】《伤寒论》100条云："伤寒，阳脉涩，阴脉弦，法当腹中急痛，先与小建中汤；不瘥者，小柴胡汤主之。"

《伤寒论》102条云："伤寒二三日，心中悸而烦者，小建中汤主之。"

《金匮要略》13条云："虚劳里急，悸衄，腹中痛，梦失精，四肢酸疼，手足烦热，咽干口燥，小建中汤主之。"

《金匮要略》14条云："虚劳里急，诸不足，黄芪建中汤主之。"

《金匮要略》18条云："妇人腹中痛，小建中汤主之。"

【体会】

（1）本方汤方辨证：腹痛，面色无华，夏季手足热，冬季手足冷。

（2）本方白芍是桂枝的倍量20g。

（3）本方加黄芪，名曰黄芪建中汤。

（4）饴糖用红糖代替。

9. 大建中汤

【功用】温中补虚，降逆止痛。

【主治】虚寒腹痛。

【方歌】大建中汤川椒姜，心胸大寒参饴糖。

【经典】《金匮要略》14 条云："心胸中大寒痛，呕不能饮食，腹中寒，上冲皮起，出见有头足，上下痛而不可触近，大建中汤主之。"

【体会】

（1）本方汤方辨证：腹中寒出现有头足。

（2）应用本方不必乱加药物。

10. 吴茱萸汤

【功用】温中补虚，降逆止呕。

【主治】虚寒呕吐。

【方歌】吴茱萸汤党参枣，重用生姜温胃好，阳明寒呕少阴痢，厥阴头痛皆能保。

【经典】《伤寒论》243 条云："食谷欲吐，属阳明也，吴茱萸汤主之。得汤反剧者，属上焦也。"

《伤寒论》309 条云："少阴病，吐利，手足逆冷，烦躁欲死者，吴茱萸汤主之。"

《伤寒论》378 条云："干呕，吐涎沫，头痛者，吴茱萸汤主之。"

《金匮要略》12 条云："诸呕吐，谷不得下者，小半夏汤主之。"

《金匮要略》28 条云："呕家本渴，渴者为欲解，今反不渴，心下有支饮故也，小半夏汤主之。"

【体会】

（1）本方汤方辨证：厥阴头痛。

（2）本方既可用于阳明的寒呕，又可用于少阴的下利，还可用于厥阴头痛。

（3）本方是治疗顽固性头痛的有效方剂。

11. 四逆汤

【功用】回阳救逆。

【主治】少阴病。

【方歌】四逆汤中姜附草，三阴厥逆太阳沉。

【经典】《伤寒论》317 条云："少阴病，下利清谷，里寒外热，手足厥逆，脉微欲绝，身反不恶寒，其人面色赤，或腹痛，或干呕，或咽痛，或利止脉不出者，通脉四逆汤主之"（通脉四逆汤，姜附加重量）。

《伤寒论》281 条云："少阴之为病，脉微细，但欲寐也。"

《伤寒论》323 条云："少阴病，脉沉者，急温之，宜四逆汤。"

【体会】

（1）本方汤方辨证：四肢厥冷，脉微欲绝。

（2）注意四逆汤与四逆散的区别，四逆散属气厥，四逆汤属阳虚寒厥。

12. 当归四逆汤

【功用】温经散寒，养血通脉。

【主治】血虚寒厥证。

【方歌】当归四逆桂木草，细辛芍药加大枣，养血通脉又和营，温经散寒又达表。

【经典】《伤寒论》351 条云："手足厥寒，脉细欲绝者，当归四逆汤主之。"

【体会】

（1）本方汤方辨证：血虚寒厥（血虚引起的手足逆冷）。

（2）本方用通草而不用木通。

（3）本方可用于下肢静脉炎。

（4）用于糖尿病引起的下肢坏死。

13. 黄芪桂枝五物汤

【功用】益气温经，和血通痹。

【主治】血痹。

【方歌】黄芪桂枝五物汤，芍药生姜大枣襄。

【经典】《金匮要略》2 条云："血痹阴阳俱微，寸口关上微，尺中小紧，外证身体不仁，如风痹状，黄芪桂枝五物汤主之。"

【体会】

（1）本方汤方辨证：肩痛。

（2）寸口定位：掌后高骨是谓关，关前为阳（寸脉），关后为阴（尺脉），食指找寸脉，中指找关脉，无名指找尺脉，左手心肝肾，右手肺脾命，上主上，中主中，下主下，浮取为阳，沉取为阴。

（3）气虚则麻，血虚则木，气血俱虚就麻木。

（4）本方用于肩周炎、上半身疼痛。

14. 阳和汤

【功用】温阳补血，散寒通滞。

【主治】阴疽。

【方歌】阳和汤法解寒凝，贴骨流注鹤膝风，熟地鹿胶姜炭桂，麻黄白芥甘草从。

【体会】

（1）本方汤方辨证：阴疽，类风湿关节炎。

（2）本方均为温热药，用于阴性疮疡（阴疽）。

（3）本方均为温热药，红肿热痛者不可用。

（4）本方可用于类风湿关节炎。

第七节　补 益 剂

1. 补益剂——凡以补益药为主，具有补气、补血、补阴、补阳的作用，治疗各种虚证的方剂，统称补益剂，属于八法中的"补法"。

2. 补益剂的适应证——气虚证、血虚证、阴虚证、阳虚证。

3. 补益剂的注意事项

（1）补气、补血，两者关系密切，气血相依。

（2）补阴、补阳，相互配合，做到阳中求阴，阴中求阳。

（3）要注意真虚假实的辨证，即至虚有盛候，大实有赢状。

4. 常用的补气剂——四君子汤、参苓白术散、资生丸、补中益气汤、玉屏风散、生脉散。

5. 常用的补血剂——四物汤、当归补血汤、归脾汤。

6. 常用的气血双补剂——八珍汤、泰山磐石散。

7. 常用的补阴剂——六味地黄汤、左归饮、大补阴丸、炙甘草汤、一贯煎、百合固金汤、益胃汤。

8. 常用的补阳剂——肾气丸、右归丸。

9. 常用的阴阳并补剂——地黄饮子、龟鹿二仙胶。

10. 四君子汤

【功用】益气健脾。

【主治】脾气虚。

【方歌】四君子汤中和义，参术茯苓甘草比，益以夏陈名六君，祛痰补气阳虚意，除却半夏名异功，或加香砂气滞使。

【体会】

（1）本方汤方辨证：脾气虚。

（2）本方是培土生金的代表方。

（3）本方合逍遥散治疗咳嗽、气短、痰多。

11. 参苓白术散

【功用】益气健脾，渗湿止泻。

【主治】脾虚夹湿证。

【方歌】参苓白术扁豆陈，山药甘莲砂薏仁，桔梗上浮兼保肺，枣汤调服益脾神。

【经典】《素问·六元正纪大论》云："风胜则动，热胜则肿，燥胜则干，寒胜则浮，湿胜则濡泄。"

【体会】

（1）本方汤方辨证：脾虚湿胜的泄泻。

（2）泄泻的关键：脾虚湿胜。

（3）湿胜则濡泻，无湿不成泻。

（4）治湿的要点。一是健脾运脾。二是祛湿、燥湿、利湿。

12. 资生丸

【功用】益气健脾，和胃渗湿，消食理气。

【主治】脾虚泄泻，保胎。

【方歌】资生参苓加藿香，麦连芡楂泻蔻仁。

【体会】

（1）本方汤方辨证：久泻。

（2）本方可用于直肠癌的泄泻。

（3）本方有益气安胎的作用。

（4）应用本方一般去桔梗、甘草、大枣，黄连 4g。

13. 补中益气汤

【功用】补中益气，升阳益陷。

【主治】脾胃气虚证、气虚下陷证、气虚发热证。

【方歌】补中益气芪术陈，升柴参草当归身，虚劳内伤功独擅，亦治阳虚外感因，木香苍术易归术，调中益气畅脾神。

【体会】

（1）本方汤方辨证：气虚清阳不升。

（2）用于妇女月经过多（气能摄血）陈皮 3g，当归 3g。

（3）气虚下陷又称中气下陷，可用于脱肛。

（4）同病异治：同一种疾病由于发病的时间、地区、原因、体质和疾病的发展阶段不同，表现的证也不同，治法也不一样，如暑季感冒，常加芳香化湿药。

（5）异病同治：不同的疾病在发展过程中，出现相同的病机，相同的证型，采用相同的方法治疗，如久泻脱肛、子宫下垂，都属于中气下陷，因而都可采用升提中气的方法治疗，如补中益气汤。

（6）病机：疾病发生、发展与变化的机制。

（7）病机的类型有三：一是基本病机；二是系统病机；三是症状病机。

14. 玉屏风散

【功用】益气固表止汗。

【主治】表虚自汗。

【方歌】玉屏风散芪术防，益气固表止汗良。

【体会】

（1）本方汤方辨证：表虚自汗。

（2）本方治疗汗出与桂枝汤不同，桂枝汤是实证，本方治的是虚证。

（3）气的固摄作用有三：一是固摄血液；二是固摄体液（汗、尿、胃、唾、肠）；三是固摄精液。

（4）气虚的原因（肾脾三久）：①禀赋不足（肾）；②后天失常（脾）；③肺、脾、肾三脏功能失调（三）；④久病损伤元气（久）。

15. 生脉散

【功用】益气生津，敛阴止汗。

【主治】气阴两伤证。

【方歌】生脉散用麦味参，益气敛汗又养阴。

【经典】《温病条辨》26 条云："手太阴暑温，或已经发汗，或未发汗，而汗不止，烦渴而喘，脉洪大有力者，白虎汤主之；脉洪大而芤者，白虎加人参汤主之；身重者，湿也，白虎加苍术汤主之；汗多，脉散大，喘喝，欲脱者，生脉散主之。"

【体会】

（1）本方汤方辨证：心悸、汗出，气阴两虚证。

（2）本方蕴含在其他方剂中，如夏枯生脉汤、清暑益气汤等。

16. 四物汤

【功用】补血活血。

【主治】血虚证。

【方歌】四物地芍与归芎，血家百病此方宗。

【经典】《金匮要略》4 条云："师曰：妇人有漏下者，有半产后因续下血都不绝者，有妊娠下血者，假令妊娠腹中痛，为胞阻，胶艾汤主之"（胶艾汤中用四物，阿胶艾叶甘草住）。

【体会】

（1）本方汤方辨证：血虚证。

（2）本方是一切血病的通用方。

（3）本方是治疗风湿病的基础方。"治风先治血，血行风自灭"。很多治疗风湿病的方剂中都含有四物汤，如独活寄生汤、大秦艽汤。

17. 当归补血汤

【功用】补气生血。

【主治】血虚发热证。

【方歌】当归补血用黄芪，血虚发热此方宜，芪归用量五比一，补气生血不怀疑。

【体会】

（1）本方汤方辨证：血虚发热证。

（2）本方黄芪、当归用量为 5∶1。

（3）黄芪补气的剂量重于当归补血的剂量，且又称本方为补血剂，意在气能生血，古人有"有形之血生于无形之气"、"有形之血不可速生，无形之气当以急固"的说法，通过补气使脾脏功能活动正常，气化功能正常，产生血液。

（4）气血是人生之宝，因此补气养血的好多方剂中都蕴含着本方，如十全大补方、补中益气汤、归脾汤。

18. 归脾汤

【功用】益气补血，健脾养心。

【主治】心脾两虚，脾不统血。

【方歌】归脾汤用参术芪，归草茯神远志随，酸枣木香龙眼肉，煎加姜枣益心脾。

【体会】

（1）本方汤方辨证：心脾两虚证。

（2）心脾两虚：心血虚+脾气虚。

（3）心血虚：大八+血虚证。

（4）脾气虚：小八+气虚证。

（5）归脾汤的配伍特点：一是心脾同治，重点在脾，使脾旺则气血生化有源，方名归脾，意即在此；二是气血并补，但重用补气，意在生血。

（6）方名归脾汤意在补脾，脾为气血生化之源，脾能统摄血液，脾气健旺，气虚旺盛，统摄血液在脉中运行。

19. 八珍汤

【功用】益气补血。

【主治】气血两虚证。

【方歌】双补气血八珍汤，四君四物共合方，煎加姜枣调营卫，气血亏虚服之康。

【体会】

（1）本方汤方辨证：气血两虚证。

（2）本方是四物汤与四君子汤的合方，是补脾兼有补血的方剂。

（3）血虚的原因（丢生偷）：①失血过多（丢）；②脾胃虚弱，化源不足（生）；③久病暗耗阴血（偷）。

（4）本方加黄芪、肉桂，名曰十全大补汤。

（5）本方去川芎加黄芪、肉桂、五味子、陈皮、远志、生姜、大枣，名曰人参养荣汤，具有益气补血、养血安神的功效（人参养荣即十全，除却川芎五味联，陈皮远志加姜枣，脾肺气虚补方先）。

20. 泰山磐石散

【功用】益气健脾，养血安胎。

【主治】堕胎、滑胎。

【方歌】泰山磐石八珍全，去苓加芪芩断联，再益砂仁及糯米，妇人胎动可安全。

【体会】

（1）本方汤方辨证：胎动不安。

（2）本方有安胎之功，用于堕胎、滑胎。

（3）在治疗妊娠病时，在辨证的基础上要注意保胎药的应用，如黄芩、砂仁、川续断、白术均有安胎的作用。

21. 六味地黄丸

【功用】滋阴补肾。

【主治】肾阴虚。

【方歌】六味滋肾阴，精亏形体瘦，地八山山四，丹茯泽泻三。

【体会】

（1）本方汤方辨证：肾阴虚。

（2）肾阴虚：腰膝酸软，男子遗精，女子梦交+阴虚证。

（3）六味地黄丸的配伍特点——即三补三泻法：熟地为君，补肾填精；山萸肉补肝肾；山药补脾为臣，三药相配，滋养肝脾肾，称三补，泽泻利湿，防熟地滋腻；牡丹皮泻火，制山萸温涩；茯苓健脾，助山药健运，三药相配，称三泻。

（4）六味地黄丸系宋代钱乙从《金匮要略》的肾气丸减去桂、附而成。

（5）知柏地黄丸——六味地黄丸加知母、黄柏，主治阴虚火旺证。

（6）杞菊地黄丸——六味地黄丸加枸杞子、菊花，主治肝肾阴虚，视物模糊。

（7）七味都气丸——六味地黄丸加五味子，主治肾虚咳喘。

（8）麦味地黄丸——六味地黄丸加麦冬、五味子，主治肺肾阴虚咳喘。

（9）八味地黄丸（肾气丸）——六味地黄丸加附子、肉桂，主治肾虚腰痛。

（10）十味地黄汤——八味地黄丸加玄参、白芍，主治肾虚引起的口疮。

（11）耳聋左慈丸——六味地黄丸加磁石，主治肾虚耳聋。

22. 左归饮

【功用】补益肾阴。

【主治】肾阴不足。

【方歌】左归萸地药苓苁，杞草齐成壮水功。

【体会】

（1）本方汤方辨证：肾阴不足证。

（2）本方与六味地黄丸可以互用。

23. 大补阴丸

【功用】滋阴降火。

【主治】阴虚火旺证。

【方歌】大补阴丸知柏黄，龟板脊髓蜜成方，咳嗽咯血骨蒸热，阴虚火旺制阳亢。

【体会】

（1）本方汤方辨证：阴虚火旺证。

（2）本方可用于肾结核、肺结核、骨结核。

（3）本方可用于附睾炎。

24. 炙甘草汤

【功用】滋阴养血，益气温阳，复脉止悸。

【主治】阴血不足，阳气虚弱证，虚劳肺痿。

【方歌】炙甘草汤参桂姜，麦冬生地麻仁帮，大枣阿胶共煎服，脉来结代心悸尝。

【经典】《伤寒论》177条云："伤寒，脉结代，心动悸，炙甘草汤主之。"

《金匮要略》云："夫男子平人，脉大为劳，极虚亦为劳。"

《金匮要略》云："虚劳诸不足，风气百疾，薯蓣丸主之。"

【方歌】风气百疾薯蓣丸，八珍阿胶敛桂防，柴杏麦桔姜枣草，再加曲卷久服良。

【体会】

（1）本方汤方辨证：脉结代，心动悸。

（2）本方又名复脉汤，且因为本方既能补气，又能补血；既能补阴，又能补阳，使阴血足而血脉充，阳气足而心脉通，共为阴阳气血并补之剂，使气血充足，阴阳调和，悸定脉复，故名复脉汤。

（3）炙甘草汤并非以炙甘草为君，而重用生地为君，故放入补阴剂讲。

（4）促、结、代三脉的鉴别：①促脉——数而一止，止无定数；②结脉——缓而一止，止无定数；③代脉——脉来一止，止有定数，良久方来。

（5）只要见到心悸，脉结代，就可用本方。

（6）根据《黄帝内经》所云"心布于表"，手少阴心经循行路线可用于类风湿关节炎的腕关节疼痛。

25. 一贯煎

【功用】滋阴疏肝。

【主治】肝肾阴虚，肝气不舒证。

【方歌】金沙子一贯，当地麦。

【体会】

（1）本方汤方辨证：肝肾阴虚，胁肋疼痛。

（2）肝肾阴虚证：肝阴虚+肾阴虚。

26. 百合固金汤

【功用】滋肾保肺，止咳化痰。

【主治】肺肾阴亏，虚火上炎证。

【方歌】百合固金二地黄，元参贝母桔草藏，麦冬芍药当归配，喘咳痰血肺家伤。

【体会】

（1）本方汤方辨证：咳嗽咯血。

（2）肺肾阴虚证——肺阴虚+肾阴虚。

（3）肺阴虚——干咳少痰，痰少而黏+阴虚证。

（4）燥邪犯肺——干咳少痰，痰少而黏+轻度的表证。

（5）燥邪的性质——燥性干涩，易伤津液，燥邪伤肺。

（6）本方可用于支气管扩张引起的咯血。

27. 益胃汤

【功用】养阴益胃。

【主治】胃阴虚。

【方歌】益胃玉竹冰糖增，沙参麦冬生地供。

【经典】《温病条辨》12 条云："阳明温病，下后汗出，当复其阴，益胃汤主之。"

【体会】

（1）本方汤方辨证：胃阴虚。

（2）胃阴虚：胃脘隐痛，饥不欲食+阴虚证。

（3）饥不欲食是胃阴虚的特有症状。

（4）本方用于地图舌、镜面舌。

28. 肾气丸

【功用】补肾壮阳。

【主治】肾阳虚。

【方歌】金匮肾气丸，地八山山四，丹茯泽泻三，肉桂附子一。

【经典】《金匮要略》15 条云："虚劳腰痛，少腹拘急，小便不利者，八味肾气丸主之。"

《金匮要略》17 条云："夫短气有微饮，当从小便去之，苓桂术甘汤主之；肾气丸亦主之。"

《金匮要略》3 条云："男子消渴，小便反多，以饮一斗，小便一斗，肾气丸主之。"

【体会】

（1）本方汤方辨证：肾阳虚。

（2）肾阳虚——腰膝酸软，男子阳痿，女子宫寒不孕+阳虚证。

（3）肾气丸的配伍特点：一是补阳与补阴相配合，阴阳并补，而以补阳为主.二是滋阴之中，配伍少量肉桂、附子以温阳，目的在于阴中求阳。

（4）阴中求阳——在补阳时，要适当配伍补阴药，使阳得阴助而生化无穷。

（5）阳中求阴——在补阴时，要适当配伍补阳药，使阴得阳升而泉源不竭。

（6）少火——人体生理之火，能养神柔筋，故《素问·生气通天论》云："阳气者，精则养神，柔则养筋"。

（7）壮火——邪热亢盛之火，最能损伤人体的正气，故《素问·阴阳应象大论》云："壮火食气。"

29. 右归饮

【功用】温补肾阳，填精补血。

【主治】肾阳不足。

【方歌】右归饮主命门衰，附桂山萸杜仲施，地草山药枸杞子，便溏阳痿服之宜。

【体会】

（1）本方汤方辨证：便溏阳痿。

（2）本方是肾气丸去茯苓、泽泻、牡丹皮，加枸杞子、杜仲、甘草而成，增强了补肾阳的作用。

30. 地黄饮子

【功用】滋肾阴，补肾阳，开窍化痰。

【主治】喑痱。

【方歌】地黄饮子山萸斛，麦味菖蒲远志茯，苁蓉桂附巴戟天，少入薄荷姜枣服，喑痱瘖厥能治之，虚阳归肾阴精足。

【体会】

（1）本方汤方辨证：颜面痉挛、口疮、半身不遂。

（2）喑痱：喑，是舌强不能言语；痱，是足废不能行走。

（3）本方可用于脑血栓、口眼㖞斜、言语不利。

（4）本方可用于面神经麻痹。

（5）本方可用于顽固性口腔溃疡，去附子，肉桂 3g，巴戟天 3g，薄荷 3g（肉桂大剂量温肾壮阳，小剂量引火归原）。

31. 龟鹿二仙胶

【功用】 滋阴填精，益气壮阳。

【主治】 真元虚损，精血不足。

【方歌】 龟鹿二仙最守真，补人三宝气精神，人参枸杞与龟鹿，益寿延年实可珍。

【体会】

（1）本方汤方辨证：腰膝酸软，两眼昏花，阳痿遗精。

（2）本方可用于精气神三宝虚证。

第八节   固   涩   剂

1. 固涩剂——凡以固涩药为主，具有收敛固涩作用，治疗气、血、精、津液耗散滑脱的方剂，统称固涩剂。

2. 气——不断运动着的，具有很强活力的精微物质，是构成人体维持人体生命活动的基本物质。

3. 津液——人体一切正常水液的总称，是构成人体维持人体生命活动的基本物质。

4. 血——运行于脉内的红色液体，富有营养、滋润作用，是构成人体维持人体生命活动的基本物质。

5. 精——生命的本源物质，是构成人体维持人体生命活动的基本物质，有先天之精、后天之精之分，先天之精禀受于父母，后天之精来源于水谷。

6. 气的固涩作用——有三：一是固涩血液；二是固涩体液（汗、尿、胃、唾、肠）；三是固涩精液。

7. 真人养脏汤

【功用】 涩肠止泻，温中补虚。

【主治】 久泻久痢。

【方歌】 真人养脏木香诃，粟壳当归肉豆多，术芍桂参甘草用，脱肛久痢服之瘥。

【体会】

（1）本方汤方辨证：久泻脱肛。

（2）本方可用于慢性结肠炎，日久不愈属脾肾虚寒型。

（3）本方属固涩剂，急性泄泻不宜使用，防止闭门留寇。

8. 四神丸

【功用】 温肾暖脾，固肠止泻。

【主治】 五更泄。

【方歌】 四神骨脂吴茱萸，肉豆五味四般施。

【体会】

（1）本方汤方辨证：五更泄。

（2）五更泄：又称鸡鸣泄、黎明泄，黎明时腹痛作泄、泄后痛减，属脾肾阳虚。

9. 桃花汤

【功用】温中涩肠止痢。

【主治】虚寒痢。

【方歌】桃花汤中赤石脂，干姜粳米共用之，虚寒下痢便脓血，温涩止痢最宜施。

【经典】《伤寒论》306 条云："少阴病，下利便脓血者，桃花汤主之。"

《伤寒论》307 条云："少阴病，二三日至四五日，腹痛小便不利，下利不止，便脓血者，桃花汤主之。"

【体会】

（1）本方汤方辨证：虚寒型的下利脓血。

（2）本方可用于阳虚阴盛，下焦不固的胃十二指肠出血、功能性子宫出血。

10. 金锁固精丸

【功用】补肾涩精。

【主治】遗精。

【方歌】金锁固精丸，龙牡芡藜莲。

【体会】

（1）本方汤方辨证：遗精。

（2）本方通过补肾达到固精的目的，如《素问·六节藏象论》云："肾者，主蛰，封藏之本，精之处也。"

11. 桑螵蛸散

【功用】调补心肾，涩精止遗。

【主治】心肾两虚证。

【方歌】桑螵蛸　桑螵蛸，参茯龙骨与龟壳，菖蒲远志及当归，补心宁神睡大觉。

【体会】

（1）本方汤方辨证：遗尿失眠。

（2）本方可用于老年人夜尿多。

12. 缩泉丸

【功用】温肾祛寒，缩尿止遗。

【主治】膀胱虚寒证。

【方歌】缩泉益智同乌药，山药糊丸便数需。

【体会】

（1）本方汤方辨证：遗尿。

（2）临证可用于小儿遗尿。

（3）本方也可用于大人小便频数，多在他方中加减应用。

（4）严重的患者，可加芡实、金樱子。

13. 固冲汤

【功用】益气健脾，固冲摄血。

【主治】崩漏（虚证）。

【方歌】固冲汤中用术芪,龙牡芍萸茜草施,倍子海蛸棕榈炭,崩中漏下总能医。

【体会】

(1) 本方汤方辨证:月经过多、崩漏。

(2) 本方可用于月经过多的虚证,血热妄行者禁用。

(3) 冲为血海,血崩则冲脉空虚,而本方有益气健脾、固冲摄血之功,故方以"固冲"名之。

(4) 本方和归脾汤均用于治疗月经过多,但归脾汤重在补益,而固冲汤补中有涩。

14. 固经丸

【功用】滋阴清热,固经止血。

【主治】崩漏(热证)。

【方歌】固经丸用龟板君,黄柏椿皮香附群,黄芩芍药酒丸服,漏下崩中色黑殷。

【体会】

(1) 本方汤方辨证:热迫血行的月经过多。

(2) 本方的辨证要点:血色鲜红加热象。

15. 易黄汤

【功用】补肾清热,祛湿止带。

【主治】湿热带下。

【方歌】易黄白果与芡实,黄柏车前加薯蓣,能消带下黏稠秽,补肾清热又祛湿。

【体会】

(1) 本方汤方辨证:黄带。

(2) 临证白带用完带汤,黄带用易黄汤,赤带用丹栀逍遥散。

(3) 阴痒可采用外洗方

方一:易黄汤加苦参、蛇床子、花椒、枯矾。

方二:白头翁汤。

方三:苦参 30g,蛇床子 10g,土茯苓 30g,苍术 10g,黄柏 10g。

第九节 安 神 剂

1. 安神剂——凡以安神药为主,具有安神定志作用,治疗精神不安的方剂,统称安神剂。

2. 神——人体生命活动的总称,有广义、狭义之分,广义的神指人体生命活动的外在表现,即生命。狭义的神指人的精神意识、思维活动,即精神。

3. 安神剂的分类——重镇安神,补养安神。

4. 重镇安神剂的适应证——心火偏亢,火热扰心出现的失眠、惊悸、怔忡、健忘、多梦。

5. 补养安神剂的适应证——心肝失养出现的虚烦不眠、心悸怔忡、健忘多梦。

6. 安神剂的注意事项

(1) 重镇安神剂多为金石类药物,易伤胃气,不宜久服。

(2) 对脾胃虚弱者,用金石类药物的同时,应配合健脾和胃之品。

(3) 某些安神药如朱砂,具有一定毒性,久服容易引起慢性中毒。

7. 朱砂安神丸

【功用】重镇安神,清心泻火。

【主治】心火亢盛,阴血不足证。

【方歌】朱砂安神东垣方，归连甘草合地黄，怔忡不寐心烦乱，清热养阴可安康。

【体会】

（1）本方汤方辨证：失眠。

（2）本方辨证：阴虚血虚，心火亢盛。

（3）本方有现成的丸药，对顽固性失眠，可服中成药（不宜久服）。

8. 磁朱丸

【功用】益阴明目，重镇安神。

【主治】心肾不交证。

【方歌】磁朱丸中有神曲，安神潜阳治目疾。

【体会】

（1）本方汤方辨证：失眠、耳鸣、耳聋。

（2）本方配神曲，意在防磁石、朱砂损伤胃气。

（3）本方有现成的中成药，名曰耳聋左慈丸。

9. 天王补心丹

【功用】滋阴养血，补心安神。

【主治】阴虚血少，神志不安证。

【方歌】补心丹用柏子仁，二冬归地与三参，桔苓远志朱砂蜜，枣味酸收安心神。

【体会】

（1）本方汤方辨证：失眠。

（2）本方辨证要点：阴血亏虚的失眠。

（3）天王补心丹的三参：人参、丹参、玄参。

（4）本方是滋补心阴的代表方。

10. 酸枣仁汤

【功用】养血安神，清热除烦。

【主治】虚烦不得眠。

【方歌】酸枣仁汤用枣仁，草芎知母与茯苓。

【经典】《金匮要略》17 条云："虚劳虚烦不得眠，酸枣汤主之。"

【体会】

（1）本方汤方辨证：虚烦不得眠。

（2）本方辨证要点：失眠+阴虚证。

（3）根据北京中医药大学鲁兆麟教授介绍炒酸枣仁具有治疗失眠的疗效，生酸枣仁具有兴奋的功效。

（4）酸枣仁汤治疗失眠的机制：因为酸入肝，可用于肝血不足所致的失眠，乃"肝藏血，血舍魂"的机制。

11. 甘麦大枣汤

【功用】养心安神，和中缓急。

【主治】脏躁。

【方歌】甘麦大枣汤，脏躁此方良。

【经典】《金匮要略》6 条云："妇人脏躁，喜悲伤，欲哭，象如神灵所作，数欠伸，甘麦大枣汤主之。"

【体会】

（1）本方汤方辨证：脏躁。

（2）脏躁：由于忧愁、思虑过度，损伤心阴，肝失疏泄出现的精神恍惚，悲伤欲哭，时时欠伸。

（3）本方可用于癔症、更年期综合征，多用于妇人。

第十节　开　窍　剂

1. 开窍剂——凡以芳香开窍药为主，具有开窍醒神的作用，治疗神昏窍闭的方剂，统称开窍剂。

2. 开窍剂分类： 一是凉开；二是温开。

3. 凉开——由于温热之邪，内陷心包（温邪上受，首先犯肺、逆传心包）所致的热闭，治宜清热开窍。

4. 温开——由于中风、中寒、气郁、痰浊蒙闭心窍引起的寒闭，治宜温通开窍。

5. 开窍剂的注意事项

（1）脱证不宜使用。

（2）开窍剂多辛香走窜，久服损伤正气，临床多用于急救中病即止，不宜久服。

（3）开窍剂有碍胎气，孕妇慎用。

（4）本类方剂多为丸散剂，温开水化服，不宜加热煎煮，以免药性发挥，影响疗效。

6. 凉开三宝——安宫牛黄丸、紫雪丹、至宝丹。

7. 人生三宝——精、气、神。

8. 膻中概念——有三：一是心包络；二是上气海；三是膻中穴。

9. 凉开的适应证——适用于温热之邪、内陷心包的热闭。

10. 安宫牛黄丸

【功用】清热开窍，豁痰解毒。

【主治】邪热内陷心包证。

【体会】

（1）本方汤方辨证：高热神昏谵语。

（2）本方可用于小儿高热惊厥（抽风）。

（3）本方可用于妇女更年期综合征。

（4）本方可用于煤气中毒。

（5）本方可用于脑血栓、脑出血。

11. 紫雪丹

【功用】清热开窍，息风止痉。

【主治】热邪内陷心包，热盛动风证。

【经典】《温病条辨》33条云："小儿暑温，身热，卒然痉厥，名曰暑痫，清营汤主之，亦可少与紫雪丹。"

《温病条辨》41条云："暑温蔓延三焦，舌滑微黄，邪在气分者，三石汤主之；邪气久留，舌绛苔少，热搏血分者，加味清宫汤主之；神识不清，热闭内窍者，先与紫雪丹，再与清宫汤。"

《温病条辨》18条云："痉厥神昏，舌短，烦躁，手少阴证未罢者，先与牛黄紫雪辈，开窍搜邪，再与复脉汤存阴，三甲潜阳，临证细参，勿致倒乱。"

《温病条辨》36 条云："暑邪深入少阴消渴者，连梅汤主之；入厥阴麻痹者，连梅汤主之；心热烦躁，神迷甚者，先与紫雪丹，再与连梅汤。"

12. 至宝丹

【功用】——清热开窍，化浊解毒。

【主治】——痰热内闭心包证。

13. 安宫牛黄丸、紫雪丹、至宝丹的区别——《温病条辨》云："大抵安宫牛黄丸最凉，紫雪次之，至宝又次之。"其中安宫牛黄丸长于清热解毒豁痰，紫雪丹长于息风止痉，至宝丹长于芳香开窍，化浊辟秽。

14. 温开剂的适应证——适用于中风、中寒、气郁、痰厥的寒闭之证。

15. 苏合香丸

【功用】芳香开窍，行气温中。

【主治】寒闭证。

【体会】

（1）本方汤方辨证：寒闭证。

（2）本方是温开剂的代表方。

（3）本方可用于冠心病、心绞痛、心肌梗死。

（4）本方不宜久服，易导致肾衰竭。

第十一节　理　气　剂

1. 理气剂——凡以理气药为主，具有行气、降气的作用，治疗气滞、气逆的方剂，统称理气剂。

2. 理气剂的分类——一是行气；二是降气。

3. 行气剂的适应证——气机郁滞（气逆证）。

4. 气滞证——胀、闷、疼、痛。

5. 肝郁气滞证——胸胁两乳，少腹胀痛。

6. 气滞证多发生的脏腑——肺、胃、肝、大肠。

7. 气逆证多发生的脏腑——肺、胃、肝。

8. 阴虚以肝肾阴虚为主，以肾阴虚为最。

9. 阳虚以脾肾阳虚为主，以肾阳虚为最。

10. 气逆证——表现为肺、胃、肝的气逆。

（1）肺气上逆，咳嗽气短。

（2）胃气上逆，恶心呕吐。

（3）肝气上逆，头晕胀痛，面红目赤，急躁易怒，甚至咯血、咳血。

11. 降气剂的适应证——气逆证。

12. 越鞠丸

【功用】行气解郁。

【主治】郁证。

【方歌】越鞠丸治六般郁，气血痰火湿食因，芎苍香附兼栀曲，气畅郁舒痛闷伸。

【体会】

（1）本方汤方辨证：梅核气。

（2）本方是六郁的代表方。

（3）其中气、血、火三郁在肝；湿、食、痰三郁在脾，病虽言六郁，但侧重于气郁为主。

（4）《成方便读》云：“治郁者必先理气，以气行则郁行，气阻则郁结耳。”当宜行气解郁为主，使气行则血畅，气畅则痰、火、食、湿诸郁自解。

（5）香附用于气郁为君药，气行则一切都行；川芎血中之气药，用于血郁；栀子用于火郁；苍术燥湿健脾，用于湿邪、痰郁；神曲用于食郁。

（6）本方与保和丸合用，名曰越鞠保和丸，可用于胆囊炎、胆结石。

13. 柴胡疏肝散

【功用】疏肝解郁，行气止痛。

【主治】肝气郁滞证。

【方歌】四逆散里用柴胡，芍药枳实甘草俱，此为阳邪成厥逆，疏肝理气加减去，柴胡疏肝加芎香，枳实易壳功效彰。

【体会】

（1）本方汤方辨证：胸胁胀痛。

（2）本方是疏肝理气的常用方。

（3）本方可治疗胁痛。

14. 四磨饮子

【功用】行气降逆，宽胸散结。

【主治】肝气郁结证。

【方歌】四磨饮子七情侵，人参乌药及槟沉，浓磨煎服调滞气，实者枳壳易人参。

【体会】

（1）本方汤方辨证：胸膈满胀，肝气郁结。

（2）本方去人参加枳实、木香，名曰五磨饮子（五磨饮子二香槟，乌药枳实在其中）。

15. 瓜蒌薤白白酒汤

【功用】通阳散结，行气祛痰。

【主治】胸痹。

【方歌】瓜蒌薤白治胸痹，益以白酒温肺气，加夏加朴枳桂枝，治法稍殊名亦异。

【经典】《金匮要略》3条云：“胸痹之病，喘息、咳唾，胸背痛，短气，寸口脉沉而迟，关上小紧数，栝蒌薤白白酒汤主之。”

《金匮要略》4条云：“胸痹不得卧，心痛彻背者，栝蒌薤白半夏汤主之。”

《金匮要略》5条云：“胸痹心中痞，留气结在胸，胸满，胁下逆抢心，枳实薤白桂枝汤主之；人参汤亦主之。”

《金匮要略》6条云：“胸痹，胸中气塞，短气，茯苓杏仁甘草汤主之；橘枳姜汤亦主之。”

【体会】

（1）本方汤方辨证：胸痹。

（2）临证应用多去白酒加半夏、厚朴、枳壳、桂枝，名曰瓜蒌薤白半夏桂枝厚朴汤。

（3）本方可用于冠心病、心绞痛。

（4）一般冠心病、心绞痛多选理气活血的药物，若理气活血药无效，可改用祛痰通络的方法，如瓜蒌薤白半夏桂枝厚朴汤。

16. 半夏厚朴汤

【功用】行气散结，降逆化痰。

【主治】梅核气。

【方歌】半夏厚朴苏苓姜，气滞痰郁此方良。

【经典】《金匮要略》5 条云："妇人咽中如有炙脔，半夏厚朴汤主之。"

【体会】

（1）本方汤方辨证：梅核气。

（2）本方加大枣，名曰四七汤。

17. 厚朴温中汤

【功用】行气温中，燥湿除满。

【主治】寒湿气滞证。

【方歌】厚朴温中陈草苓，干姜草蔻木香停，煎服加姜治腹痛，虚寒胀满用皆灵。

【体会】

（1）本方汤方辨证：腹胀、腹痛、脉弦紧。

（2）本方对中焦寒湿、寒气凝滞的腹痛效果较好。

（3）虚寒所致的腹胀、腹痛、便秘不必加攻下药。

18. 良附丸

【功用】行气疏肝，祛寒止痛。

【主治】气滞寒凝证。

【方歌】良附丸用醋香附，良姜酒洗加盐服，米饮姜汁同调下，心脘胁痛一齐除。

【体会】

（1）本方汤方辨证：胃脘疼痛，胸满胁痛。

（2）本方用于肝胃气滞偏寒的胃脘疼痛有效。

（3）本方药轻病重，可用理中大黄汤代替。

19. 金铃子散

【功用】疏肝泄热，活血止痛。

【主治】肝郁化火证。

【方歌】金铃子散止痛方，元胡酒调效更强。

【体会】

（1）本方汤方辨证：胸腹、胁肋疼痛。

（2）金铃子又名川楝子，苦、大寒，故本方用于火热所致的腹痛。

（3）应用本方治疗腹痛属寒性的，一定要加温热药，以制其寒性。

20. 橘核丸

【功用】行气止痛，软坚散结。

【主治】睾丸疼痛。

【方歌】橘核丸是行气剂，癫疝顽痛正堪常。朴实元胡藻带昆，楝肉桃香通草匡。

【体会】

（1）本方汤方辨证：睾丸肿痛、疝气。

（2）应用本方不可加甘草（十八反）。

21. 暖肝煎

【功用】温补肝肾，行气止痛。

【主治】寒滞肝脉。

【方歌】少腹冷痛暖肝煎，乌药苓杞归香难，路上碰上小茴香，肉桂生姜共晚餐。

【体会】

（1）本方汤方辨证：少腹冷痛。

（2）若少腹冷痛、大便稀，合平胃散。

（3）本方可用于臀部怕冷。

（4）本方可用于少腹冷痛引起的附件炎。

22. 苏子降气汤

【功用】降气平喘，祛痰止咳。

【主治】实喘。

【方歌】苏子降气半夏归，前胡桂朴草姜随，上实下虚痰嗽喘，或加沉香去肉桂。

【体会】

（1）本方汤方辨证：胸膈满闷，痰多稀白，舌苔白腻。

（2）本方可用于上实下虚的咳喘，上实即痰涎壅肺，下虚即肾阳不足。

23. 定喘汤

【功用】宣肺降气，清热化痰。

【主治】哮喘。

【方歌】定喘白果与麻黄，款冬半夏白皮桑，苏杏黄芩兼甘草，外寒痰热喘哮尝。

【体会】

（1）本方汤方辨证：咳喘、痰黄、微恶风寒。

（2）本方用于内有痰热，外受风寒的哮喘。

24. 旋覆代赭汤

【功用】降逆化痰，益气和胃。

【主治】胃气虚弱，痰浊内阻证。

【方歌】旋覆代赭用党参，半夏姜甘大枣临，重以镇逆咸软痞，益胃降逆化痰痞。

【经典】《伤寒论》161 条云："伤寒发汗，若吐若下，解后，心下痞硬，噫气不除者，旋覆代赭汤主之。"

【体会】

（1）本方汤方辨证：嗳气、胃脘痞满。

（2）古人云："噫者，饱食之气，即嗳气也。"

（3）诸花皆升，旋覆独降。

（4）旋覆花包煎。

25. 橘皮竹茹汤

【功用】降逆止呕，益气清热。

【主治】呃逆。

【方歌】橘皮竹茹治呃逆，参甘姜枣有效力。

【经典】《金匮要略》23 条云："哕逆者，橘皮竹茹汤主之。"

【体会】

（1）本方汤方辨证：呃逆，脉虚数（胃虚有热之呃逆）。

（2）久病呃逆，多属胃气衰败的危候。

（3）呃逆大多是由寒邪引起，因此本方不作为首选。

26. 丁香柿蒂汤

【功用】温中益气，降逆止呃。

【主治】虚寒呃逆。

【方歌】丁香柿蒂党参姜，呃逆因寒中气伤。

【体会】

（1）本方汤方辨证：呃逆。

（2）本方是呃逆的首选方。

（3）临证常与平胃散合用。

第十二节　理 血 剂

1. 理血剂——凡以理血药为主，具有活血化瘀或止血作用，治疗瘀血和出血的方剂，统称理血剂。

2. 理血剂的分类——活血剂和止血剂。

3. 活血剂的适应证——瘀血证。

4. 瘀血证的表现——一是疼痛，呈刺痛样；二是拒按，夜间痛甚；三是肿块，青紫肿胀，按之不移；四是出血，血色紫暗，伴有血块；五是舌质紫暗，有瘀斑、瘀点；六是脉细涩、沉涩或见结代。

5. 止血剂的适应证——各种出血证。

6. 出血的原因——有二：一是热迫血行（火热迫血妄行包括实火、虚火）；二是气不摄血。

7. 理血剂的配伍特点——根据"气行则血行，气滞则血滞"的理论，理血剂常配伍理气药。

8. 常配伍理气药的方剂——理气剂、祛痰剂、祛湿剂，其理论依据是气行则血行，气行则痰行，气行则津行。

9. 活血剂的注意事项——月经过多，孕妇应当慎用。

10. 桃核承气汤

【功用】破血下瘀。

【主治】下焦蓄血证。

【方歌】桃核承气硝黄草，加入桂枝疗效好。

【经典】《伤寒论》106 条云："太阳病不解，热结膀胱，其人如狂，血自下，下者愈，其外不解者，尚未可攻，当先解其外，外解已，但少腹急结者，乃可攻之，宜桃核承气汤。"

【体会】

（1）本方汤方辨证：蓄血证；

（2）本方可用于妇女经期发热，谵语。

11. 血府逐瘀汤

【功用】活血祛瘀，行气止痛。

【主治】胸中瘀血。

【方歌】血府当归生地桃，红花甘草壳赤芍，柴胡川芎桔牛膝，宽胸理气活血瘀。

【体会】

（1）本方汤方辨证：胸满、胸痛、痛如针刺。

（2）血府乃血的住所，因心主血脉，心位于胸中，故有血府以胸中为主。

（3）本方用于胸中瘀血，根据王清任"胸满胸痛心悸有瘀血之说"的理论，可以用本方治之。

（4）因乳房位于胸部，故可用于乳房肿块、憋胀疼痛。

12. 通窍活血汤

【功用】活血通窍。

【主治】瘀血阻滞的耳聋、耳鸣、脱发。

【方歌】通窍全凭好麝香，桃红大枣老葱姜，川芎黄酒赤芍药，表里通经第一方。

【体会】

（1）本方汤方辨证：瘀血所致的头面部症状。

（2）临床用于瘀血所致的头面部症状，如头晕、耳聋、耳鸣、脱发、酒渣鼻、白癜风。

（3）临床已不让用麝香，可用沉香、山甲珠代替。

（4）临床多用复元活血汤代替本方。

13. 膈下逐瘀汤

【功用】活血祛瘀，行气止痛。

【主治】膈下瘀血，形成积块。

【方歌】膈下逐瘀枳丹皮，桃红芎芍元胡归，香附灵脂乌药草，血滞经闭腹痛医。

【体会】

（1）本方汤方辨证：胁下刺痛，瘀血闭经。

（2）本方用于胁下刺痛的肝脾大、脂肪肝。

（3）本方用于妇女瘀血引起的闭经。

14. 少腹逐瘀汤

【功用】活血祛瘀，温经止痛。

【主治】少腹瘀血刺痛。

【方歌】少腹茴香与炮姜，元胡灵脂没药当，芎蒲官桂赤芍药，夜间疼痛用此方。

【体会】

（1）本方汤方辨证——少腹刺痛。

（2）本方用于妇女闭经。

（3）本方可用于妇女瘀血所致的月经淋漓不断。

15. 身痛逐瘀汤

【功用】活血行气，祛瘀通络，通痹止痛。

【主治】气血闭阻经络所致的风湿性关节炎疼痛。

【方歌】身痛逐瘀膝地龙，尤羌归芎草桃红，香附没药五灵脂，苍术黄柏量减增。

【体会】

（1）本方汤方辨证：身痛，夜间为甚。

（2）本方用于风湿性关节炎全身疼痛，以夜间为甚。

16. 补阳还五汤

【功用】补气活血通络。

【主治】中风。

【方歌】补阳还五赤芍芎，归尾通经佐地龙，四两黄芪为主药，血中瘀滞桃仁红。

【体会】

（1）本方汤方辨证：中风半身不遂。

（2）本方用于脑血栓的初期。

（3）本方重用黄芪的意义有二：一是气行则血行，活血而不伤正；二是助诸药之力（取其大补脾胃之气之功）。

17. 复元活血汤

【功用】活血祛瘀，疏肝通络。

【主治】跌打损伤。

【方歌】复元活血汤柴胡，花粉当归山甲珠，桃仁红花大黄草，损伤瘀血酒煎服。

【体会】

（1）本方汤方辨证：久病所致的眩晕。

（2）复元指去者去，生者生，痛自舒而元自复矣。

（3）胡兰贵云："复元指脑，脑为元神之府，故对脑外伤所致的后遗症，如脑梗死、脑震荡、外伤后的头痛、头晕有一定疗效，可与清暑益气汤交替使用。"

（4）根据头为精明之府的理论，本方可用于外伤所致的眼睑下垂，与清暑益气汤交替服用。

（5）本方可用于胸胁疼痛，痛不可忍。

18. 温经汤

【功用】温经散寒，祛瘀养血。

【主治】冲任虚寒，瘀血阻滞证。

【方歌】温经归芍桂萸芎，姜夏丹皮并麦冬，参草扶脾胶益血，温经散寒宜调经。

【经典】《金匮要略》"问曰：妇人年五十所，病下利数十日不止，暮即发热，少腹里急，腹满，手掌烦热，唇口干燥，何也？师曰：此病属带下，何以故？曾经半产，瘀血在少腹不去，何以知之？其证唇口干燥，故知之，当以温经汤主之。"

【体会】

（1）本方汤方辨证：痛经有血块，甚则闭经，少腹冷痛。

（2）本方用于寒凝所致的闭经、痛经、月经过多。

（3）本方用于卵巢囊肿液性包块。

19. 生化汤

【功用】化瘀生新，温经止痛。

【主治】产后瘀血腹痛。

【方歌】生化汤是产后方，归芎桃草酒炮姜，消瘀活血功偏擅，止痛温经效亦彰。

【体会】

（1）本方汤方辨证：产后恶露不尽。

（2）本方有现成的中成药。

（3）红糖具有祛瘀生新、排恶露的作用。

20. 桂枝茯苓丸

【功用】活血化瘀，缓消癥块。

【主治】瘀阻胞宫证。

【方歌】桂枝茯苓丹桃芍，活血化瘀癥块消。

【经典】《金匮要略》云："妇人宿有癥病，经断未及三月，而得漏下不止，胎动在脐上者，为癥痼害。妊娠六月动者，前三月经水利时，胎也。下血者，后断三月衃也，所以血不止者，其癥不去故也，当下其癥，桂枝茯苓丸主之。"

【体会】

（1）本方汤方辨证：妇女腹部瘀块。

（2）本方合补中益气汤可用于子宫肌瘤。

（3）本方有堕胎的作用，需加三棱 10g，莪术 10g，红花 10g，丹参 20g，水蛭 2g，虻虫 2g，刘寄奴 15g。

21. 失笑散

【功用】活血祛瘀，散结止痛。

【主治】瘀血停滞。

【方歌】失笑灵脂与蒲黄，祛瘀止痛功效彰。

【体会】

（1）本方汤方辨证：心腹刺痛。

（2）古人云：用本方后每于不觉之中而获疗效，不觉欣然失笑，故名失笑散。

（3）五灵脂与人参相反，属十九畏，应用时需加注意。

22. 活络效灵丹

【功用】活血祛瘀，通络止痛。

【主治】气血瘀滞。

【方歌】活络效灵丹没药，丹参当归乳香熬，消肿止痛祛瘀妙，疬癖癥瘕有疗效。

【体会】

（1）本方汤方辨证：瘀血所致的心腹诸痛、关节疼痛。

（2）本方可用于异位妊娠。

23. 丹参饮

【功用】活血祛瘀，行气止痛。

【主治】血瘀气滞，心胃诸痛。

【方歌】丹参饮里用檀砂，心胃诸痛效验差。

【体会】

（1）本方汤方辨证：心胃诸痛。

（2）丹参，活血性寒，砂仁、檀香性温，长于理气止痛，符合"气行则血行，气滞则血滞，得寒则凝，得温则行"的理论。

（3）临床逍遥散与丹参饮合用，名曰逍遥丹参饮，治疗右胁疼痛，以妇人为佳。

（4）本方与小柴胡汤合用，名曰小柴胡丹参饮，治疗冠心病、心绞痛。

24. 止血剂——对于热迫血行和气不摄血或瘀血阻滞、血溢脉外有止血作用的方剂，统称止血剂。

25. 止血剂的适应证——各种出血证。

26. 古人云："见血休止血。"意在强调审因论治，治病求本，切勿一味着眼于止血。

27. 辨证求因——根据临床病证特点，结合各种邪气的致病特点，确定是何种病邪为患，又称审因论治。

28. 四生丸

【功用】凉血止血。

【主治】血热妄行。

【方歌】四生丸用三般叶，侧柏艾荷生地协。

【体会】

（1）本方汤方辨证：血热妄行。

（2）本方可用于血热妄行引起的血小板减少性紫癜。

29. 小蓟饮子

【功用】凉血止血，利水通淋。

【主治】血淋、尿血。

【方歌】小蓟饮子藕蒲黄，通草滑石生地襄，归草黑栀淡竹叶，血淋热结服之良。

【体会】

（1）本方汤方辨证：尿热、尿痛、尿血。

（2）血淋与尿血的鉴别：疼者为淋，不疼者为尿血。

（3）本方可用于急性尿路感染引起的尿血。

（4）本方也可用于尿路结石引起的尿血加海金沙 10g。

30. 黄土汤

【功用】温阳健脾，养血止血。

【主治】阳虚便血。

【方歌】黄土汤将远血医，芩胶地术附甘随。

【经典】《金匮要略》15 条云："先便后血，此远血也，黄土汤主之。"

【体会】

（1）本方汤方辨证：阳虚便血。

（2）应用本方先煮黄土，然后用煮过的水泡药煎煮，一般灶心土 30g。

第十三节　治　风　剂

1. 治风剂——凡以辛散祛风或息风止痉的药物为主，具有疏散风邪或平息内风的作用，治疗风病的方剂，统称为治风剂。

2. 风——分为内风、外风。

3. 外风——指风邪侵犯人体出现的肌肉、关节疼痛。

4. 内风——又称风气内动、肝风内动，由于脏腑功能失调所致的肝气上逆，亢而化风，出现的头晕、震颤、动摇不定等特点，故有风胜则动的说法。

5. 风邪的性质

（1）风为阳邪，其性开泄，易袭阳位。

（2）风善行而数变。

（3）风为百病之长。

（4）风性主动。

6. 治风剂的治疗特点

（1）外风治宜疏散，不宜平息。

（2）内风治宜平息，而忌用辛散。

7. 川芎茶调散

【功用】疏风止痛。

【主治】风邪头痛。

【方歌】川芎茶调散荆防，辛芷薄荷甘草羌，目昏鼻塞风攻上，偏正头痛悉能康。

【体会】

（1）本方汤方辨证：偏头痛。

（2）本方以川芎命名为君药，善治少阳、厥阴经头痛（头顶或两侧痛）为"诸经头痛之要药"、"主中风入脑头痛"。

（3）李杲云："头痛须用川芎，如不愈，加各引经药，太阳羌活，阳明白芷。"

（4）"伤于风者，上先受之"、"颠高之上，唯风可到，鸟射高颠，非风药不到"，充分说明了治疗头痛要注意风药的应用。

8. 独活寄生汤

【功用】祛风湿，止痹痛，益肝肾，补气血。

【主治】痹证日久，肝肾两虚，气血不足证。

【方歌】独活寄生艽防辛，芎归地芍桂苓均，杜仲牛膝党参草，冷风顽痹屈能伸，若去寄生加芪续，汤名三痹古方珍。

【体会】

（1）本方汤方辨证：气血不足，腰膝疼痛，脉虚大或细。

（2）《黄帝内经》云；"风寒湿三气杂至合而为痹也，其风气胜者为行痹，寒气胜者为痛痹，湿气胜者为著痹也。"

（3）《素问·痹论》云："痹在于骨则重，在于脉则血凝而不流，在于筋则屈不伸，在于肉则不仁。"

（4）《素问·逆调论》云："荣气虚则不仁，卫气虚则不用，荣卫俱虚则不仁且不用。"

（5）治风剂中常蕴含着四物汤，即李中梓提出"治风先治血，血行风自灭"，又提出"肾为先天之本，脾为后天之本"。

（6）本方可用于气血不足引起的腰痛、髋痛、膝关节疼痛（坐骨神经痛）。

9. 大秦艽汤

【功用】祛风清热，养血活血。

【主治】风邪初中经络证。

【方歌】大秦艽汤羌独防，芎芷辛芩二地黄，石膏归芍苓术草，风邪散见可通尝。

【体会】

（1）本方汤方辨证：上半身风湿痛。

（2）本方可用于脑血栓引起的口眼㖞斜、语言謇涩。

10. 乌头汤

【功用】温经祛湿，散寒止痛。

【主治】寒湿痹证。

【方歌】乌头汤中用麻黄，芪芍甘草白蜜襄，寒湿历节难屈伸，散寒止痛奏效强。

【经典】《金匮要略》10条云："病历节，不可屈伸，疼痛，乌头汤主之。"

【体会】

（1）本方汤方辨证：类风湿关节炎。

（2）川乌有毒，用药时煎 1 小时。

11. 牵正散

【功用】祛风化痰止痉。

【主治】风中经络，口眼㖞斜。

【方歌】牵正散是杨家方，全蝎僵蚕白附襄，服用少量热酒下，口眼㖞斜疗效彰。

【体会】

（1）本方汤方辨证：口眼㖞斜。

（2）治疗口眼㖞斜、面神经麻痹，应配合针灸。

12. 消风散

【功用】疏风养血，清热除湿。

【主治】风疹，湿疹。

【方歌】消风散内有荆防，蝉蜕胡麻苦参苍，知膏蒡通归地草，风疹湿疹服之康。

【体会】

（1）本方汤方辨证：皮肤瘙痒，疹点色红。

（2）消风散内有两个消风散，本方偏于清热，祛风。

13. 消风散

【功用】祛风活血，理气化湿。

【主治】荨麻疹。

【方歌】消风散内羌防荆，芎朴参苓陈草并，僵蚕蝉蜕藿香入，为末茶调或酒行。

【体会】

（1）本方汤方辨证：身痒、胃脘痞满、大便稀。

（2）本方可用于湿邪引起的瘙痒。

（3）《黄帝内经》云："风胜则痒。"亦可用于产后受风身痒。

（4）本方可用于关节痛，也可用于瘙痒症。

14. 平息内风剂的适应证——内风病。

15. 内风的病机——一是"诸风掉眩，皆属于肝"，即肝阳化风；二是热极生风；三是阴虚风动；四是血虚生风。

16. 羚角钩藤汤

【功用】凉肝息风，增液舒筋。

【主治】肝热生风证。

【方歌】俞氏羚角钩藤汤，桑菊茯神鲜地黄，贝草竹茹同芍药，肝风内动急煎尝。

【体会】

（1）本方汤方辨证：高热痉厥。

（2）本方用于小儿高热引起的抽搐。

17. 镇肝熄风汤

【功用】镇肝息风，滋阴潜阳。

【主治】类中风。

【方歌】镇肝息风芍天冬，玄麦赭石龟龙牡，牛膝茵陈草川楝，肝阳上亢可为功。

【体会】

（1）本方汤方辨证：肝阳上亢。

（2）肝阳上亢证：腰膝酸软，头重足飘+肝火上炎证。

（3）本方可用于高血压。

18. 天麻钩藤汤

【功用】平肝息风，清热活血，补益肝肾。

【主治】肝阳偏亢，肝风上扰证。

【方歌】天麻钩藤石决明，芩栀牛膝杜寄生，益母茯神夜交藤，平肝息风安宁神。

【体会】

（1）本方汤方辨证：肝阳上亢所致的头痛头晕。

（2）天麻昂贵，穷人少用，富人可用。

19. 大定风珠

【功用】滋阴息风。

【主治】阴虚风动证。

【方歌】炙甘草汤参桂姜，麦冬生地麻仁帮，大枣阿胶共煎服，脉来结代心悸尝，去掉桂参与姜枣，加减复脉加白芍，三甲复脉龟鳖牡，鸡子五味大定风。

【经典】《温病条辨》1 条云："风温、温热、温疫、温毒、冬温，邪在阳明久羁，或已下，或未下，身热面赤，口干舌燥，甚则齿黑唇裂，脉沉实者，仍可下之；脉虚大，手足心热甚于手足背者，加减复脉汤主之。"

《温病条辨》13 条云："热邪深入下焦，脉沉数，舌干齿黑，手指但觉蠕动，急防痉厥，二甲复脉汤主之。"

《温病条辨》14 条云："下焦温病，热深厥甚，脉细促，心中憺憺大动，甚则心中痛者，三甲复脉汤主之。"

《温病条辨》16 条云："热邪久羁，吸烁真阴，或因误表，或因妄攻，神倦瘛疭，脉气虚弱，舌绛，苔少，时时欲脱者，大定风珠主之。"

【体会】

（1）本方汤方辨证：抽搐，舌红少津，脉细数。

（2）加减复脉汤由炙甘草汤去人参、桂枝、生姜、大枣加白芍而成。

（3）三甲复脉汤由加减复脉汤加龟板、牡蛎、鳖甲而成。

（4）大定风珠由三甲复脉汤加鸡子黄、五味子而成。

第十四节　治　燥　剂

1. 治燥剂——凡以轻宣辛散、甘凉滋润的药物为主，具有轻宣外燥或滋阴润燥的方剂，统称治燥剂。

2. 燥证的分类——分为外燥、内燥。外燥感受秋令燥邪，又分为温燥、凉燥。内燥乃津亏液损，分为上、中、下三燥。

3. 内燥的病变脏腑——肺、胃、大肠。

4. 温燥与凉燥的区别——夏末秋初为温燥，代表方桑杏汤；秋末冬初为凉燥，代表方杏苏散。

5. 燥邪的性质

（1）燥性干涩。

（2）易伤津液。

（3）燥易伤肺。

6. 杏苏散

【功用】轻宣凉燥，理肺化痰。

【主治】凉燥。

【方歌】杏苏散内夏陈前，枳桔苓草姜枣研，轻宣温润治凉燥，止咳化痰病自痊。

【体会】

（1）本方汤方辨证：小儿咳嗽，咳而即吐（大人咳嗽，胃脘痞满）。

（2）本方可用于秋冬季节咳嗽。

（3）燥邪犯肺——干咳少痰，痰少而黏+轻度表证。

（4）肺阴虚——干咳少痰，痰少而黏+阴虚证。

7. 桑杏汤

【功用】轻宣温燥。

【主治】外感温燥证。

【方歌】桑杏贝豉栀沙梨，轻宣凉润温燥医。

【体会】

（1）本方汤方辨证：身热+燥邪犯肺。

（2）本方用于夏末秋初的咳嗽。

8. 清燥救肺汤

【功用】清燥润肺。

【主治】温燥伤肺证。

【方歌】清燥救肺参草杷，石膏胶杏麦芝麻，经霜收下干桑叶，清肺润燥效堪夸。

【体会】

（1）本方汤方辨证：燥邪犯肺。

（2）本方是治疗痿病的代表方。

（3）痿病的病机：肺热叶焦。

9. 沙参麦冬汤

【功用】清养肺胃，生津润燥。

【主治】燥伤肺胃阴分。

【方歌】沙参麦冬饮豆桑，玉竹甘花共合方。

【经典】《温病条辨》56条云："燥伤肺胃阴分，或热或咳者，沙参麦冬汤主之。"

【体会】

（1）本方汤方辨证：肺胃阴分证。

（2）本方可用于小儿地图舌。

（3）本方可用于肺阴虚的咳嗽。

10. 麦门冬汤

【功用】润肺益胃，降逆下气。

【主治】肺痿。

【方歌】麦门冬汤半夏参，枣甘粳米养胃阴。

【经典】《金匮要略》10条云："大逆上气，咽喉不利，止逆下气者，麦门冬汤主之。"

【体会】

（1）本方汤方辨证：肺胃阴虚。

（2）本方可用于肺胃阴虚的咳嗽。

（3）本方亦可用于小儿地图舌。

11. 养阴清肺汤

【功用】养阴清肺，解毒利咽。

【主治】白喉。

【方歌】养阴清肺是妙方，元参草芍麦地黄，薄荷贝母丹皮入，时疫白喉急煎尝。

【体会】

（1）本方汤方辨证：白喉。

（2）本方可用于肺阴亏虚兼有热性的咳嗽。

（3）本方有现成的中成药。

12. 玉液汤

【功用】益气滋阴，固肾止渴。

【主治】消渴。

【方歌】玉液山药芪葛根，花粉知味鸡内金，消渴口干溲多数，补脾固肾益气阴。

【体会】

（1）本方汤方辨证：消渴。

（2）张锡纯《医学衷中参西录》云："黄芪能大补肺气，以益肾水之上源，使气旺自能生水，而知母又大能滋肺中津液，俾阴阳不至偏胜，即肺脏调和而生水之功益普也。"

（3）本方可用于气阴不足引起的消渴。

13. 增液汤

【功用】增液润燥。

【主治】阳明温病，津亏便秘证。

【方歌】增液汤中元麦地，热病津亏便不通。

【经典】《温病条辨》11条云："阳明温病，无上焦证，数日不大便，当下之，若其人阴素虚，不可行承气者，增液汤主之，服增液汤已，周十二时观之，若大便不下者，合调胃承气汤微和之。"

【体会】

（1）本方汤方辨证：口渴，大便秘结。

（2）唐容川（唐宗海）的《血证论》将本方起名为"止衄汤"，充分说明了本方有很好的止血作用。

（3）临证应用止衄汤加肉桂1g引火归原。

第十五节 祛 湿 剂

1. 祛湿剂——凡以祛湿药为主，具有化湿行水、通淋泄浊作用，治疗水湿为病的一类方剂，统称祛湿剂。其用法属八法中的消法。

2. 湿——分为内湿、外湿。外湿感受湿邪；内湿脾虚生湿。外湿者汗之，内湿者利之。内湿以小便不利、大便反快为特征。

3. 《金匮要略》14 条云："太阳病，关节疼痛而烦，脉沉而细者，此名湿痹。湿痹之候，小便不利，大便反快，但当利其小便。"

4. 《金匮要略》18 条云："风湿相搏，一身尽疼痛，法当汗出而解，值天阴雨不止，医云此可发汗，汗之病不愈者，何也？盖发其汗，汗大出者，但风气去，湿气在，是故不愈也；若治风湿者，发其汗，但微微似欲出汗者，风湿俱去也。"

5. 湿邪的性质

（1）湿为阴邪，易伤阳气，阻遏气机。

（2）湿性重浊。

（3）湿性黏滞。

（4）湿性趋下，易袭阳位。

6. 祛湿剂配伍理气药的机制——湿为阴邪，阻遏气机，湿性重浊，湿性黏滞。而气滞不行，又使湿邪不得运化，故祛湿剂中常配伍理气之品，以求气化则湿化。

7. 祛湿剂的分类——有五：一是化湿和胃；二是清热祛湿；三是利水渗湿；四是温化水湿；五是祛湿化浊。

8. 平胃散

【功用】燥湿健脾，行气和胃。

【主治】湿滞脾胃证。

【方歌】平胃苍术陈朴草，燥湿健脾疗效好。

【体会】

（1）本方汤方辨证：胃脘痞满，舌苔厚腻。

（2）本方是治疗脾胃的首选方，其特点是寒温平调、药性平和，但单独应用很少，多加减应用。

（3）小柴胡汤合平胃散，名曰柴平汤，是治疗脾胃病的首选方。因为《金匮要略》1 条云："问曰：上工治未病，何也？师曰：夫治未病者，见肝之病，知肝传脾，当先实脾，四季脾王不受邪，即勿补之。中工不晓相传，见肝之病，不解实脾，唯治肝也。"以胃脘痞满，大便稀溏，脉弦紧为汤方辨证。

（4）本方合五苓散为胃苓汤，以泄泻成水样便为汤方辨证。

（5）本方与四逆散合用，名曰四逆平胃散，以胸满、胃脘痞满为汤方辨证。

（6）本方与二陈汤合用，名曰平陈汤，以咳嗽、痰多、胃脘痞满为汤方辨证。

（7）本方加神曲、山楂，名曰曲楂平胃散，以小儿厌食为汤方辨证。

（8）本方加藿香、半夏，名曰不换金正气散，以夏季泄泻、胃脘痞满为汤方辨证。

9. 藿香正气散

【功用】解表化湿，理气和中。

【主治】外感风寒，内伤湿滞证。

【方歌】藿香正气大腹苏，甘桔陈苓术朴俱，夏曲白芷加姜枣，和中解表气化湿。

【体会】

（1）本方汤方辨证：夏季外感，泄泻呕吐。

（2）本方可用于夏季急性胃肠炎。

（3）本方可用于夏季所有疾病。

10. 茵陈蒿汤

【功用】清热利湿退黄。

【主治】湿热黄疸。

【方歌】茵陈蒿汤治黄疸，阴阳寒热细推详，阳黄栀子大黄入，阴黄附子与干姜，亦有不用茵陈者，仲景栀子柏皮汤。

【经典】《伤寒论》236 条云："阳明病，发热汗出者，此为热越，不能发黄也，但头汗出，身无汗，齐颈而还，小便不利，渴引水浆者，此为瘀热在里，身必发黄，茵陈蒿汤主之。"

《伤寒论》260 条云："伤寒七八日，身黄如橘子色，小便不利，腹微满者，茵陈蒿汤主之。"

《伤寒论》261 条云："伤寒身黄发热，栀子柏皮汤主之。"

《金匮要略》13 条云："谷疸之为病，寒热不食，食即头眩，心胸不安，久久发黄，为谷疸，茵陈蒿汤主之。"

【体会】

（1）本方汤方辨证：阳黄。

（2）黄疸：面目一身俱黄，称黄疸，分为阳黄、阴黄。由于湿热熏蒸出现的黄而鲜明如橘子色属阳黄；由于寒湿郁阻出现的黄而晦暗如烟熏色属阴黄。

（3）茵陈蒿汤与五苓散合用，名曰茵陈五苓散，去桂枝名曰茵陈四苓散。

（4）三月茵陈四月蒿，五月茵陈当柴烧。

（5）《金匮要略》云："然黄家所得，从湿得之。"

（6）古人云："治湿不利小便，非其治也。"

11. 八正散

【功用】清热泻火，利水通淋。

【主治】湿热淋证。

【方歌】八正通草与车前，萹蓄大黄滑石研，草稍瞿麦兼栀子，煎加灯草效应见。

【体会】

（1）本方汤方辨证：膀胱湿热证。

（2）膀胱湿热证：尿频、尿急、尿热、尿痛。

（3）本方可用于急性尿路感染。

12. 三仁汤

【功用】宣畅气机，清利湿热。

【主治】湿温初起及暑温夹湿。

【方歌】三仁爬竹竿，朴通滑夏来。

【经典】《温病条辨》43 条云："头痛，恶寒，身重疼痛，舌白，不渴，脉弦细而濡，面色淡黄，胸闷不饥，午后身热，状若阴虚，病难速已，名曰湿温，汗之则神昏耳聋，甚则目瞑不欲言，下之则洞泄，润之则病深不解。长夏、深秋、冬日同法，三仁汤主之。"

【体会】

（1）本方汤方辨证：湿热证。

（2）湿热证：胸闷、呕恶、头身困重、舌苔黄腻、脉濡数。

（3）寒湿证：胸闷、呕恶、头身困重、舌苔白腻、脉濡缓。

（4）三仁汤中的三仁：杏仁宣上焦，蔻仁畅中焦，薏苡仁利下焦，共奏宣上、畅中、渗下之功效。

13. 藿朴夏苓汤

【功用】解表化湿。

【主治】暑湿泄泻。

【方歌】藿朴夏苓杏苡仁，猪苓泽泻豉蔻仁。

【体会】

（1）本方汤方辨证：暑湿泄泻，以湿偏盛。

（2）本方与藿香正气散均治暑湿泄泻，但藿香正气散善治暑湿泄泻偏表证，本方善治湿邪偏盛。

14. 黄芩滑石汤

【功用】清热利湿。

【主治】湿温邪在中焦。

【方歌】黄芩滑石湿热蒸，苓皮腹皮蔻仁用，通草猪苓导湿热，宣气利尿是其功。

【经典】《温病条辨》63 条云："脉缓，身痛，舌淡黄而滑，渴不多饮，或竟不渴，汗出热解，继而复热，内不能运水谷之湿，外复感时令之湿，发表攻里，两不可施，误认伤寒，必转坏证，徒清热则湿不退，徒祛湿则热愈炽，黄芩滑石汤主之。"

【体会】

（1）本方汤方辨证：小便热痛。

（2）本方可用于小便不利，浮肿，舌苔黄腻。

（3）很多汤方辨证：抓主证就在方歌里。

15. 甘露消毒丹

【功用】利湿化浊，清热解毒。

【主治】湿温时疫。

【方歌】甘露消毒蔻藿香，茵陈滑石通草菖，芩翘贝母射干薄，暑疫湿温为末尝。

【体会】

（1）本方汤方辨证：咽痛+湿热证。

（2）临证治疗咽痛要观其脉证，知犯何逆，随证治之。

（3）胡兰贵教授辨咽痛：①咽痛，疲乏无力，脉虚大，清暑益气汤加蝉衣；②咽痛，大便秘结，扁桃体肥大，疏风清热汤主之；③咽痛，舌苔滑腻，脉浮缓，甘露消毒丹主之；④咽痛，微恶寒，舌苔薄黄，脉浮数，银翘散主之；⑤咽痛，往来寒热，脉弦，柴胡桂枝汤加蝉蜕、薄荷主之；⑥咽痛，咳嗽，脉弦滑，柴胡枳桔汤主之；⑦咽痛，恶寒发热，头身疼痛，脉浮紧，柴葛解肌汤主之；⑧咽痛，高热，脉浮数，高烧灵验方主之；⑨咽痛，舌苔白腻，舌质紫暗，半夏散主之；⑩咽痛，病程长，腰痛，尺脉大，补阴益气煎主之。

16. 当归拈痛汤

【功用】利湿清热，疏风止痛。

【主治】湿热相搏，外受风邪证。

【方歌】当归拈痛羌防升，猪泽茵陈芩葛明，二术苦参知母草，疮疡湿热服皆应。

【体会】

（1）本方汤方辨证：湿热所致的疮疡、关节疼痛。

（2）本方可用于风湿性关节炎、类风湿关节炎，属湿热或兼有湿热。

（3）本方可用于疮疡、流脓滴水者，必要时根据《金匮要略》所云"浸淫疮，黄连粉主之"外涂。

（4）本方可用于红斑狼疮。

17. 宣痹汤

【功用】清热祛湿，通络止痛。

【主治】湿热痹证。

【方歌】宣痹防己杏苡仁，滑石翘半栀子民，赤小豆加晚蚕沙，湿热痹证肢节痛。

【体会】

（1）本方汤方辨证：关节红肿热痛（湿热痹）。

（2）当归拈痛汤与本方均为治疗湿热证的方剂，当归拈痛汤擅长清热除湿兼能祛风，以湿热风湿在表为主；而本方没有祛风的作用，重点是清湿热。

18. 二妙散

【功用】清热燥湿。

【主治】湿热下注。

【方歌】二妙散中苍柏煎，湿热痿弱筋骨峻，加入牛膝名三妙，再加薏仁为四妙。

【体会】

（1）本方汤方辨证：湿热所致的湿疹、带下、痿病。

（2）本方是治疗痿病的代表方。

（3）本方多用于其他方剂中，如芪脉三妙汤、类风灵验方。

（4）《黄帝内经》云："湿热不攘，大筋软短，小筋弛长，软短为拘，弛长为痿。"故有湿热致痿的说法。

19. 五苓散

【功用】利水渗湿，温阳化气。

【主治】蓄水证，水湿内停，痰饮。

【方歌】五苓散是利水剂，二苓泽泻白术桂。

【经典】《伤寒论》71条云："太阳病，发汗后，大汗出，胃中干，烦躁不得眠，欲得饮水者，少少与饮之，令胃气和则愈，若脉浮，小便不利，微热消渴者，五苓散主之。"

《伤寒论》74条云："中风发热，六七日不解而烦，有表里证，渴欲饮水，水入则吐者，名曰水逆，五苓散主之。"

《伤寒论》386条云："霍乱，头痛，发热，身疼痛，热多欲饮水者，五苓散主之。寒多不用水者，理中丸主之。"

《金匮要略》31条云："假令瘦人脐下有悸，吐涎沫而癫眩，此为水，五苓散主之。"

【体会】

（1）本方汤方辨证：小便不利，浮肿。

（2）本方是利水的首选药。

（3）本方与茵陈蒿汤合用，名曰茵陈五苓散，治疗湿热黄疸。

（4）本方与平胃散合用，名曰胃苓散，主治夏秋季节的泄泻。

（5）本方与防己黄芪汤合用，名曰防己五苓汤，治疗下肢浮肿。

（6）本方与越婢汤合用，名曰越婢五苓汤，主治面目一身浮肿的急性肾炎。

20. 猪苓汤

【功用】利水清热，养阴。

【主治】水热互结证。

【方歌】猪苓汤是利水剂，二苓泽泻滑石胶。

【经典】《伤寒论》223条云："若脉浮发热，渴欲饮水，小便不利者，猪苓汤主之。"

《伤寒论》319条云："少阴病，下利六七日，咳而呕渴，心烦不得眠者，猪苓汤主之。"

《金匮要略》17 条云："夫诸病在脏，欲攻之，当随其所得而攻之，如渴者，与猪苓汤，余皆仿此。"

《金匮要略》13 条云："呕吐而病在膈上，后思水者，解，急与之。思水者，猪苓散主之"（不是猪苓汤）（猪苓散中用茯苓，呕吐思水加白术）。

【体会】

（1）本方汤方辨证：小便不利，兼有阴虚证。

（2）临证对于阴虚水肿，烦渴失眠有佳效。

（3）《金匮要略》云："夫诸病在脏，欲攻之，当随其所得而攻之，如渴者与猪苓汤，余皆仿此。"提示我们不要一见口渴就滋阴，必要时要利水，乃水湿阻滞，津液不能上承所致。

（4）猪苓具有抗癌作用。

21. 防己黄芪汤

【功用】益气祛风，健脾利水。

【主治】风水或风湿。

【方歌】防己黄芪金匮方，白术甘草枣生姜。

【经典】《金匮要略》22 条云："风湿，脉浮身重，汗出恶风者，防己黄芪汤主之。"

《金匮要略》22 条云："风水，脉浮身重，汗出恶风者，防己黄芪汤主之。"

【体会】

（1）本方汤方辨证：下肢浮肿。

（2）《金匮要略》云："风湿，脉浮身重，汗出恶风者，防己黄芪汤主之。"若喘者，加麻黄半两；胃中不和，加芍药三分；气上冲者，加桂枝三分；下有陈寒者，加细辛三分，服后当如虫行皮中，从腰下如冰，后坐被上，又以一被绕腰以下，温令微汗瘥。

（3）本方与五苓散合用，名曰防己五苓散，用于下肢浮肿，下肢踝关节疼痛。

（4）本方与木防己合用，可治疗痛风。

（5）本方与木防己汤、桂枝白虎汤合用加薏苡仁，名曰痹证合方，治疗下肢浮肿，关节痛，风湿斑。

22. 防己茯苓汤

【功用】益气通阳利水。

【主治】皮水。

【方歌】防己茯苓芪桂草，四肢浮肿皮水病。

【经典】《金匮要略》24 条云："皮水为病，四肢肿，水气在皮肤中，四肢聂聂动者，防己茯苓汤主之。"

【体会】

（1）本方汤方辨证：水肿，四肢聂聂动者。

（2）本方可用于皮水。

23. 五皮饮

【功用】利水消肿。

【主治】皮水。

【方歌】五皮饮用五般皮，陈茯姜桑大腹皮，或以五加易桑白，脾虚腹胀此方宜。

【体会】

（1）本方汤方辨证：水肿、腹胀、小便不利。

（2）本方可用于脾虚湿盛引起的妊娠水肿、肾炎水肿、肺心病水肿。

24. 苓桂术甘汤

【功用】温阳化饮，健脾利湿。

【主治】痰饮。

【方歌】苓桂术甘汤，水饮心悸尝。

【经典】《伤寒论》67 条云："伤寒若吐若下后，心下逆满，气上冲胸，起则头眩，脉沉紧，发汗则动经，身为振振摇者，茯苓桂枝白术汤主之。"

《金匮要略》16 条云："心下有痰饮，胸胁支满，目眩，苓桂术甘汤主之。"

《金匮要略》17 条云："夫短气有微饮，当从小便去之，苓桂术甘汤主之，肾气丸亦主之。"

《金匮要略》4 条云："夫心下有留饮，其人背寒冷如水大，苓桂术甘汤主之。"

【体会】

（1）本方汤方辨证：痰饮，背寒冷如掌大。

（2）《金匮要略》云："病痰饮者，当以温药和之。"

（3）《金匮要略》云："其人素盛今瘦，水走肠间，沥沥有声，谓之痰饮。"

（4）《金匮要略》云："脉得诸沉，当责有水。"

（5）本方与柴平汤合用治疗胃脘痞满。

（6）本方与小柴胡汤合用治疗冠心病。

25. 肾著汤（甘姜苓术汤）

【功用】祛寒除湿。

【主治】肾著病。

【方歌】甘姜苓术汤，腰部冷痛常。

【经典】《金匮要略》16 条云："肾著之病，其人身体重，腰中冷，如坐水中，形如水状，反不渴，小便自利，饮食如故，病属下焦，身劳汗出，衣里冷湿，久久得之，腰以下冷痛，腹重如带五千钱，甘姜苓术汤主之。"

【体会】

（1）本方汤方辨证：腰部冷痛。

（2）肾著：风寒湿邪客于腰部，著而不去，以腰部冷痛为主，肾为腰之府，故曰肾著。

（3）一见腰痛，并非肾虚，如本方用于寒湿所致的腰痛，因为过腰的经脉有冲、任、督、带、足太阳、足太阴。

（4）本方多蕴含于很多方剂中，如逍遥散。

26. 真武汤

【功用】温阳利水。

【主治】脾肾阳虚，水气内停，太阳病发汗太过，阳虚水泛证。

【方歌】真武汤壮肾中阳，茯苓术芍附生姜。

【经典】《伤寒论》82 条云："太阳病发汗，汗出不解，其人仍发热，心下悸，头眩，身𥉂动，振振欲擗地者，真武汤主之。"

《伤寒论》316 条云："少阴病，二三日不已，至四五日，腹痛，小便不利，四肢沉重疼痛，自下利者，此为有水气，其人或咳、或小便利、或下利、或呕者，真武汤主之。"

【体会】

（1）本方汤方辨证：心悸、水肿、阳虚证。

（2）本方是温阳利水的著名方剂。

（3）临证可用于心阳虚的水肿。

（4）临证可用于心阳虚衰的心功能不全。

（5）发汗太过，既可伤阴，又可伤阳，具体问题具体对待，阳虚者，发汗伤阳；阴虚者，发汗伤阴。古人云："寸脉弱者，不可发汗，发汗则亡阳；尺脉弱者，不可发汗，发汗则亡阴。"

（6）《黄帝内经》云："阳气者，精则养神，柔则养筋。"说明了阳气的功能，发汗太过，损伤阳气，不能养筋，故出现筋惕肉瞤。

27. 附子汤

【功用】温经助阳，祛寒除湿。

【主治】阳虚寒湿证。

【方歌】附子汤温肾壮阳，茯苓术芍附党参，阳虚寒湿内入侵，祛寒除湿功效彰。

【经典】《伤寒论》304条云："少阴病，得之一二日，口中和，其背恶寒者，当灸之，附子汤主之。"

《伤寒论》305条云："少阴病，身体痛，手足寒，骨节痛，脉沉者，附子汤主之。"

【体会】

（1）本方汤方辨证：腰部冷痛，下肢关节疼痛。

（2）本方用于下肢关节炎，以关节冷痛为主。

（3）应用本方可配合灸法。

（4）应用本方可治疗舌冷，出凉气。

（5）本方多配合其他方剂应用，如逍遥散加附子（真武汤），再加入党参含义有三：一是加入四君子汤；二是加入附子汤；三是《黄帝内经》所说："悲则气消"，意在补气。

28. 实脾饮

【功用】温阳健脾，行气利水。

【主治】阳虚水肿（阴水）。

【方歌】实脾苓术与木瓜，甘草木香大腹加，草果附姜兼厚朴，虚寒阴水效堪夸。

【体会】

（1）本方汤方辨证：腹胀，下肢浮肿。

（2）阴水：来势徐，发病缓，水肿先从足部开始，然后遍及全身，以腰以下肿甚为特点（虚肾脾）。

（3）本方是治疗阴水的主要方剂。

（4）本方与真武汤均有温阳利水的作用，真武汤偏于温肾，实脾饮偏于暖脾。

（5）本方可用于阳虚所致的慢性肾小球肾炎、肝硬化腹水。

29. 萆薢分清饮

【功用】温暖下元，利湿化浊。

【主治】虚寒白浊。

【方歌】萆薢分清石菖蒲，草稍乌药益智俱，或益茯苓盐煎服，通心固肾浊精驱。

【体会】

（1）本方汤方辨证：小便混浊，尿白。

（2）临证可用于慢性前列腺炎、乳糜尿。

30. 完带汤

【功用】补脾疏肝，化湿止带。

【主治】脾虚肝郁，湿浊带下。

【方歌】完带二术山药参，芍药甘草车前陈，芥穗柴胡共为用，妇人白带此方珍。

【体会】

（1）本方汤方辨证：白带，脉缓。

（2）缓脉：一息四至，来去怠缓，主湿又主虚（缓者脾虚也，缓者湿盛也，缓者主虚也）。

（3）本方是治疗白带的主方。

（4）本方可用于脉缓的心动过缓冠心病。

（5）应用本方一定要注意剂量，白术 40g，山药 30g，陈皮 3g，黑芥穗 3g，柴胡 3g。

第十六节　祛　痰　剂

1. 祛痰剂——凡以祛痰药为主，具有消除痰饮作用，治疗各种痰病的方剂，统称祛痰剂。

2. 痰饮——稠者为痰，稀者为饮，皆为水湿代谢的病理产物，乃湿聚而成。"在肺则咳，在胃则呕，在头则眩，在心则悸，在背则冷，在胁则胀，其变不可胜穷也"，故有"百病多由痰作祟"的说法。

3. 痰饮的形成——肺、脾、肾三脏功能失调，尤其是脾生湿，湿生痰，故有"脾为生痰之源，肺为贮痰之器"。因此，治痰不理脾胃，非其治也。故景岳云："五脏之病，虽俱能生痰，然无不由乎脾肾。"就是说治痰要着眼于生痰之本（脾肾），故认为二陈汤为一切痰饮的总方。

4. 祛痰剂配伍理气药的机制——痰随气而升降，气壅则痰滞，气顺则痰消，故治痰剂中常配合理气药，庞安时说："善治痰者，不治痰而治气，气顺则一身之津液亦随气而顺矣。"如临证用的柴胡枳桔汤、四逆香佛二花汤都遵循此原则。

5. 应用祛痰剂的注意事项——首先要分清寒痰、热痰、风痰、燥痰的不同，慎用滋阴药物，防止壅滞留邪，病久不愈。

6. 二陈汤

【功用】燥湿化痰，理气和中。

【主治】湿痰咳嗽。

【方歌】二陈汤用半夏陈，益以茯苓甘草臣。

【体会】

（1）本方汤方辨证：咳嗽痰多，胃脘痞满。

（2）二陈汤是以半夏、陈皮放置陈久者为良，故方以"二陈"为名。

（3）二陈汤应该是陈皮、半夏、茯苓、甘草加乌梅、生姜而成。

加生姜：①降逆化痰；②制半夏之毒。

加乌梅：酸敛肺气，制半夏温燥（临证后两药少用）。

（4）本方是祛痰剂的总方，多与其他方剂合用，如平陈汤、金水六君煎。

（5）本方多蕴含在其他方剂中，如六君子汤、柴平汤、苓桂术甘汤。

（6）很多方剂都是在本方的基础上加减而成，如导痰汤（二陈汤用半夏陈，益以茯苓甘草臣，再加枳实与南星，汤名导痰此方行）。

7. 温胆汤

【功用】理气化痰，清胆和胃。

【主治】胆胃不和，痰热内扰证。

【方歌】二陈汤用半夏陈，益以茯苓甘草臣，再加竹茹与枳实，汤名温胆可宁神。

【体会】

（1）本方汤方辨证：失眠，脉滑。

（2）《黄帝内经》云："胆者，中正之官，决断出焉。"

（3）本方具有恢复胆的功能，治疗胆怯证。

（4）本方可治疗小儿夜啼。

（5）温胆汤后世医家减生姜用量而治痰热，故方名温胆，而其功用则为清胆。

（6）本方具有安神作用，是治疗失眠的好方剂。

（7）后世将本方发展为十味温胆汤（温胆汤去竹茹加人参、熟地、五味子、酸枣仁、远志而成）。

（8）将温胆汤化成为十四味温胆汤，治疗气阴俱虚、痰湿郁滞的失眠、头晕、嗜睡、癫病（自拟十四温胆汤，芪当参麦五味子，陈夏苓草竹茹实，菖蒲远志生地行）。

（9）温胆汤并无温胆之药，而以温胆名方者，亦以胆为甲木，欲其得春气温和之义耳。

8. 清气化痰汤

【功用】清热化痰，理气止咳。

【主治】痰热咳喘证。

【方歌】清气化痰夏星芩，橘杏枳贝瓜蒌姜，咳嗽痰热稠黄腻，气顺火消痰自行。

【体会】

（1）本方汤方辨证：咳嗽，痰稠色黄，咽痛，脉滑数。

（2）干姜 1g 佐药物之寒凉，不可量大。

9. 小陷胸汤

【功用】清热化痰，宽胸散结。

【主治】痰热互结证。

【方歌】小陷胸汤连夏蒌，宽胸开结涤痰周。

【经典】《伤寒论》138 条云："小结胸病，正在心下，按之则痛，脉浮滑者，小陷胸汤主之。"

【体会】

（1）本方汤方辨证：剑突下疼痛，脉滑。

（2）本方仅三味药组成，其配伍特点是半夏辛温，黄连苦寒，共奏辛开苦降之功。

（3）本方常常蕴含在其他方剂中，如小柴胡加瓜蒌汤、柴胡枳桔汤加半夏（加半夏不是祛痰，而是治胃脘疼痛）。

10. 苓甘五味姜辛汤

【功用】温肺化饮。

【主治】寒饮咳嗽。

【方歌】苓甘五味姜辛汤，温阳化饮常用方，或加杏仁与半夏，寒痰冷饮哮喘尝。

【体会】

（1）本方汤方辨证：咳嗽，痰稀色白，苔白滑。

（2）姜辛味法的配伍是治疗咳嗽痰饮的较好方法，细辛散，五味子收，一散一收，符合肺的一升一降。

（3）《金匮要略》云："病痰饮者，当以温药和之。"因为西医讲的湿啰音（水泡音）正属于中医的痰饮，小儿肺炎，反复用抗生素不效者，说明寒生痰，故可用本方治疗。

（4）《金匮要略》云："冲气即低，而反更咳，胸满者，用桂苓五味甘草汤，去桂加干姜，细辛以治其咳满。"

（5）学习本条告诫我们凡用西药咳嗽加重的，可用苓甘五味姜辛汤，或改用咳嗽合方（苓甘五味姜辛汤加射干麻黄汤加二陈汤）。

11. 半夏白术天麻汤

【功用】燥湿化痰，平肝息风。

【主治】风痰上扰证。

【方歌】半夏白术天麻汤，苓草橘红大枣姜，眩晕头痛风痰证，热盛阴亏切末尝。

【体会】

（1）本方汤方辨证：眩晕、呕吐、舌苔白腻。

（2）眩晕的原因有三：一是诸风掉眩皆属于肝；二是无痰不作眩；三是无虚不作眩。

（3）景岳云："眩晕，虚者十居其八九，兼火兼痰者仅一二耳。"

（4）《医学心悟》云："经云，诸风掉眩皆属肝木是也，逍遥散主之；有湿痰壅遏者，书云，头旋眼花，非天麻、半夏不除是也，半夏白术天麻汤主之；有气虚挟痰者，书曰：清阳不升，浊阴不降，则上重下轻也，六君子汤主之；亦有肾水不足，虚火上炎者，六味汤。亦有命门火衰，真阳上泛者，八味汤。此治眩之大法也。"

第十七节　消　食　剂

1. 消食剂——凡以消食药为主，具有健脾消食、除痞化积的作用，治疗食积停滞的方剂，统称消食剂，此剂的用法属八法中的消法。

2. 消食剂的适应证——饮食停滞（食积）。

3. 食积的三要素

（1）嗳腐吞酸。

（2）舌苔厚腻。

（3）脉滑。

4. 保和丸

【功用】消食和胃。

【主治】食积。

【方歌】保和神曲与山楂，苓夏陈翘菔子加，曲糊为丸麦汤下，亦可方中用麦芽。

【体会】

（1）本方汤方辨证：嗳腐吞酸，舌苔厚腻，脉滑。

（2）本方是治疗食积的通用方剂。

（3）本方与越鞠丸合用，名曰越鞠保和丸（溶石胶囊），治疗胆囊炎、胆结石、黄疸。

（4）越鞠保和丸的汤方辨证：胃脘痞满，脉滑。

第十八节　驱　虫　剂

1. 驱虫剂——凡以驱虫药为主，具有驱虫或杀虫作用，治疗人体寄生虫的方剂，统称驱虫剂。

2. 驱虫剂的配伍特点——寒热并用，温脏安蛔，邪正兼顾。

3. 乌梅丸

【功用】温脏安蛔。

【主治】蛔厥证。

【方歌】乌梅丸用细辛桂，党参附子椒姜继，黄连黄柏及当归，温脏驱蛔寒厥剂。

【经典】《伤寒论》326 条云："厥阴之为病，消渴，气上撞心，心中疼热，饥而不欲食，食则吐蛔，下之利不止。"

《伤寒论》338 条云："伤寒脉微而厥，至七八日，肤冷，其人躁无暂安时者，此为脏厥，非蛔厥也，蛔厥者，其人当吐蛔，令病者静，而复时烦者，此为脏寒，蛔上入其膈，故烦，须臾复止，得食而呕，又烦者，蛔闻食臭出，其人常自吐蛔。蛔厥者，乌梅丸主之。又主久利。"

【体会】

（1）本方汤方辨证：脐周疼痛。

（2）本方是上热下寒的代表方。

（3）《伤寒论》338 条指出乌梅丸又主久利，告诫我们本方可用于非特异性溃疡性结肠炎。

第十九节　涌　吐　剂

1. 涌吐剂——凡以涌吐药为主，具有涌吐痰涎、宿食等作用，以治疗痰涎、食积、误食毒药的方剂，统称涌吐剂，此剂用法属八法中的吐法。

2. 涌吐剂的注意事项——涌吐剂作用迅猛，易伤胃气，应中病即止，若服药后呕吐不止，可服姜汁少许或服用冷粥，冷开水以止之。

3. 瓜蒂散

【功用】涌吐痰涎宿食。

【主治】痰涎宿食，壅滞胸脘证。

【方歌】瓜蒂散中赤小豆，豆豉汁调酸苦凑。

【体会】

（1）本方汤方辨证：宿食痰涎。

（2）《黄帝内经》云："辛甘发散为阳，酸苦涌泄为阴。"

（3）凡酸苦相配，均有催吐的作用。

第二十节　方剂临证思路——汤方辨证

方剂临证思路，我将其称之为"汤方辨证"，这是我在临床治病中，继承了前人"抓主证、用经方"的古训，把每个方剂在临床中应用必不可少的症状或脉象或舌象或证型，效仿张仲景XXX汤证，如"桂枝汤证"、"麻黄汤证"、"大青龙汤证"……总结出来的临床应用指征，称之为"汤方辨证"。

一、辛温解表剂

1. 麻黄汤证——恶寒发热，身痛无汗。

2. 大青龙汤证——不汗出而烦躁。

3. 桂枝汤证——汗出、恶风、脉浮缓。

4. 九味羌活汤证——表寒头痛证。

5. 羌活胜湿汤证——头闷如裹，上半身疼痛。

6. 香薷散证——多用于夏季风寒感冒。

7. 小青龙汤证——咳喘，胃脘痞满。

8. 射干麻黄汤证——喉中水鸡声。

9. 止嗽散证——感冒咳嗽，以咳嗽咽痒、微恶寒为特点。

10. 金沸草散证——小儿痰多咳嗽，咳而即吐。

二、辛凉解表剂

11. 银翘散证——表热证，以咽痛为主。

12. 桑菊饮证——表热证，以咳嗽为主。

13. 麻杏石甘汤证——热喘。

14. 越婢汤证——阳水。

15. 柴葛解肌汤证——三阳合病的感冒。

三、扶正解表剂

16. 人参败毒散证——气虚外感。

17. 荆防败毒散证——风寒感冒引起的全身疼痛。

18. 参苏饮证——气虚外感的感冒（内伤外感）。

四、泻下剂

19. 大承气汤证——痞满燥实坚。

20. 小承气汤证——阳明腑实证。

21. 调胃承气汤证——便秘。

22. 大黄牡丹汤证——肠痈。

23. 大黄附子汤证——胁痛脉弦紧。

24. 温脾汤证——寒积腹痛。

25. 济川煎证——肾虚便秘。

26. 麻子仁丸证——肠枯便秘。

27. 黄龙汤证——气血亏虚的痞满燥实坚。

28. 增液承气汤证——急性便秘。

29. 宣白承气汤证——喘促不宁痰涎壅滞，大便秘结。

30. 十枣汤证——悬饮。

五、和解剂

31. 小柴胡汤证——七症一脉（往来寒热，胸胁苦满，默默不欲饮食，心烦喜呕，口苦，咽干目眩，脉弦）。

32. 蒿芩清胆汤证——妇女面部蝴蝶斑。

33. 四逆散证——气厥。

34. 逍遥散证——肝郁脾虚证。

35. 痛泻要方证——腹痛即泻。

36. 半夏泻心汤证——泄泻胃脘痞满脉滑。

37. 生姜泻心汤证——腹中雷鸣下利。

38. 甘草泻心汤证——狐惑病。

39. 黄连汤证——胃脘疼痛。

40. 大柴胡汤证——少阳阳明合病。

41. 防风通圣散证——疮疡。

42. 葛根黄芩黄连汤证——太阳与阳明合病的下利。

六、清热剂

43. 白虎汤证——四大一黄证（大汗、大热、大渴、脉大、舌苔黄燥）。

44. 竹叶石膏汤证——胃气胃阴两伤。

45. 清营汤证——营分证。

46. 犀角地黄汤证——血分证。

47. 普济消毒饮证——可用于流行性腮腺炎。

48. 仙方活命饮证——为疮疡之圣药，外科之首方。

49. 导赤散证——口舌生疮，小便短赤。

50. 龙胆泻肝汤证——肝经循行部位的湿热证。

51. 泻青丸证——肝经郁火。

52. 左金丸证——烧心吐酸。

53. 泻白散证——肺热咳喘证（肺经郁火）。

54. 苇茎汤证——肺痈。

55. 清胃散证——胃火牙痛。

56. 玉女煎证——阴虚牙痛（虚火牙痛）。

57. 芍药汤证——血痢。

58. 白头翁汤证——热痢。

59. 六一散证——清热利尿。

60. 清暑益气汤证——疲乏无力，汗出，脉虚大。

61. 青蒿鳖甲汤证——夜热早凉。

62. 当归六黄汤证——阴虚火旺的盗汗证。

七、温里剂

63. 理中汤证——脘腹冷痛。

64. 桂枝人参汤证——表证泄泻。

65. 小建中汤证——腹痛，面色无华，夏季手足热，冬季手足冷。

66. 大建中汤证——腹中寒出现，有头足。

67. 吴茱萸汤证——厥阴头痛。

68. 四逆汤证——四肢厥冷，脉微欲绝。

69. 当归四逆汤证——血虚寒厥（血虚引起的手足逆冷）。

70. 黄芪桂枝五物汤证——肩痛。

71. 阳和汤证——阴疽，类风湿关节炎。

八、补益剂

72. 四君子汤证——脾气虚。

73. 参苓白术散证——脾虚湿胜泄泻。

74. 资生丸证——久泻。

75. 补中益气汤证——气虚清阳不升。

76. 玉屏风散证——表虚自汗。

77. 生脉散证——心悸汗出，气阴两虚证。

78. 四物汤证——血虚证。

79. 当归补血汤证——血虚发热证。

80. 归脾汤证——心脾两虚证。

81. 八珍汤证——气血两虚证。

82. 泰山磐石散证——胎动不安。

83. 六味地黄丸证——肾阴虚。

84. 左归饮证——肾阴不足证。

85. 大补阴丸证——阴虚火旺证。

86. 炙甘草汤证——脉结代，心动悸。

87. 一贯煎证——肝肾阴虚，胁肋疼痛。

88. 百合固金汤证——咳嗽咳血。

89. 益胃汤证——胃阴虚。

90. 肾气丸证——肾阳虚。

91. 右归饮证——便溏阳痿。

92. 地黄饮子证——颜面痉挛、口疮、半身不遂。

93. 龟鹿二仙胶证——腰膝酸软，两眼昏花，阳痿遗精。

九、固涩剂

94. 真人养脏汤证——久泻脱肛。

95. 四神丸证——五更泄。

96. 桃花汤证——虚寒型的下利脓血。

97. 金锁固精丸证——遗精。

98. 桑螵蛸散证——遗尿失眠。

99. 缩泉丸证——遗尿。

100. 固冲汤证——月经过多，崩漏。

101. 固经丸证——热迫血行的月经过多。

102. 易黄汤证——黄带。

十、安神剂

103. 朱砂安神丸证——阴虚血虚，心火亢盛的失眠。

104. 磁朱丸证——失眠、耳鸣、耳聋。

105. 天王补心丹证——阴血亏虚的失眠。

106. 酸枣仁汤证——虚烦不得眠（失眠加阴虚证）。

107. 甘麦大枣汤证——脏躁。

十一、开窍剂

108. 安宫牛黄丸证——高热神昏谵语。

109. 苏合香丸证——寒闭证。

十二、理气剂

110. 越鞠丸证——梅核气。

111. 柴胡疏肝散证——胸胁胀痛。

112. 四磨汤证——胸膈满胀，肝气郁结。

113. 瓜蒌薤白白酒汤证——胸痹。

114. 半夏厚朴汤证——梅核气。

115. 厚朴温中汤证——腹胀腹痛脉弦紧。

116. 良附丸证——胃脘疼痛，胸满胁痛。

117. 金铃子散证——胸腹胁肋疼痛。

118. 橘核丸证——睾丸肿痛疝气。

119. 暖肝煎证——少腹冷痛。

120. 苏子降气汤证——胸膈满闷，痰多稀白，舌苔白腻。

121. 定喘汤证——咳喘痰黄微恶风寒。

122. 旋覆代赭汤证——嗳气胃脘痞满。

123. 橘皮竹茹汤证——呃逆，脉虚数（胃虚有热之呃逆）。

124. 丁香柿蒂汤证——呃逆。

十三、理血剂

125. 桃核承气汤证——蓄血证。

126. 血府逐瘀汤证——胸满胸痛，痛如针刺。

127. 通窍活血汤证——瘀血所致的头面部症状。

128. 膈下逐瘀汤证——胁下刺痛，瘀血闭经。

129. 少腹逐瘀汤证——少腹刺痛。

130. 身痛逐瘀汤证——身痛，夜间为甚。

131. 补阳还五汤证——中风半身不遂。

132. 复元活血汤证——久病所致的眩晕。

133. 温经汤证——痛经有血块，甚则闭经，少腹冷痛。

134. 生化汤证——产后恶露不尽。

135. 桂枝茯苓丸证——妇女腹部瘀块。

136. 失笑散证——心腹刺痛。

137. 活络效灵丹证——瘀血所致的心腹诸痛，关节疼痛。

138. 丹参饮证——心胃诸痛。

十四、止血剂

139. 四生丸证——血热妄行。

140. 小蓟饮子证——尿热、尿痛、尿血。

141. 黄土汤证——阳虚便血。

十五、治风剂

142. 川芎茶调散证——偏头痛。

143. 独活寄生汤证——气血不足，腰膝疼痛，气血不足，脉虚大或细。

144. 大秦艽汤证——上半身风湿痛。

145. 乌头汤证——类风湿关节炎。

146. 牵正散证——口眼㖞斜。

147. 消风散证——皮肤瘙痒，疹点色红。

148. 消风散证——身痒，胃脘痞满，大便稀。

149. 羚角钩藤汤证——高热痉厥。

150. 镇肝息风汤证——肝阳上亢。

151. 天麻钩藤汤证——肝阳上亢所致的头痛头晕。

152. 大定风珠证——抽搐，舌红少津，脉细数。

十六、治燥剂

153. 杏苏散证——小儿咳嗽，咳而即吐（大人咳嗽，胃脘痞满）。

154. 桑杏汤证——身热+燥邪犯肺。

155. 清燥救肺汤证——燥邪犯肺。

156. 沙参麦冬汤证——肺胃阴分证。

157. 麦门冬汤证——肺胃阴虚。

158. 养阴清肺汤证——白喉。

159. 玉液汤证——消渴。

160. 增液汤证——口渴，大便秘结。

十七、祛湿剂

161. 平胃散证——胃脘痞满，舌苔厚腻。

162. 藿香正气散证——夏季外感，泄泻呕吐。

163. 茵陈蒿汤证——阳黄。

164. 八正散证——膀胱湿热证。

165. 三仁汤证——湿热证：胸闷、呕恶、头身困重、舌苔黄腻、脉濡数。

166. 藿朴夏苓汤证——暑湿泄泻，以湿偏盛。

167. 黄芩滑石汤证——小便热痛。

168. 甘露消毒丹证——咽痛+湿热证。

169. 当归拈痛汤证——湿热所致的疮疡，关节疼痛。

170. 宣痹汤证——关节红肿，热痛（湿热痹）。

171. 二妙散证——湿热所致的湿疹带下，痿病。

172. 五苓散证——小便不利，浮肿。

173. 猪苓汤证——小便不利，兼有阴虚证。

174. 防己黄芪汤证——下肢浮肿。

175. 防己茯苓汤证——水肿，四肢聂聂动者。

176. 五皮散证——水肿、腹胀、小便不利。

177. 苓桂术甘汤证——痰饮，背寒冷如掌大。

178. 肾著汤（甘姜苓术汤）证——腰部冷痛。

179. 真武汤证——心悸、水肿、阳虚证。

180. 附子汤证——腰部冷痛，下肢关节疼痛。

181. 实脾饮证——腹胀，下肢浮肿。

182. 萆薢分清饮证——小便混浊，尿白。

183. 完带汤证——白带，脉缓。

十八、祛痰剂

184. 二陈汤证——咳嗽痰多，胃脘痞满。

185. 温胆汤证——失眠，脉滑。

186. 清气化痰汤证——咳嗽，痰稠色黄，咽痛，脉滑数。

187. 小陷胸汤证——剑突下疼痛，脉滑。

188. 苓甘五味姜辛汤证——咳嗽，痰稀色白，苔白滑。

189. 半夏白术天麻汤证——眩晕，呕吐，舌苔白腻。

十九、消食剂

190. 保和丸证——嗳腐吞酸，舌苔厚腻，脉滑。

二十、驱虫剂

191. 乌梅丸证——脐周疼痛。

二十一、涌吐剂

192. 瓜蒂散证——宿食痰涎。

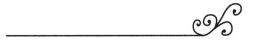

第四部分　《黄帝内经》临证秘笈

第一节　概　　述

1. 中医的四大经典——《内经》(《黄帝内经》)、《伤寒》(《伤寒论》)、《金匮》(《金匮要略》)、《温病》(《温病学》)。

2. 我国第一部医学专著是——《黄帝内经》，包括《灵枢》、《素问》两部分，各9卷81篇，合为18卷162篇，奠定了中医理论的基础，它的出现标志着中医理论体系的确立。

3. 被历代医家尊之为"医家之宗"的著作是——《黄帝内经》。

4.《黄帝内经》的成书年代和作者——成书于秦汉—战国（约 557 年），说明《黄帝内经》绝不是出自一个人的手笔，绝不是一个时代、一个地方的医学成就，而是一个相当长的时间内，各医学家们经验的总结汇编。书名冠以"黄帝"亦仅是伪托之辞。

5.《黄帝内经》的命名——内，相对于外而言；经，常也、法也、径也，是常道、规范的意思。

6.《素问》的命名——素者，本也；问者，黄帝问岐伯也。含有问答之意。

7.《灵枢》的命名——灵者，灵验；枢者，关键，即针刺灵验，以针刺为主，故曰《灵枢》又称《针经》。

8. 最早提到《黄帝内经》书名的是西汉刘歆的《七略》，但已绝传，现在文献中最早记载的是东汉班固的《汉书·艺文志》。

9.《素问》之名，始见于东汉末年张仲景《伤寒杂病论》的"自序"中。

10.《灵枢》最早称为《九卷》，首见于汉代张仲景《伤寒论》的"自序"中，晋代王叔和《脉经》称《灵枢》为《九卷》，晋代皇甫谧《针灸甲乙经》，称《针经》，并提到《黄帝内经》包括《素问》和《针经》两部分，有《针经》九卷，《素问》九卷，二九十八卷，即《黄帝内经》也。

11. 学习《黄帝内经》的方法如下。

（1）要通读原文。

（2）要分析原文的理论原则。

（3）要理解《黄帝内经》的理论体系。

（4）要理论与实践相结合。

第二节　养　　生

1. 养生——就是保养生命的意思。

2. 养生学说——研究如何保养身体健康以延年益寿的原则和方法的一门学说。

3. 养生的法则——《素问·上古天真论》云："上古之人，其知道者，法于阴阳，和于术数，食饮有节，起居有常，不妄作劳，故能形与神俱，而尽终其天年，度百岁乃去。"（背）

4. 养生的主导思想——《素问·上古天真论》云："虚邪贼风，避之有时，恬惔虚无，真气从之，精神内守，病安从来。"（背）

5. 养生须注意的事项

（1）把顺应自然作为养生的重要原则（法于阴阳）。

（2）把调摄精神情志作为养生的重要措施（恬惔虚无）。

（3）重视保养正气在养生中的主导作用（真气从之）。

6. 人体肾气与生长发育、生殖的关系——《素问·上古天真论》云："女子七岁，肾气盛，齿更发长；二七而天癸至，任脉通，太冲脉盛，月事以时下，故有子；三七，肾气平均，故真牙生而长极；四七，筋骨坚，发长极，身体盛壮；五七，阳明脉衰，面始焦，发始堕；六七，三阳脉衰于上，面皆焦，发始白；七七，任脉虚，太冲脉衰少，天癸竭，地道不通，故形坏而无子也。丈夫八岁，肾气实，发长齿更；二八，肾气盛，天癸至，精气溢泻，阴阳和，故能有子；三八，肾气平均，筋骨劲强，故真牙生而长极；四八，筋骨隆盛，肌肉满壮；五八，肾气衰，发堕齿槁；六八，阳气衰竭于上，面焦，发鬓颁白；七八，肝气衰，筋不能动，天癸竭，精少，肾脏衰，形体皆极，八八，则齿发去。肾者主水，受五脏六腑之精而藏之，故五脏盛乃能泻。今五脏皆衰，筋骨懈堕，天癸尽矣，故发鬓白，身体重，行步不正，而无子耳。"（背）

7. 天癸——肾中精气充盛到一定程度产生的一种促性腺发育成熟的物质。

8.《素问·四气调神大论》云："春三月，此谓发陈（推陈出新）……夏三月，此谓蕃秀（蕃茂秀美）……秋三月，此谓容平（容，生物的形态。平，平定。万物形态平定，不再繁盛生长）……冬三月，此谓闭藏（生机潜伏，阳气内藏）……"，"夫四时阴阳者，万物之根本也。所以圣人春夏养阳，秋冬养阴，以从其根，故与万物沉浮于生长之门"。（背）

（1）四气——指四时春生、夏长、秋收、冬藏的生化作用和规律。

（2）四气调神——顺应四时的生化作用和规律来调摄精神意志活动，称为"四气调神"。

（3）学习《素问·四气调神大论》的体会如下。

1）人是自然中的一员，生活习惯一定要与自然相吻合。

2）治疗疾病应时时紧扣人与自然界的密切关系，不论治疗何病，春天重在治肝，夏天重在治心，秋天重在治肺，冬天重在治肾。

3）疑难病证，辨不清时，可根据季节开药。例如，春天的关节疼痛，可用升阳益胃汤（升阳益胃芪术参，黄连半夏草陈茯，泽泻防风羌独活，柴胡白芍枣姜生）。

4）一定要遵循古人提出的"春夏养阳，秋冬养阴"的原则。例如，夏季穴位贴敷治疗各种慢性病，均采用温性药物，就是指"春夏养阳"。而温病有"冬不藏精，春必病温"的说法，就是指"秋冬养阴"。

9. 治未病——《素问·四气调神大论》云："是故圣人不治已病治未病，不治已乱治未乱，此之谓也。夫病已成而后药之，乱已成而后治之，譬犹渴而穿井，斗而铸锥，不亦晚乎。"（背）

学习治未病的体会

（1）首先要了解治未病，一是未病先防，二是既病防变。

（2）张仲景是继承《黄帝内经》的典范，如《金匮要略》云："夫治未病者，见肝之病，知肝传脾，当先实脾。"

（3）逍遥散就是治未病的典型方剂，符合仲景提出的"见肝之病，知肝传脾，当先实脾"的理论。

10.《黄帝内经》教我们如何做人——《素问·气交变大论》云："夫道者，上知天文，下知地理，中知人事，可以长久。"

第三节　阴阳五行

1. 阴阳的基本概念——《素问·阴阳应象大论》云："阴阳者，天地之道也，万物之纲纪，

变化之父母，生杀之本始，神明之府也，治病必求于本。"（背）

（1）阴阳应象大论——关于阴阳在自然界和人体有相对应的理论。

（2）神明之府——指自然界运动变化的内在动力场所。

（3）阴阳——对自然界相互关联的某些事物和现象对立双方的概括，即含有对立统一的概念。

2. 《素问·阴阳应象大论》云："故积阳为天，积阴为地。阴静阳躁，阳生阴长，阳杀阴藏，阳化气，阴成形，寒极生热，热极生寒。寒气生浊，热气生清。清气在下，则生飧泄，浊气在上，则生䐜胀。此阴阳反作，病之逆从也。"（背）

（1）飧泄——即大便有不消化的食物，又称完谷不化。

（2）寒气生浊，热气生清——寒气的凝固作用生成浊阴，热气的升腾作用产生清阳。浊，痰湿之类的病理产物。清，水谷精微。

（3）脾与胃的生理——纳运结合、升降相因、燥湿相济。

（4）脾与胃的病理——清气在下，则生飧泄；浊气在上，则生䐜胀。

3. 人体清气与浊气的特性——《素问·阴阳应象大论》云："清阳出上窍，浊阴出下窍；清阳发腠理，浊阴走五脏；清阳实四肢，浊阴归六腑。"（背）

学习"清阳出上窍，浊阴出下窍"的体会如下。

（1）人体凡属清阳的应该在上在表，凡属浊阴的应该在下在里。

（2）凡耳聋、耳堵均属清阳不能出上窍之故，临证可用益气聪明汤（益气聪明汤蔓荆，升葛参芪黄柏并；再加芍药炙甘草，耳聋目障服之清）。

（3）痤疮乃阴阳反作或见大便秘结，可用既能升清又能降浊的清暑益气汤。

（4）鼻渊乃浊阴不能下、清阳不能升，可用升清降浊的清暑益气汤或用调理气机的柴胡枳桔汤。

（5）上午眩晕乃清阳不能上升，根据上午清阳上升之时，故可用清暑益气汤治之。

4. 壮火与少火的关系——《素问·阴阳应象大论》云："壮火食气……少火生气。"（背）

（1）壮火——指邪热亢盛之火，最能损伤人体的正气，即壮火食气。

（2）少火——指人体生理之火，具有养神柔筋的作用，即少火生气。

5. 五味分阴阳——《素问·至真要大论》云："辛甘发散为阳，酸苦涌泄为阴，咸味涌泄为阴，淡味渗泄为阳。"（背）

6. 阴阳偏胜的病理——《素问·阴阳应象大论》云："阴胜则阳病，阳胜则阴病；阳胜则热，阴胜则寒。"（背）

7. 疾病的转化——《素问·阴阳应象大论》云："重寒则热，重热则寒，寒极生热，热极生寒。"（背）

8. 中医学的病机总纲—— 阳胜则热，阴胜则寒；阳虚则寒，阴虚则热。

（1）阳胜则阴病——阳胜必然损伤人体的阴液。

（2）阴胜则阳病——阴胜必然损伤人体的阳气。

（3）阳胜则热——阳邪所致的热性病的性质而言。

（4）阴胜则寒——阴邪所致的寒性病的性质而言。

（5）阳虚则寒——阳气虚损不能制阴，阴相对偏亢的虚寒证。

（6）阴虚则热——阴液不足不能制阳，阳相对偏亢的虚热证。

（7）《素问·通评虚实论》云："邪气盛则实，精气夺则虚。"

（8）《素问·调经论》所云"阳虚则外寒"与《素问·阴阳应象大论》所云"阳虚则寒"的区别：前者指感受外邪，卫阳被遏，故恶寒，属实证；后者指机体阳气虚损不能温煦机体出现的畏寒，属虚证。

（9）《素问·调经论》所云"阴虚则内热"与《素问·阴阳应象大论》所云"阴虚则热"的区别：前者指劳倦伤脾，脾气不运，水谷精气滞留胃中，郁而化热，其实质是脾气虚发热，因脾属阴，故又称"阴虚生内热"，如李杲所阐发的升阳益气、甘温之法以除气虚发热；后者是说阴虚则热，是阴液不足，虚火内生。一为气虚，一为阴虚，本质不同。

（10）《素问·调经论》所云"阳盛则外热"与《素问·阴阳应象大论》所云"阳胜则热"的区别：前者是感受寒邪，卫阳被遏，郁而发热，属表证发热；后者是感受阳邪所致的发热，属实热证。

（11）《素问·调经论》所云"阴盛则内寒"与《素问·阴阳应象大论》所云"阴盛则寒"的区别：前者指下焦寒盛，上焦阳虚所致的内寒证，即现在的胸痹；后者指一切脏腑受寒，两者略有不同。

（12）学习《素问·调经论》的体会：调经，即调理经脉，以达到脏腑的阴阳平衡，这就是经脉与五脏相同之理；通过学习本篇，懂得了病因分类的方法；通过学习本篇，懂得了恶寒、畏寒的最原始东西；尤其是本篇提出阴虚则内热，实际指气虚发热，掌握了气虚发热的机制，劳倦伤脾，水谷精气留于胃中，郁而化热。

9. 五邪致病的病机——《素问·阴阳应象大论》云："风胜则动，热胜则肿，燥胜则干，寒胜则浮，湿胜则濡泻。"（背）

（1）学习"寒胜则浮"的体会：寒胜则浮，是由于阳虚则寒，主要指肾阳不足不能蒸腾水液出现的浮肿，临证可用济生肾气丸治之。

（2）学习"湿胜则濡泻"的体会：根据治湿不利小便非其治也的理论，临证多用胃苓汤治之。

（3）湿胜则濡泻——濡泻，又称湿泻，湿邪伤脾所致。

10. 《素问·阴阳应象大论》云："重阴必阳，重阳必阴。故曰：冬伤于寒，春必温病；春伤于风，夏生飧泄；夏伤于暑，秋必痎疟；秋伤于湿，冬生咳嗽。"（背）

11. 阴阳的属性——《素问·阴阳应象大论》云："天地者，万物之上下也；阴阳者，血气之男女也；左右者，阴阳之道路也；水火者，阴阳之征兆也；阴阳者，万物之能始也。"

12. 阴阳的互根互用——《素问·阴阳应象大论》云："阴在内，阳之守也；阳在外，阴之使也。"

13. 调阴阳的注意事项——《素问·阴阳应象大论》云："调此二者奈何？岐伯曰：能知七损八益，则二者可调；不知用此，则早衰之节也。年四十，则阴气自半也，起居衰矣；年五十，体重，耳目不聪明矣；年六十，阴痿，气大衰，九窍不利，下虚上实，涕泣俱出矣。"

学习本条的体会如下。

（1）调阴阳首先要重视肾精的损伤，保养肾精，不保养肾精，阴阳不调也。

（2）老年人涕泣俱出乃肾气不足也。

14. 疾病早期治疗的重要性——《素问·阴阳应象大论》云："故邪风之至，疾如风雨，故善治者治皮毛，其次治肌肤，其次治筋脉，其次治六腑，其次治五脏。治五脏者，半死半生也。"

15. 邪气侵犯人体的表现——《素问·阴阳应象大论》云："天之邪气，感则害人五脏；水谷之寒热，感则害于六腑；地之湿气，感则害皮肉筋脉。"

学习本条的体会如下。

（1）六淫易侵害五脏，如外感寒邪入肺使人感冒。

（2）饮食的寒热容易损伤六腑，如过食生冷损伤脾胃。

（3）湿邪容易引起湿疹，可用二妙散。

16. 阴阳学说和整体观念在针刺中的运用——《素问·阴阳应象大论》云："故善用针者，从阴引阳，从阳引阴，以右治左，以左治右。"（背）

17. 治病的原则——《素问·阴阳应象大论》云："善诊者，察色按脉，先别阴阳；审清浊而知部分；视喘息、听音声而知所苦；观权衡规矩而知病所主；按尺寸、观浮沉滑涩而知病所生。以治无过，以诊则不失矣。"（背）

（1）权衡规矩——权为秤锤，衡为秤杆，作圆之器曰规，为方之器曰矩。这里指四时脉象而言，即《素问·脉要精微论》所说："春应中规，夏应中矩，秋应中衡，冬应中权。"

（2）学习权衡规矩的体会：即诊脉四时与脉象的关系，春弦夏洪秋浮（毛）冬沉（石）。

18. 季节气候对人体的病理影响——《素问·金匮真言论》云："春善病鼽衄，仲夏善病胸胁，长夏善病洞泄寒中，秋善病风疟，冬善病痹厥。"

（1）鼽衄——鼽，鼻塞流涕；衄，鼻出血（指衄血）。

（2）仲夏——农历五月为夏秋之中。

（3）洞泄寒中——洞泄，泄泻无度。寒中，即内寒。

（4）风疟——疟疾的一种。

（5）痹厥——关节痹痛，手足麻木，逆冷等症。

19. 藏精的重要性——《素问·金匮真言论》云："夫精者，身之本也，故藏于精者，春不病温。"

20. 昼夜分阴阳——《素问·金匮真言论》云："阴中有阴，阳中有阳。平旦至日中，天之阳，阳中之阳也；日中至黄昏，天之阳，阳中之阴也；合夜至鸡鸣，天之阴，阴中之阴也；鸡鸣至平旦，天之阴，阴中之阳也，故人亦应之。"

21. 阴阳说明人体的组织结构——《素问·宝命全形论》云："人身有形，不离阴阳。"外为阳，内为阴；背为阳，腹为阴；脏为阴，腑为阳；上为阳，下为阴；体表为阳，体内为阴；体表为阳，体内为阴；阳经行于肢体的外侧，阴经行于肢体的内侧。（背）

22. 至阴——"至"意义有二：一为至极之含义；二为上下转枢之含义。此处为上下转枢之含义。

23.《黄帝内经》说明阴阳的无限可分性——《素问·阴阳离合论》云："阴阳者，数之可十，推之可百，数之可千，推之可万，万之大，不可胜数，然其要一也。"

第四节 藏 象

1. 藏象——藏，指藏于体内的内脏；象，指表现于外的生理病理现象。"象"，形象也，藏居于内，象见于外，故曰藏象。

2. 藏象学说的形成

（1）古代的解剖知识。

（2）长期对人体生理病理的观察。

（3）反复的医疗实践。

3. 藏象的含义——《素问·六节藏象论》："帝曰：藏象何如？岐伯曰：心者，生之本，神之变也；其华在面，其充在血脉，为阳中之太阳，通于夏气。肺者，气之本，魄之处也；其华在毛，其充在皮，为阳中之太阴，通于秋气。肾者，主蛰，封藏之本，精之处也，其华在发，其充在骨，为阴中之少阴，通于冬气。肝者，罢极之本，魂之居也；其华在爪，其充在筋，以生血气，其味酸，其色苍，此为阳中之少阳，通于春气。脾、胃、大肠、小肠、三焦、膀胱者，仓廪之本，营之居也，名曰器，能化糟粕，转味而入出者也；其华在唇四白，其充在肌，其味甘，其色黄，此至阴之类，通于土气。凡十一脏，取决于胆也。"（背）

（1）蛰——指冬眠伏藏之虫。

（2）罢极之本——罢即疲，即劳困的意思。肝主筋，筋主运动，肝是耐受疲劳的根本。

（3）唇四白——即口唇。

（4）"凡十一脏取决于胆也"解释有二：一是胆者少阳春升之意，春气升则万化安。故胆气春升，则余脏从之，所以十一脏皆取决于胆；二是胆为足少阳胆经，属半表半里之经，亦曰中正之官，又曰奇恒之腑，能通达阴阳，而十一脏皆取乎此也。

（5）学习"凡十一脏取决于胆"的体会：有些疾病分不清表里、分不清虚实可从胆治，如顽固性肾炎可用温胆汤，又如头晕、失眠、心悸、疲乏、嗜睡、手足心热、咽喉不利等多脏腑证候存在时，根据"凡十一脏取决于胆"的理论可用十四味温胆汤治之。

4. 十二脏的功能——《素问·灵兰秘典论》云："心者，君主之官也，神明出焉。肺者，相傅之官，治节出焉。肝者，将军之官，谋虑出焉。胆者，中正之官，决断出焉。膻中者，臣使之官，喜乐出焉。脾胃者，仓廪之官，五味出焉。大肠者，传道之官，变化出焉。小肠者，受盛之官，化物出焉。肾者，作强之官，伎巧出焉。三焦者，决渎之官，水道出焉。膀胱者，州都之官，津液藏焉，气化则能出矣。"（背）

（1）肺主治节——即治理调节，肺辅佐心脏调节全身的气血津液。

（2）膻中概念有三：一是心包络；二是上气海；三是膻中穴。

（3）心包络——包在心脏外面的包膜，预防外邪入侵的作用。

（4）小肠的泌清别浊功能有三：①将胃的下容物进一步消化吸收，并且分清水谷精微和糟粕；②将水谷精微转输于脾输布全身，糟粕送大肠；③将多余的水分渗入膀胱，经小便排出，故有小肠主液的说法。

（5）关于魄门为五脏之使，水谷不得久藏的意义：指出了魄门的开闭依赖心神的主宰，肝气的条达，脾气的升提，肺气的宣降，肾气的固摄，同时与气机的调畅、魄门的功能正常有密切的关系。

（6）学习本条的体会：治疗便秘不能一味攻下，要注意肝气的条达、脾气的升提，两者都与魄门有关，如临证用润肠丸、柴胡加龙骨牡蛎汤、柴胡加芒硝汤、柴平汤加大黄、焦山楂都是从肝治疗；清暑益气汤治疗便秘都是从脾气的升提入手，因此魄门与五脏关系密切。

5. 奇恒之腑——《素问·五脏别论》云："脑、髓、骨、脉、胆、女子胞，此六者，地气之所生也，皆藏于阴而象于地，故藏而不泻，名曰奇恒之腑。"（背）

6. 五脏的功能——《素问·五脏别论》云："所谓五脏者，藏精气而不泻也，故满而不能实。"即化生和储藏精气。（背）

7. 六腑的功能——《素问·五脏别论》云："六腑者，传化物而不藏，故实而不能满也。"即受盛和传化水谷。（背）

8. 胃在人体的重要性——《灵枢·五味》云："胃者，五脏六腑之海也，水谷皆入于胃，五脏六腑皆禀气于胃。"（背）

指出临证治病一定要注意顾护"胃气"。因为胃者五脏之本也，有胃气则生，无胃气则死，胃气无损，诸可无虑。

9. 四海——《灵枢·海论》云："人亦有四海，十二经水，经水者，皆注于海。海有东西南北，命曰四海。黄帝曰：以人应之奈何？岐伯曰：人有髓海，有血海，有气海，有水谷之海，凡此四者，以应四海也；胃为水谷之海；冲脉者，为十二经脉之海；膻中者，为气之海；脑为髓之海。"（背）

10. 四海有余不足的病证——《灵枢·海论》云："气海有余者，气满胸中，悗息面赤；气海不足，则气少不足以言。血海有余，则常想其身大，怫然不知其所病，血海不足，亦常想其身小，狭然不知其所病；水谷之海有余，则腹满；水谷之海不足，则饥不受谷食；髓海有余，则轻劲多力，自过其度；髓海不足，则脑转耳鸣，胫酸眩冒，目无所见，懈怠安卧。"（背）

（1）太过与不及——"至而未至谓之不及，未至而至谓之太过"（背）。

（2）自过其度的概念有二：一是超过一般人的寿命；二是指耐劳而超其常度。

11. 《灵枢·本输》云："胆者，中精之腑；胃者，五谷之腑；小肠者，受盛之腑；膀胱者，津液之腑；三焦者，中渎之腑；三焦者，孤腑也。"（背）

（1）中精之腑——指胆附于肝之短叶间，内藏清净胆汁，名曰中精之腑。胆者，中精之腑。

（2）中渎之腑——中，谓脏腑之中。渎，是水道。三焦具有主持人体气化和通行水道的功能，所以称为中渎之腑。

（3）孤腑——指三焦在脏腑中唯它最大，且五脏与之匹配，故曰孤腑，三焦者，孤腑也。

12. 《灵枢·本输》云："少阴属肾，肾上连肺，故将两脏。"（背）

（1）少阴属肾，肾上连肺，故将两脏：将，统率之义。少阴经脉属肾，肾合膀胱上连于肺，故将两脏也，即肺与肾的经脉相连，肾主水，肺为水之上源，两者对水液代谢有重要作用。故有人提出肾也可从肺论治。

朱进忠老先生认为原文是"少阳属肾，肾上连肺，故将两脏"。

指肺肾的病变可从少阳胆经治之，少阳乃春生之气，一年之计在于春，如肺心病引起的水肿、咳嗽、遗尿可用咳嗽遗尿方。

13. 《素问·太阴阳明论》云："伤于风者，上先受之；伤于湿者，下先受之。"（背）

14. 食物在人体的转化过程——《素问·经脉别论》云："食气入胃，散精于肝，淫气于筋。食气入胃，浊气归心，淫精于脉，脉气流经，经气归于肺，肺朝百脉，输精于皮毛。毛脉合精，行气于府，府精神明，留于四脏，气归于权衡，权衡以平，气口成寸，以决死生。"

（1）毛脉合精——肺主皮毛，心主血脉；肺藏气，心藏血，毛脉合精即气血相合。

（2）学习本条的体会如下。

1）胃与肝有着密切的关系，"食气入胃，散精于肝"，告诫人们饥饿时疲乏无力，食后疲乏无力好转的原理，指出治疗疲乏无力，可以从肝胃论治，临证可用柴平汤、逍遥平胃散。

2）"食气入胃，浊气归心"，说明胃与心有着密切的关系，告诫人们饥饿时出现的心悸，食后好转的原理，指出了临证治疗心悸不可一味治心，必要时治胃，如黄连汤治疗期前收缩，苓桂术甘汤治疗心悸。

3）指出了"气口成寸，以决死生"的原理，即食气入胃，将营养物质输布于肺，肺朝百脉，输布于全身，诊寸口可知全身的情况。

15. 水液在体内的代谢过程——《素问·经脉别论》云："饮入于胃，游溢精气，上输于脾，脾气散精，上归于肺，通调水道，下输膀胱，水精四布，五经并行。合于四时五脏阴阳，揆度以为常也。"（背）

（1）游溢精气——精气满溢。

（2）学习"上输于脾，脾气散精，上归于肺"的体会：后世"培土生金法"及"化痰治脾"的理论均来源于本条，方药多用六君子汤；临证见到咳喘、食欲不振的病人，其病在脾，其制在肝，治疗时采用疏肝健脾的方法，其目的一方面防止肝克脾，另一方面杜绝木侮金，临证可用逍遥六君子汤。

（3）学习"通调水道，下输膀胱"的体会如下。

1）为后世提出"肺为水之上源"、"水肿治肺"提壶揭盖法的理论渊源。

2）根据"肺为水之上源"，提壶揭盖法的理论指导，临证治疗肺引起的水肿可用越婢汤。

16. 五脏与七窍的关系——《灵枢·脉度》云："五脏常内阅于上七窍也。故肺气通于鼻，肺和则鼻能知臭香矣；心气通于舌，心和则舌能知五味矣；肝气通于目，肝和则目能辨五色矣；脾气通于口，脾和则口能知五谷矣；肾气通于耳，肾和则耳能闻五音矣。五脏不和则七窍不通，六腑不和则留为痈。"（背）

（1）学习"六腑不和则留为痈"的体会：六腑属阳，痈为阳证，六腑不通郁而化热，热胜则肉腐，肉腐则成脓，故治疗痈疽一定要通腑，可用防风通圣散。

【方歌】 防风通圣大黄硝，荆芥麻黄栀芍翘；甘桔芎归膏滑石，薄荷芩术力偏饶；表里交攻阳热盛，外科疮毒总能消。

（2）痈的病机——热胜则肉腐，肉腐则成脓。

17. 眼睛与五脏的关系——《灵枢·大惑论》云："五脏六腑之精气，皆上注于目而为之精。精之窠为眼，骨之精为瞳子，筋之精为黑眼，血之精为络，其窠气之精为白眼，肌肉之精为约束，裹撷筋骨血气之精，而与脉并为系，上属于脑，后出于项中。"

（1）学习"肌肉之精为约束"的体会：脾主肌肉，脾主约束，"眼胞属脾称肉轮"根据这一理论临证可用于治疗眼睑下垂（乃脾气虚、清阳不能上升之故），又根据"清阳出上窍，浊阴出下窍"的理论治疗可用东垣清暑益气汤。

（2）五色主病：①青主寒主痛，主瘀，主惊风；②赤主热，赤甚为实热，微赤为虚热；③黄主虚，主湿；④白主虚，主寒，主脱血，主夺气；⑤黑主寒，主痛，主瘀，主水饮（黑主肾虚）。

18. 《素问·五脏生成》云："诸脉者皆属于目，诸髓者皆属于脑，诸筋者皆属于节，诸血者皆属于心，诸气者皆属于肺。"（背）

第五节　精　气　神

1. 精——《灵枢·决气》云："两神相搏，合而成形，常先身生，是谓精。"（背）

2. 气——《灵枢·决气》云："上焦开发，宣五谷味，熏肤、充身、泽毛，若雾露之溉，是谓气。"（背）

3. 津——《灵枢·决气》云："腠理发泄，汗出溱溱，是谓津。"（背）

4. 液——《灵枢·决气》云："谷入气满，淖泽注于骨，骨属屈伸，泄泽补益脑髓，皮肤润泽，是谓液。"（背）

5. 血——《灵枢·决气》云："中焦受气，取汁变化而赤，是谓血。"（背）

6. 脉——《灵枢·决气》云："壅遏营气，令无所避，是谓脉。"（背）

7. 六气亏虚的病证——《灵枢·决气》云："精脱者，耳聋；气脱者，目不明；津脱者，腠理开，汗大泄；液脱者，骨属屈伸不利，色夭，脑髓消，胫酸，耳数鸣；血脱者，色白，夭然不泽，脉脱者，其脉空虚，此其候也。"（背）

8. 《灵枢·决气》云："黄帝曰：六气者，贵贱何如？岐伯曰：六气者，各有部主也，其贵贱善恶，可为常主，然五谷与胃为大海也。"

（1）六气——精、气、津、液、血、脉。

（2）学习"六气各有部主"和"五谷与胃为大海"的体会：指出精、气、津、液、血、脉与五脏各有所属，其六气的生成都来源于胃的水谷之海，即六气来源于胃的观点为后世治疗六气亏损从脾胃着手提供了理论依据。故尤在泾在治疗虚劳病时，气血阴阳俱亏损采用了补益脾胃的方法。

9. 精、神、魂、魄的概念——《灵枢·本神》云："生之来谓之精，两精相搏谓之神，随神往来者谓之魂，并精而出入者谓之魄。"（背）

10. 心、意、志、思、虑、智的概念和相互关系——《灵枢·本神》云："所以任物者谓之心，心有所忆谓之意，意之所存谓之志，因志而存变谓之思，因思而远慕谓之虑，因虑而处物谓之智。"（背）

11. 五脏虚实的生理病理——《灵枢·本神》云："肝藏血，血舍魂，肝气虚则恐，实则怒。脾藏营，营舍意，脾气虚则四肢不用，五脏不安，实则腹胀，经溲不利。心藏脉，脉舍神，心气虚则悲，实则笑不休。肺藏气，气舍魄，肺气虚则鼻塞不利，少气，实则喘喝胸盈仰息。肾藏精，精舍志，肾气虚则厥，实则胀，五脏不安。"

学习"肺气虚则鼻塞不利"的体会如下。

肺气虚出现的鼻炎可用补肺益气的方法治疗，可如清暑益气汤。

12. 营卫的生成——《灵枢·营卫生会》云："人受气于谷，谷入于胃，以传与肺，五脏六腑，皆以受气，其清者为营，浊者为卫，营在脉中，卫在脉外，营周不休，五十而复大会，阴阳相贯，如环无端。"（背）

（1）肺主宣发的功能：①宣发浊气；②宣发水谷精微；③宣发卫气。

（2）卫气的功能：①护卫肌表，防御外邪入侵；②调节腠理开合；③温养脏腑肌肉。

13. 《灵枢·营卫生会》云："黄帝曰：老人之不夜瞑者，何气使然？少壮之人，不昼瞑者，何气使然？岐伯答曰：壮者之气血盛，其肌肉滑，气道通，营卫之行，不失其常，故昼精而夜瞑。老者之气血衰，其肌肉枯，气道涩，五脏之气相搏，其营气衰少而卫气内伐，故昼不精，夜不瞑。"

（1）老年人不寐的机制——"老者之气血衰，其肌肉枯，气道涩，五脏之气相搏，其营气衰少而卫气内伐，故昼不精，夜不瞑。"

（2）青壮年睡眠正常的原理——"壮者之气血盛，其肌肉滑，气道通，荣卫之行，不失其常，故昼精而夜瞑"。

（3）学习本条的体会：治疗老年人失眠应当采用补气养血的法则，临证多用补中益气汤或补阴益气煎（精能生血）。

14. 营气、卫气从何道而来——《灵枢·营卫生会》云："黄帝曰：愿闻营卫之所行，皆何道从来？岐伯答曰：营出于中焦，卫出于下焦。"

15. 上焦所出——《灵枢·营卫生会》云："黄帝曰：愿闻三焦之所出。岐伯答曰：上焦出于胃上口，并咽以上，贯膈而布胸中，走腋，循太阴之分而行，还至阳明，上至舌，下足阳明，常与营俱行于阳二十五度，行于阴亦二十五度，一周也。故五十度而复大会于手太阴矣。"

16. 中焦所出——《灵枢·营卫生会》云："黄帝曰：愿闻中焦之所出。岐伯答曰：中焦亦并胃中，出上焦之后，此所受气者，泌糟粕，蒸津液，化其精微，上注于肺脉，乃化而为血，以奉

生身，莫贵于此，故独得行于经隧，命曰营气。"（背）

17. 下焦所出——《灵枢·营卫生会》云："黄帝曰：愿闻下焦之所出。岐伯答曰：下焦者，别回肠，注于膀胱，而渗入焉。故水谷者，常并居于胃中，成糟粕而俱下于大肠，而成下焦，渗而俱下，济泌别汁，循下焦而渗入膀胱焉。"

18. 营气亦出于上焦——《灵枢·营卫生会》云："黄帝曰：人有热饮食下胃，其气未定，汗则出，或出于面，或出于背，或出于身半，其不循卫气之道而出，何也？岐伯曰：此外伤于风，内开腠理，毛蒸理泄，卫气走之，固不得循其道。此气慓悍滑疾，见开而出，故不得从其道，故命曰漏泄。"

（1）漏泄——皮肤不密，卫气不能固表，为风邪所伤，致汗泄如漏，故称漏泄。

（2）学习本条的体会如下。

1）本条提出了汗走上焦，血汗同源，可以说明营气也出于上焦。

2）漏汗，《黄帝内经》称为漏泄，乃卫气不固、风邪所致。多见头面、背部、半身汗出，治当调和营卫，桂枝汤主之。

19. 卫气亦出于中焦——《灵枢·营卫生会》云："黄帝曰：夫血之与气，异名同类，何谓也？岐伯答曰：营卫者，精气也，血者，神气也。故血之与气，异名同类焉。故夺血者无汗，夺汗者无血。故人生有两死，而无两生。"（背）

学习本条的体会如下。

（1）本条指出了营气、卫气同出一源，说明卫气也出于中焦。

（2）学习"夺血者无汗，夺汗者无血"的体会：即汗血同源，临证治疗产后关节痛不能一味应用祛风药发汗，否则损伤血液，如张仲景云："发汗后，身疼痛，桂枝加芍药、生姜各一两，人参三两新加汤主之。"就是注重"夺血者无汗，夺汗者无血"的原理，在临证多用归芪建中汤治之。

20. 卫气亦出于下焦——《灵枢·营卫生会》云："黄帝曰：人饮酒，酒亦入胃，谷未熟而小便独先下，何也？岐伯答曰：酒者，熟谷之液也，其气悍以清，故后谷而入，先谷而液出焉。"

学习本条的体会如下。

（1）本条说明卫气亦出于下焦。

（2）根据《黄帝内经》一语多义的观点，若饮酒小便多而不醉，说明卫气出于下焦，但亦饮酒汗出多而不醉，说明卫气出于上焦。

21. 三焦的生理特点——《灵枢·营卫生会》云："上焦如雾，中焦如沤，下焦如渎。"（背）

学习三焦所出的体会如下。

（1）三焦所出，上焦出卫气，中焦出营气，下焦为水道（下焦出水液）。

（2）根据《黄帝内经》血与气异名同类，说明卫气也出于中焦，临证如胃肠性感冒，感冒多见口淡乏味，充分说明卫气出于中焦，可用藿香正气散、不换金正气散、柴平汤、归芪建中汤治之。

（3）根据"人饮酒……小便独先下……后谷而入，先谷而液出"的理论说明卫气亦出于下焦，临证如经期感冒乃肝之病，肝藏血，肝为将军之官，肝位于下焦，当予逍遥散治之；遗精后感冒属下焦之病，卫气出于下焦，滋水清肝饮治之。

22. 津液如何化为五液——《灵枢·五癃津液别论》云："黄帝问于岐伯曰：水谷入于口，输于肠胃，其液别为五。天寒衣薄，则为溺与气，天热衣厚则为汗。悲哀气并则为泣。中热胃缓则为唾。邪气内逆，则气为之闭塞而不行，不行则为水胀。余知其然也，不知其何由生，愿闻其道"（稠者为液，稀者为津）。

23. 季节气候对人体的生理影响——《灵枢·五癃津液别论》云："天暑衣厚则腠理开，故汗出，寒留于分肉之间，聚沫则为痛；天寒则腠理闭，气湿不行，水下留于膀胱，则为溺与气"。

24. 宗气的生成、功能——《灵枢·邪客》云："宗气积于胸中，出于喉咙，以贯心脉，而行呼吸焉（简称天地宗）"。（背）

25. 营气的生成、功能——《灵枢·邪客》云："营气者，泌其津液，注之于脉，化以为血，以荣四末，内注五脏六腑，以应刻数焉。"

26. 卫气的生成、功能——《灵枢·邪客》云："卫气者，出其悍气之慓疾，而先行于四末、分肉、皮肤之间而不休者也。昼日行于阳，夜行于阴，常从足少阴之分，间行于五脏六腑。"

27. 经脉的功能——《灵枢·本脏》云："经脉者，所以行血气而营阴阳，濡筋骨，利关节者也。"

28. 卫气的功能——《灵枢·本脏》云："卫气者，所以温分肉，充皮肤，肥腠理，司关合者也。"

腠理——泛指皮肤、肌肉的纹理。

29. 志意的功能——《灵枢·本脏》云："志意者，所以御精神，收魂魄，适寒温，和喜怒者也。"

30. 《素问·调经论》云："血气者，喜温而恶寒，寒则泣不能流，温则消而去之。"

第六节　经　　脉

1. 经络——运行全身气血，联络脏腑肢节，沟通上下内外的通路，是经脉和络脉的总称。经脉是主干，络脉是分支。经，有路径的意思，络有网络的意思，经脉呈纵行走向，循行于脏腑深部，络脉呈网络形，循行于较浅部位。

2. 人形成的基本过程——《灵枢·经脉》云："人始生，先成精，精成而脑髓生，骨为干，脉为营，筋为刚，肉为墙，皮肤坚而毛发长，谷入于胃，脉道以通，血气乃行。"

3. 经脉的主要作用——《灵枢·经脉》云："经脉者，能决死生，处百病，调虚实，不可不通。"

4. 有关经络的名言——"不明十二经络，开口动手便错"，"不明十二经络，犹如夜行无烛"。

5. 一源三歧——冲、任、督三脉起于胞中，出于会阴，分三路并行。

第七节　病　因　病　机

1. 病因——导致疾病发生的原因。

2. 病机——疾病发生、发展变化的机制。

3. 《黄帝内经》关于病因病机的论述——《灵枢·百病始生》云："风雨寒热，不得虚，邪不能独伤人。卒然逢疾风暴雨而不病者，盖无虚，故邪不能独伤人。此必因虚邪之风，与其身形，两虚相得，乃客其形，两实相逢，众人肉坚。"（背）

（1）《灵枢·百病始生》——百病，泛指各种疾病。始生，开始发生。本篇论述各种疾病发生的原因以及邪正之间的关系，故名"百病始生"。

（2）两虚相得——两虚，指外界的虚邪之风与人体正气虚弱。相得，即相结合。

（3）历代关于病因的分类

1）《黄帝内经》将病因分为阴阳两类；《素问·调经论》云："夫邪之生也，或生于阴，或生于阳。其生于阳者，得之风雨寒暑。其生于阴者，得之饮食居处，阴阳喜怒。"

阴阳喜怒——指性生活不节、七情不和。

2）《金匮要略》提出"千般疢难，不越三条：一者经络受邪，入脏腑，为内所因也；二者，四肢九窍血脉相传，壅塞不通，为外皮肤所中也；三者房室、金刃、虫兽所伤。"为后世的三因学说开创了先河。

3）宋代陈无择（陈言）提出了著名的"三因学说"，即内因、外因、不内外因。

4）现代中医基础将病因分为外感病因、内伤病因、病理产物性病因、其他病因。

4. 暑邪的性质——《素问·生气通天论》云："因于暑，汗，烦则喘喝，静则多言，体若燔炭，汗出而散。"

5. 湿邪的性质——《素问·生气通天论》云："因于湿，首如裹，湿热不攘，大筋软短，小筋弛长，软短为拘，弛长为痿。"

学习本条的体会如下。

（1）湿热治痿的名言出于本条。

（2）临证上半身湿邪宜用羌活胜湿汤，下半身湿邪可用二三四妙散。

（3）"前阴者，宗筋之所聚"所以治疗阳痿不可一味温肾壮阳，也可湿热导致阳痿。

6. 风邪的性质——《素问·生气通天论》云："因于气，为肿，四维相代，阳气乃竭。"（背）

（1）四维相代——四维，四方四时，此处指四时邪气。代，更代，意为寒、暑、湿、风（气）四种邪气更替伤人。

（2）临证多用越婢汤。

7. 煎厥——《素问·生气通天论》云："阳气者，烦劳则张，精绝，辟积于夏，使人煎厥。"（背）

（1）煎厥（名词）——病名，是阴虚虚火上炎，阴精竭绝而致气逆昏厥的一种病证。

（2）学习煎厥的体会如下。

1）本条提示人们要保养自己的阴精，勿使阴精亏损，阳气偏亢发生煎厥。

2）临证引申为肾精亏损，阴虚阳亢，使人煎厥，如房事过度、手淫频繁，临证可用滋水清肝饮（房劳）（滋水清肝六味汤，白芍当柴枣栀乡）、加减三才封髓丹（手淫）（加减三才天地人，黄柏草桂与砂仁）。

8. 薄厥——《素问·生气通天论》云："阳气者，大怒则形气绝而血菀于上，使人薄厥。"（背）

9.《黄帝内经》云："饮食自倍，肠胃乃伤"，"膏粱之变，足生大疔。"（背）

10. 阳气的功能——《素问·生气通天论》云："阳气者，精则养神，柔则养筋。"（背）

学习本条的体会如下。

（1）对精神萎靡的患者，要注意补阳，可用金匮肾气丸。

（2）对于筋所引起的病证，也可采用温阳的方法，可用金匮肾气丸。

（3）对于阳虚筋不能动的类风湿关节炎，可用类风经验方。

（4）对于髋痛怕凉，坐冷板凳尤甚者，可用许家松教授提出的金匮肾气丸合暖肝煎。

11. 思想清净是防病的根本——《素问·生气通天论》云："苍天之气，清净则志意治，顺之则阳气固，虽有贼邪，弗能害也，此因时之序"，"故风者，百病之始也。清静则肉腠闭拒，虽有

大风苛毒，弗之能害"。（背）

苛毒——即厉害的毒邪。

12. 阳气一日生长规律——《素问·生气通天论》云："故阳气者，一日而主外，平旦人气生，日中而阳气隆，日西而阳气已虚，气门乃闭。"

学习本条的体会：早晨人气生，说明阳气生发之时，上午的病变多属清阳不升，如早晨头晕，就应当帮助升阳，可用升阳益胃汤、益气聪明汤、清暑益气汤。

13. 阴阳的互根互用——《素问·生气通天论》云："阴者，藏精而起亟也；阳者，卫外而为固也。"（背）

14. 阴阳失调的病理——《素问·生气通天论》云："阴不胜其阳，则脉流薄疾，并乃狂；阳不胜其阴，则五脏气争，九窍不通。"

15. 阴阳失调的病机——《素问·生气通天论》云："凡阴阳之要，阳密乃固，两者不和，若春无秋，若冬无夏，因而和之，是谓圣度。故阳强不能密，阴气乃绝；阴平阳秘，精神乃治；阴阳离决，精气乃绝。"（背）

（1）阴平阳秘，精神乃治——在内的阴气平和，在外的阳气固密，人的精神活动就正常。

（2）阴阳协调的关键——在于阳气必须致密于外，阴气才能固守于内，从而突出了阳气在阴阳协调中的主导作用。

16. 阴阳不能固密出现的伏邪学说——《素问·生气通天论》云："因于露风，乃生寒热。是以春伤于风，邪气留连，乃为洞泄；夏伤于暑，秋为痎疟；秋伤于湿，上逆而咳，发为痿厥；冬伤于寒，春必温病。四时之气，更伤五脏。"

17. 积聚的病因病机——《灵枢·百病始生》云："积之始生，得寒乃生，厥乃成积也。"

18. 出血的病机——《灵枢·百病始生》云："阳络伤则血外溢，血外溢则衄血；阴络伤则血内溢，血内溢则后血。"（背）

（1）阳络——在上在表的络脉。

（2）阴络——在下在里的络脉。

（3）后血——在便出血，此处泛指前后二阴出血。

（4）学习阳络伤的体会如下。

1）阳络伤首选止衄汤。

2）阴络伤首选黄土汤、当归赤小豆汤。

3）治疗便血还应根据中医理论应用方剂，如属气虚出血用补中益气汤，心脾两虚引起的出血应选用归脾汤，气阴两虚引起的出血可选用清暑益气汤，热迫血行引起的出血可用增液承气汤。

19. 人体五脏内伤的病理——《灵枢·百病始生》云："忧思伤心；重寒伤肺；忿怒伤肝；醉以入房，汗出当风伤脾；用力过度，若入房汗出浴，则伤肾，此内外三部之所生病者也。"

（1）内外三部之所生病者——《灵枢·百病始生》云："喜怒不节则伤脏，风雨则伤上，清湿则伤下，三部之气。"

（2）学习本条的体会如下。

1）酒后入房伤肾是因为酒温热使相火妄动，故欲同房。

2）重寒伤肺，《灵枢》云："形寒饮冷则伤肺。"全国著名中医大家洪广祥云："见肝之病，当先识肺。"并提出形寒饮冷易伤肺，因此治疗肺系疾病不宜过用苦寒药物、重寒伤肺，故多用小青龙汤，正如《金匮要略》云："病痰饮者，当以温药和之。"

20. 《素问·举痛论》云："余知百病生于气也，怒则气上，喜则气缓，悲则气消，恐则气下，

寒则气收，炅则气泄，惊则气乱，劳则气耗，思则气结。"（背）

（1）怒则气上——"怒则气逆，甚则呕血及飧泄，故气上矣"。

（2）喜则气缓——"喜则气和志达，荣卫通利，故气缓矣"。

（3）气缓——气和志达，营卫通利，为气机和缓的正常状态，此处"九气皆以病言，缓当缓散不收之意"指暴喜、过喜使心气涣散不收而病。

（4）悲则气消——"悲则心系急，肺布叶举，而上焦不通，荣卫不散，热气在中，故气消矣"。

（5）恐则气下——"恐则精却，却则上焦闭；闭则气还，还则下焦胀，故气不行矣"。

（6）寒则气收——"寒则腠理闭，气不行，故气收矣"。

（7）炅则气泄——"炅则腠理开，荣卫通，汗大泄，故气泄"。

（8）惊则气乱——"惊则心无所倚，神无所归，虑无所定，故气乱矣"。

（9）劳则气耗——"劳则喘息汗出，外内皆越，故气耗矣"。

（10）思则气结——"思则心有所存，神有所归，正气留而不行，故气结矣"。

21. 病机十九条——《素问·至真要大论》云："（属五脏的有）诸风掉眩，皆属于肝；诸寒收引，皆属于肾；诸气膹郁，皆属于肺；诸湿肿满，皆属于脾；诸痛痒疮，皆属于心"；（属五火的有）"诸热瞀瘛，皆属于火；诸禁鼓栗，如丧神守，皆属于火；诸逆冲上，皆属于火；诸躁狂越，皆属于火；诸病胕肿，疼酸惊骇，皆属于火"；（属四热的有）"诸胀腹大，皆属于热；诸病有声，鼓之如鼓，皆属于热；诸转反戾，水液混浊，皆属于热；诸呕吐酸，暴注下迫皆属于热。"（属风寒湿的有）"诸暴强直，皆属于风；诸病水液，澄澈清冷，皆属于寒；诸痉项强，皆属于湿"；（属上下的有）"诸痿喘呕，皆属于上；诸厥固泄，皆属于下。故《大要》曰：谨守病机，各司其属，有者求之，无者求之；盛者责之，虚者责之，必先五胜，疏其血气，令其调达，而致和平。"

（1）《素问·至真要大论》——至，极也；真，纯正；要，切要，纲要；根据运气学说，谨奉天道，合于人身，故曰"至真要大论"。

（2）诸禁鼓栗，如丧神守，皆属于火——诸禁鼓栗属口噤不开，鼓颔战栗，属外寒；如丧神守，火热扰心，属内热。本条指真热假寒。

（3）诸病胕肿，疼酸惊骇，皆属于火——此处胕肿不可当水肿而论，而是腐肿之意，是由于热盛则肉腐出现的疼痛，属火。

（4）诸痿喘呕，皆属于上——痿，即肺热叶焦，发为痿躄；喘，肺气上逆；呕，虽在胃，但肺经环绕胃口，肺气上逆，亦可引起呕吐。

（5）诸厥固泄，皆属于下——阳气衰于下，则为寒厥；阴气衰于下，则为热厥；肾气虚则厥，说明厥发于下部；泄为二便泄利不禁，因肾司二便。

22. 疾病随四时的变化——《灵枢·顺气一日分为四时》云："夫百病者，多以旦慧昼安、夕加夜甚；朝则人气始生，病气衰，故旦慧；日中人气长，长则胜邪，故安；夕则人气始衰，邪气始生，故加；夜半人气入脏，邪气独居于身，故甚也。"

23. 所胜与所不胜——《素问·玉机真脏论》云："五脏受气于其所生，传之于其所胜，气舍于其所生，死于其所不胜。"

学习本条的体会如下。

（1）所胜——我克者为我所胜。

（2）所不胜——克我者为我所不胜。

（3）母子关系——生我者为我母，我生者为我子。

（4）按相克规律传变：相乘病情深重，相侮病情轻浅。

（5）按相生规律传变：母病及子病情轻浅，子病及母病情较重。

24.《素问·经脉别论》云："春秋冬夏，四时阴阳，生病起于过用，此为常也。"（背）

25.《素问·评热病论》云："邪之所凑，其气必虚，阴虚者，阳必凑之。"（背）

26.《素问·通评虚实论》云："邪气盛则实，精气夺则虚。"（背）

27.《素问·宣明五气》云："五劳所伤：久视伤血，久卧伤气，久坐伤肉，久立伤骨，久行伤筋，是谓五劳所伤。"（背）

28.《素问·刺法论》云："余闻五疫之至，皆相染易，无问大小，病状相似，不施救疗，如何可得不相移易者？岐伯曰：不相染者，正气存内，邪不可干，避其毒气。"（背）

29.《素问·阴阳应象大论》云："冬伤于寒，春必温病；春伤于风，夏生飧泄；夏伤于暑，秋必痎疟；秋伤于湿，冬生咳嗽。"（背）

第八节　病　　证

1. 病证的概念——有三：一指疾病；二指症状；三指某一症状为主的一类疾病。

2. 证——疾病在发展过程中某一阶段的病理概括，是一系列症状的罗列总结。

3. 症——即疾病的具体症状，如头痛。

4. 广义的伤寒——《素问·热论》云："今夫热病者，皆伤寒之类也。"（背）

5.《难经》云："伤寒有五：有中风、有伤寒、有湿温、有热病、有温病。"其中"有伤寒"，即为狭义的伤寒。

6. 狭义的伤寒——《伤寒论》第 3 条云："太阳病，或已发热，或未发热，必恶寒，体痛，呕逆，脉阴阳俱紧者，名为伤寒。"

7.《素问·热论》——因本篇对外感发热性疾病的成因、症状、传变、预后和禁忌进行了全面系统的论述，故以"热论"为篇名，即"此论热病，故篇曰'热论'"。

8. 外感热性病的愈后——《素问·热论》云："黄帝问曰：今夫热病者，皆伤寒之类也。或愈或死，其死皆以六七日之间，其愈皆以十日以上者，何也？不知其解，愿闻其故。岐伯对曰：巨阳者，诸阳之属也。其脉连于风府，故为诸阳主气也。人之伤于寒也，则为病热，热虽甚不死，其两感于寒而病者，必不免于死。"

（1）风府——为督脉经穴，在项后正中入发际一寸。

（2）两感——表里两经同时发病。如太阳与少阴两感、阳明与太阴两感、少阳与厥阴两感。

（3）两感预后不良的机制——"两感于寒者"乃指外感热病中起病急、发展快、病情重，预后较差的一类病证，开始发病即表里两经同病，既见表证，又有里证，且很快出现谵妄、厥冷、水浆不入、昏不知人等严重症状，这是符合临床所见某些急性热病的实际情况的。

（4）两感证——临床症状有轻有重，发病情况很不一致，不能千篇一律地判断为死证。

（5）学习本条的体会如下。

1）本条充分地证实了"正气存内，邪不可干；邪之所凑，其气必虚"的理论，提示我们治疗疾病一定要注意护正气，如逍遥散治经期感冒；滋水清肝饮治遗精、房事后感冒。

2）学习本条提示我们对于发热的病人，不能一味地清热解毒、发汗解表，如属两感的范畴，不妨用一下李东垣提出的"甘温除大热"方法。

3）王冰认为：伤寒是感受外邪所引起的发热性疾病，其伤于寒邪者为狭义伤寒，伤于四时邪气者为广义伤寒。

9. 六经热病的主要症状——《素问·热论》云："伤寒一日，巨阳受之，故头项痛，腰脊强；二日，阳明受之，身热，目疼而鼻干；三日少阳受之，胸胁痛而耳聋；四日，太阴受之，腹满而嗌干；五日，少阴受之，口燥舌干而渴；六日，厥阴受之，烦满而囊缩。"

学习六经热病的体会如下。

（1）《伤寒论》六经病证的提纲是依据本条而创立的。

（2）根据少阳受之，胸胁痛而耳聋，临证及《伤寒论》均用柴胡加龙骨牡蛎汤治疗耳鸣、耳聋。

（3）《伤寒论》264 条云："少阳中风，两耳无所闻，目赤，胸中满而烦者，不可吐下，吐下则悸而惊。"

10. 六经热病的治则——《素问·热论》云："帝曰：治之奈何？岐伯曰：治之各通其脏脉，病日衰已矣。其未满三日者，可汗而已；其满三日者，可泄而已。"

（1）《黄帝内经》治热用汗泄是指什么？

《黄帝内经》治热用汗与泄的治则，主要指针刺疗法而言，后世引申为将泄法发展为泄热、攻下、利尿、逐瘀。

（2）《正理伤寒论》曰："脉大浮数，病在表，可发其汗；脉细沉数，病在里，可下之。"（见程士德主编《内经讲义》）

11. 热病的禁忌——《素问·热论》云："岐伯曰：病热少愈，食肉则复，多食则遗，此其禁也。"

学习本条的体会如下。

（1）对于发热的病人饮食上忌肉、忌多食，否则食肉则复，多食则复，多食则遗，病情复发或使病程延长。

（2）热病而强食之，病有所遗，治遗奈何？当调其虚实，偏虚者可用清暑益气汤，偏实者可用高烧灵验方［见《胡兰贵临证效验秘方》（第 2 版）］。

12. 病温与病暑的区别——《素问·热论》云："凡病伤寒而成温者，先夏至日者为病温，后夏至日者为病暑，暑当与汗皆出，勿止。"（背）

（1）温燥——夏末秋初为温燥，桑杏汤主之。

（2）凉燥——深秋初冬为凉燥，杏苏散主之。

（3）学习本条的体会如下。

1）学习本条告诫我们，疾病是具有季节性的，指出温病发于夏至以前，不难联想到"非典"即在夏至以后自然消失。

2）暑病的治疗不可止汗，以清泄暑热为主，若错用止汗收敛之法，必将酿成暑热内闭，关门留寇，引起邪陷心包的危急证候，临证可用黄连解毒汤。

13.《素问·评热病论》云："黄帝问曰：有病温者，汗出辄复热，而脉躁疾不为汗衰，狂言不能食，病名为何？岐伯对曰：病名阴阳交，交者死也。帝曰：愿闻其说。岐伯曰：人所以汗出者，皆生于谷，谷生于精，今邪气交争于骨肉而得汗者，是邪却而精胜也。精胜，则当能食而不复热。复热者，邪气也。汗者，精气也。今汗出而辄复热者，是邪胜也，不能食者，精无俾也。病而留者，其寿可立而倾也。……三死……劳风……"

（1）阴阳交——阳热之邪入于阴分交结不解，是邪盛正衰的一种危重证候。

（2）三死——杨上善注："汗出而热不衰，死有三候：一不能食，二犹脉躁，三者失志。"

（3）劳风——病名，因劳而虚，因虚而感受风邪，故曰劳风。

（4）学习本条的体会如下。

1）本条为东汉张仲景《伤寒论》第 4 条"伤寒一日，太阳受之……为传也"奠定了理论基础。

2）凡温病汗出，若见脉静身凉为邪随汗出的佳兆；若汗出热不退，脉象躁盛，是正不胜邪的凶象。

3）若见烦躁不安，汗出如豆，是温邪劫烁津液，精气耗竭的危候，故后世温病学说提出"治温病宜苛刻顾其津液"及"留得一分津液，便有一分生机"的理论。

4）热病以救阴为先，救阴以泄热为要。

14. 有关咳嗽的名言：（背）

（1）五脏六腑皆令人咳，非独肺也。

（2）脾为生痰之源，肺为贮痰之器。

（3）肺主出气，肾主纳气。

（4）肺为气之主，肾为气之根。

（5）呼出心与肺，吸入肾与肝。

（6）六气皆令人咳，风寒居多。

（7）咳嗽不止于肺，但不离乎于肺。

15. 五脏咳状——《素问·咳论》云："帝曰：何以异之？岐伯曰：肺咳之状，咳而喘息有音，甚则唾血。心咳之状，咳则心痛，喉中介介如梗状，甚则咽肿喉痹。肝咳之状，咳则两胁下痛，甚则不可以转，转则两胁下满。脾咳之状，咳则右胁下痛，阴阴引肩背，甚则不可以动，动则咳剧。肾咳之状，咳则腰背相引而痛，甚则咳涎。"

六腑咳状——《素问·咳论》云："帝曰：六腑之咳奈何？安所受病？岐伯曰：五脏之久咳，乃移于六腑。脾咳不已，胃则受之，胃咳之状，咳而呕，呕甚则长虫出。肝咳不已，则胆受之，胆咳之状，咳呕胆汁。肺咳不已，则大肠受之，大肠咳状，咳而遗失。心咳不已，则小肠受之，小肠咳状，咳而失气，气与咳俱失。肾咳不已，则膀胱受之，膀胱咳状，咳而遗溺。久咳不已，则三焦受之，三焦咳状，咳而腹满，不欲食饮。"

学习《素问·咳论》的体会如下。

（1）《素问·咳论》是以论五脏六腑之咳，各有形状，治法而命名。

（2）咳嗽初期表现为五脏之咳，其总的病机不外乎气机逆乱，临证用柴胡枳桔汤。

（3）咳嗽的初期在五脏，根据治疗宜早的原理，治五脏之咳，可使病不传于六腑，五脏咳状治愈，则六腑咳状亦愈。

（4）五脏之久咳，乃移于六腑，小儿咳而即吐，乃脾咳不已则胃受之，临证多用金沸草散、杏苏散。

（5）五脏之久咳移于六腑，咳而遗尿，乃肾咳不已则膀胱受之，临证可用咳嗽遗尿方。

（6）五脏之久咳移于六腑，咳而遗失，乃肺咳不已则大肠受之，临证可用六君子汤（培土生金法）。

（7）五脏之久咳移于六腑，咳而腹满，不欲饮食，乃久咳不已则三焦受之，临证可用加减小柴胡汤。

（8）心咳之状，咳则心痛，喉中介介如梗状，临证可用参芪丹鸡黄精汤。

16. 《黄帝内经》关于咳嗽强调哪两脏——《素问·咳论》云："此皆聚于胃，关于肺，使人多涕唾，而面浮肿气逆也。"

学习"此皆聚于胃，关于肺"的体会如下。

（1）水饮聚于胃，上逆于肺而为咳，以肺胃关系密切。

（2）《灵枢》所云"形寒饮冷伤肺"，指"其寒饮食入胃，从肺脉上至于肺，则肺寒"，告诫大家咳嗽的患者不宜吃冷食，这也是"形寒饮冷伤肺"的理论依据。

（3）本条指出咳嗽与肺胃密切相关，因此治疗这种咳嗽可用平陈汤。

（4）"聚于胃，关于肺"之语，实为后世"脾为生痰之源，肺为贮痰之器"的理论渊源。

17.《素问·举痛论》云："善言天者，必有验于人；善言古者，必有合于今；善言人者，必有厌于己。"（背）

（1）《素问·举痛论》——因本篇首举寒邪客于脏腑、经脉所引起的多种疼痛为例，因论疼痛，故此命名。

（2）本条是《黄帝内经》第二次强调如何做人。

18. 疼痛的病机总纲——《素问·举痛论》云："经脉流行不止，环周不休，寒气入经而稽迟，泣而不行，客于脉外则血少，客于脉中则气不通，故卒然而痛。"（背）

学习疼痛病机总纲的体会："客于脉外则血少，客于脉中则血气不通"，前一句是虚（即不荣则痛），后一句是实（即不通则痛）。

19. 学习《素问·举痛论》的体会

（1）疼痛的机制：不通则痛，不荣则痛。

（2）疼痛首先考虑寒，因寒主凝滞，寒主痛。

（3）中脘痛属太阴，理中汤；脐腹痛属少阴，真武汤；小腹痛属厥阴，当归四逆汤加吴茱萸；脾胃素虚，饮食不振，香砂六君子汤；外感宿食，藿香正气散。

（4）不荣则痛，临证可用小建中汤，《金匮要略》云："虚劳里急，悸……小建中汤主之。"是治痛用补法的首创。

20. 痹（痹证）——《素问·痹论》云："痹者，闭也。风寒湿三气杂至合而为痹。其风气胜者为行痹，寒气胜者为痛痹，湿气胜者为着痹也。"（背）

学习本条的体会如下。

（1）风为百病之长——风邪常夹寒邪，湿邪合侵人体，为外感病的先导，故曰风为百病之长。

（2）风邪的性质和致病特点——风为阳邪，其性开泄，易袭阳位；风善行而数变；风为百病之长；风性主动。

21. 痹证的分类与季节关系——《素问·痹论》云："帝曰：其有五者何也？岐伯曰：以冬遇此者为骨痹；以春遇此者为筋痹；以夏遇此者为脉痹；以至阴遇此者为肌痹；以秋遇此者为皮痹。"

学习本条的体会如下。

（1）痹证冬天发作与肾有关，应当温肾壮阳，可用类风经验方、强直经验方。

（2）痹证春季发作与肝有关，应当疏肝养血，可用逍遥狗脊汤。

（3）痹证夏季发作与心有关，治以养血通脉，可用炙甘草汤。

（4）痹证长夏发作与脾有关，当健脾祛湿，可用胃苓汤、不换金正气散、推气散。

（5）痹证秋季发作与肺有关，因肺主皮毛，可采用"在皮，汗而发之"理论，选用祛风散寒的方剂，如九味羌活汤。

22. 痹证与五脏的关系——《素问·痹论》云："帝曰：内舍五脏六腑，何气使然？岐伯曰：五脏皆有合，病久而不去者，内舍于其合也。故骨痹不已，复感于邪，内舍于肾；筋痹不已，复感于邪，内舍于肝；脉痹不已，复感于邪，内舍于心；肌痹不已，复感于邪，内舍于脾；皮痹不已，复感于邪，内舍于肺。所谓痹者，各以其时重感于风寒湿之气也。"

学习本条的体会：风湿病与内脏有着密切的关系，根据"正气存内，邪不可干"的理论，治疗本病要注意培补正气，切记不可一见风湿就一味地用祛风除湿药，应当辨清涉及的内脏，分五脏六腑而治之。

23. 营卫之气与痹病的关系——《素问·痹论》云："帝曰：荣卫之气，亦令人痹乎？岐伯曰：荣者，水谷之精气也，和调于五脏，洒陈于六腑，乃能入于脉也，故循脉上下，贯五脏，络六腑也。卫者，水谷之悍气也，其气慓疾滑利，不能入于脉也，故循皮肤之中，分肉之间，熏于肓膜，散于胸腹。逆其气则病，从其气愈，不与风寒湿气合，故不为痹。"（背）

学习本条的体会：治疗风湿病，《黄帝内经》提出注意荣气与卫气的运行，调和荣卫是治疗痹证的关键。故张仲景提出用桂枝加附子汤、新加汤治疗痹证的原理。

24. 痹、痛、不痛、不仁的区别——《素问·痹论》云："痛者，寒气多，有寒故痛也。其不痛不仁者，病久入深，荣卫之行涩，经络时疏，故不通。皮肤不营，故为不仁。"

学习本条的体会如下。

（1）本条指出凡痹证以疼痛为主属寒，应当祛寒，选用温热的方剂。

（2）不痛不仁的属营卫不和，气血不畅，可选用调和营卫、补益气血的方剂，如桂枝加附子汤、归芪建中汤。

25. 不痛的痹证表现——《素问·痹论》云："帝曰：夫痹之为病，不痛何也？岐伯曰：痹在于骨则重；在于脉则血凝而不流；在于筋则屈不伸；在于肉则不仁；在于皮则寒。故具此五者，则不痛也。"

26. 痹证的共同特点——《素问·痹论》云："凡痹之类，逢寒则虫，逢热则纵"（逢寒则剧，逢热则缓）。

27. 学习《素问·痹论》的体会

（1）痹有骨痹、筋痹、脉痹、肌痹、皮痹的不同。

（2）痹证与五脏有密切关系，如肾主骨、肝主筋、心主血脉、脾主肌肉、肺主皮毛。因此治疗痹证应从五个方面多考虑。

（3）由肾引起的痹证以温肾壮阳为主，如类风经验方（类风经验有妙方，淫羊巴戟片姜黄；石斛苁蓉海桐皮，秦艽防己与归芪）。

由肝引起的痹证应疏肝养血，如逍遥狗脊汤；或疏肝理气，如四逆香佛二花汤。

由心引起的痹证应养血通脉为主，如炙甘草汤。

由脾引起的痹证，一是脾为气血生化之源以健脾补气为主，如归芪建中汤；二是脾虚湿盛（内湿）以健脾除湿为主，如胃苓汤。

由肺引起的痹证，肺主皮毛，肺为娇脏，不耐寒热，易被外邪侵袭，根据《黄帝内经》"在皮者，汗而发之"，故采用祛风散寒的法则，如羌活胜湿汤、九味羌活汤（九味羌活用防风，细辛苍芷与川芎；黄芩生地加甘草，三阳解表益姜葱；阴虚气虚人禁用，加减临时在变通）。

（4）切记不可一见风湿就一味地用祛风除湿剂，应当辨清涉及的五脏六腑而治之。

（5）治疗风湿根据《黄帝内经》所说要注意荣气与卫气的运行，调和荣卫是治疗痹证的关键，如张仲景桂枝加附子汤（桂枝附子汤，桂枝去芍药）。

（6）痹证，《黄帝内经》云："痛者，寒气多也，有寒故痛也。其不痛不仁者，病久入深，营卫之行涩……痹在于骨则重，在于脉则血凝而不流在于筋则屈不伸，在于肉则不仁，在于皮则寒。"

（7）各种痹证逢寒则剧，逢热则缓。

（8）类风湿关节炎（骨痹）可用类风经验方。

（9）风湿性关节炎（筋痹）可用逍遥狗脊汤；类风湿关节炎（筋痹）用四逆香佛二花汤。

（10）类风湿关节炎（脉痹）用炙甘草汤。

（11）产后关节痛（肌痹）用归芪建中汤。

（12）风湿性关节炎（肌痹、着痹）用胃苓汤。

（13）皮痹用祛风散寒的方剂。

28. 五脏使人痿，关键在于肺——《素问·痿论》云："五脏因肺热叶焦发为痿躄，此之谓也。"学习本条的体会如下。

（1）《素问·痿论》——痿，指肢体痿软无力。因本篇对痿躄、脉痿、筋痿、肉痿、骨痿的病因、病机、症状、治疗而进行讨论，故名《素问·痿论》。

（2）五脏使人痿，关键在于肺——肺热叶焦，甚则生痿躄，说明痿的病变虽在四肢，根在五脏，关键在肺。《素问·经脉别论》云："食气入胃，浊气归心。淫精于脉，脉气流经，经气归于肺。肺朝百脉，输精于皮毛"，"饮入于胃，游溢精气，上输于脾，脾气散精，上归于肺"。

29.《素问·痿论》云："帝曰：论言治痿者，独取阳明何也？岐伯曰：阳明者，五脏六腑之海，主润宗筋，宗筋主束骨而利机关也。冲脉者，经脉之海也，主渗灌谿谷，与阳明合于宗筋，阴阳揔宗筋之会，会于气街，而阳明为之长，皆属于带脉，而络于督脉。故阳明虚，则宗筋纵，带脉不引，故足痿不用也。"（背）

（1）痿病的治疗原则有三：一是治痿独取阳明；二是"各补其荣而通其俞，调其虚实，和其逆顺"；三是"各以其时受月"（因时制宜）。

（2）学习《素问·痿论》的体会

1）痿病之所以称痿躄，说明了痿躄的病机是肺热叶焦导致五脏痿，而不是"皮痿"。

2）痿病有脉痿、筋痿、肉痿、骨痿、皮痿（痿躄）。血脉空虚而致脉痿；房劳太过，宗筋失养而致筋痿；久居湿地而致肉痿；远行劳倦，水不胜火，骨髓空虚而致骨痿，骨痿者，生于大热也。

3）痿病的治疗临证属肺痿，肺热叶焦者首选清燥救肺汤；由于湿热致痿，多选用杏仁薏苡汤（杏仁薏苡木防己，桂姜半朴白蒺藜）；湿邪致痿可选用振痿汤；治痿独取阳明，阳明热盛，热灼筋脉，多选用桂枝白虎汤；脉痿可选用三甲复脉汤；筋痿者可用逍遥狗脊汤、理筋汤；骨痿可选用大补阴丸（临证用滋水清肝饮、芪脉地黄汤）。

30. 水肿的病机——《素问·水热穴论》云："故其本在肾，其末在肺，皆积水也。帝曰：肾何以能聚水而生病？岐伯曰：肾者，胃之关也，关门不利，故聚水而从其类也。上下溢于皮肤，故为胕肿，胕肿者，聚水而生病也。"（背）

学习本条的体会如下。

（1）肾是胃的关卡，告诫我们临床治疗胃的病变，不要只注意胃，必要时要从肾治疗，我们常用附桂六味膏的原理就在于此。

（2）临床治疗水肿病人，不要一味地去利尿，必要时应胃和肾同治，如胃苓汤与济生肾气丸交替服用。

31. 水肿的治疗原则——《素问·汤液醪醴论》云："平治于权衡，去菀陈莝。"

32. 水肿的治法——《素问·汤液醪醴论》云："开鬼门，洁净府。"

33. 张仲景根据《黄帝内经》开鬼门、洁净府的指导原则，提出："诸有水者，腰以下肿，当利小便；腰以上肿，当发汗乃愈"的治法即渊源于此。

34. 脾瘅的病因病机及治疗——《素问·奇病论》云"帝曰：有病口甘者，病名为何？何以得之？岐伯曰：此五气之溢也，名曰脾瘅。夫五味入口，藏于胃，脾为之行其精气，津液在脾，故令人口甘也；此肥美之所发也；此人必数食甘美而多肥也，肥者令人内热。甘者令人中满，故其气上溢，转为消渴。治之以兰，除陈气也。"

学习本条的体会如下。

（1）脾瘅的病机——脾胃燥热，湿热壅滞，伤津化燥。

（2）脾瘅的主证——口干痞满消渴（中消）。

（3）脾瘅的治则——芳香化湿、醒脾辟浊，用兰草汤（即佩兰一味煎汤当茶饮）。

35. 痈疽的病因病机——《灵枢·痈疽》云："热胜则肉腐，肉腐则成脓。"

学习本条的体会如下。

（1）痈疽的表现——红、肿、热、痛。

（2）痈与疽的鉴别

1）痈为阳证，多见红、肿、热、痛，病变较浅，疮口易敛。

2）疽为阴证，皮色不变，漫肿平坦，脓肿在深部，疮口难以收敛。

36.《素问·调经论》云："血之与气，并走于上，则为大厥，厥则暴死，气复反则生，不反则死。"（背）

37.《素问·厥论》云："黄帝问曰：厥之寒热者何也？岐伯对曰：阳气衰余下，则为寒厥；阴气衰于下，则为热厥……前阴者，宗筋之所聚。"

（1）厥——《伤寒论》第 337 条云："凡厥者，阴阳气不相顺接便为厥，厥者，手足逆冷者是也。"（背）

（2）《素问·厥论》——厥，逆也。厥证，指气血逆乱出现的寒厥、热厥，十二经厥逆诸种厥证的病因、病机、表现、治疗，因讨论厥证，故名"厥论"。

（3）"前阴者，宗筋之所聚"应与"耳为宗脉之所聚"相区别。

（4）厥的含义——《黄帝内经》认为厥有五：

1）气逆的病机，又作厥逆。《素问·阴阳应象大论》云："寒则厥，厥则腹满死。"王冰注云："厥，谓气逆。"

2）手足逆冷症状，如《素问·五脏生成》谓："血……凝于足者为厥。"王冰注云："厥，谓足逆冷也。"

3）突然昏倒，不省人事。如《素问·大奇论》云："暴厥者，不知与人言。"

4）气逆所致的病证，本篇之厥即属于此。

5）有"尽"意，如《灵枢·阴阳系日月》云："两阴交尽，故曰厥阴。"

（5）学习《素问·厥论》的体会

1）仲景云："厥者，阴阳气不相顺接便为厥，厥者，手足逆冷者也。"就是根据《素问·厥论》发展而来。

2）阳衰于下，便为寒厥，临证多用四逆汤。

3）热深厥亦深，热微厥亦微引起的热厥，可用白虎汤治之。

4）气厥可用四逆散。

5）血厥可用当归四逆汤。

6）"前阴者，宗筋之所聚"临床上要注意寒邪容易导致"缩阳证"，因此中医有"肾开窍于耳和二阴"，提示不要坐冷板凳，所以发明了坐垫。

第九节 诊 法

1. 寸口定位——掌后高骨是谓关，关前为阳（寸脉），关后为阴（尺脉），食指找寸脉，中指找关脉，无名找尺脉；左手心肝肾，右手肺脾命，上主上，中主中，下主下，浮取为阳，沉取为阴。

2. 诊脉独取寸口的原理——《素问·五脏别论》云："帝曰：气口何以独为五脏主？岐伯曰：胃者，水谷之海，六腑之大源也。五味入口，藏于胃，以养五脏气，气口亦太阴也。是以五脏六腑之气味，皆出于胃，变见于气口。"

3. 诊脉的时间——《素问·脉要精微论》云："诊法常以平旦，阴气未动，阳气未散，饮食未进，经脉未盛，络脉调匀，气血未乱，故乃可诊有过之脉。"（背）

4. 脉象主病——《素问·脉要精微论》云："夫脉者，血之府也。长则气治，短则气病；数则烦心，脉大则病进；上盛则气高，下盛则气胀；代则气衰，细则气少，涩则心痛。"（背）

学习"脉大则病进，上盛则气高"的体会如下。

（1）"脉大则病进"是异常脉象，尤其是男子脉大，说明体质虚弱（肾虚），故张仲景在《金匮要略》发展为"夫男子平人，脉大为劳，极虚亦为劳"。

（2）"上盛则气高"，如果摸的脉超过寸脉的部位，甚则上鱼际，说明病在上，一般多有头晕或咳嗽、气喘的症状。

5. 五府——《素问·脉要精微论》云："头者，精明之府；背者，胸中之府；腰者，肾之府；膝者，筋之府；骨者，髓之府。"（背）

学习膝为筋之府的体会如下。

（1）《素问·脉要精微论》云："膝者，筋之府，屈伸不能，行则偻附，筋将惫矣。"

（2）膝为筋之府为治疗类风湿关节炎提供了理论依据，因为肝主筋，故治疗类风湿关节炎可以从肝治疗，如四逆香佛二花汤。

（3）"膝者，筋之府，屈伸不能，行则偻附"指偻乃身体屈曲不伸；附乃行动不便，即妇女腰背困痛，屈伸不利属肝之故，临证可用逍遥狗脊汤治之。

6. 人与四时的关系——《素问·脉要精微论》云："四变之动，脉与之上下，以春应中规，夏应中矩，秋应中衡，冬应中权。是故冬至四十五日，阳气微上，阴气微下；夏至四十五日，阴气微上，阳气微下。"

学习本条的体会如下。

（1）张介宾云："夏至一阴生；冬至一阳生。"

（2）季节气候对人体的生理影响——春夏阳气盛，人体气血趋于表，多汗少尿，脉多浮大，秋冬阳气衰，人体气血趋于里，少汗多尿，脉多沉小。

7. 诊脉时医生应持的态度——《素问·脉要精微论》云："是故持脉有道，虚静为保。春日浮，如鱼之游在波；夏日在肤，泛泛乎万物有余；秋日下肤，蛰虫将去；冬日在骨，蛰虫周密，君子居室。"

8. 正常人的脉象——《素问·平人气象论》云："黄帝问曰：平人何如？岐伯对曰：人一呼脉再动，一吸脉亦再动，呼吸定息，脉五动，闰以太息，命曰平人。平人者，不病也。常以不病调病人，医不病，故为病人平息以调之为法。"

学习本条的体会如下。

（1）息——一呼一吸谓之息，呼吸定息。

（2）平脉——正常人的脉象是三部有脉，一吸四至五至，不浮不沉，不大不小，不快不慢，从容和缓，节律一致，尺脉沉取有力。

9. 脉与胃气的关系——《素问·平人气象论》云："平人之常气禀于胃；胃者平人之常气也。

人无胃气曰逆，逆者死。"（背）

（1）常气——正常人的脉气，即胃气。

（2）学习本条的体会如下。

1）后人根据脉气与胃气提出了胃、神、根三个特点。

2）平脉有胃、神、根三个特点，胃即平人的脉象，不浮不沉，不大不小，不快不慢，从容和缓，是谓有胃气；神即脉象柔和有力，节律一致；根即尺脉沉取有力。

10. 虚里诊法——《素问·平人气象论》云："胃之大络，名曰虚里，贯膈络肺，出于左乳下，其动应衣，脉宗气也"、"乳之下，其动应衣，宗气泄也"。（背）

虚里——位于左乳下，心尖搏动处。

11. 脉象与阴阳判断预后——《素问·平人气象论》云："脉从阴阳，病易已；脉逆阴阳，病难已。脉得四时之顺，曰病无他；脉反四时及不间脏，曰难已。"（背）

学习本条的体会如下。

（1）"脉从阴阳，病易已；脉逆阴阳，病难已"——阴病得阳脉，阳病得阳脉谓之从，从者易已；脉病相反者为逆，逆者难已。

（2）"脉得四时之顺，曰病无他"——病无他，即虽有病而无其他危险。张介宾注："春得弦，夏得钩，秋得毛，冬得石，谓之顺四时，虽曰有病，无他虞也。"

（3）"不间脏"——间脏者，传其所生也。不间脏者，即传其所克。

12. 妊娠脉象——《素问·平人气象论》云："妇人手少阴脉动甚者，妊子也。"

学习本条的体会如下。

（1）少阴脉动盛——王冰注："手少阴脉，谓掌后陷者中，当小指动而应手者也。"系指神门穴部位。

（2）神门——仰掌，尺侧腕屈肌腱桡侧缘，腕横纹上取穴。

13. 真脏脉——《素问·平人气象论》云："人以水谷为本，故人绝水谷则死，脉无胃气亦死。所谓无胃气者，但得真脏脉，不得胃气也。所谓脉不得胃气者，肝不弦，肾不石也。"

真脏脉——脉无胃气而真脏之气独见的脉象，如但弦无胃，但钩无胃等之类。（怪脉）

14. 四易——《素问·玉机真脏论》云："形气相得，谓之可治；色泽以浮，谓之易已；脉从四时，谓之可治；脉弱以滑，是有胃气，命曰易治。"

15. 四难——《素问·玉机真脏论》云："形气相失，谓之难治；色夭不泽，谓之难已，脉实以坚，谓之益甚，脉逆四时，为不可治。"

16. 五实——《素问·玉机真脏论》云："脉盛、皮热、腹胀、前后不通、闷瞀，此谓五实。"（背）

17. 五虚——《素问·玉机真脏论》云："脉细、皮寒、气少、泄利前后、饮食不入，此谓五虚。"（背）

18.《素问·移精变气论》云："得神者昌，失神者亡。"

19.《灵枢·五色》云："五色各见其部，察其浮沉，以知浅深；察其泽夭，以观成败；察其散抟，以知远近；视色上下，以知病处；积神于心，以知往今。"

第十节　治　则　治　法

1.《素问·阴阳应象大论》云："形不足者，温之以气；精不足者，补之以味。其高者，因而越之；其下者，引而竭之；中满者，泻之于内；其有邪者，渍形以为汗；其在皮者，汗而发之；其慓悍者，按而收之；其实者，散而泻之。审其阴阳，以别柔刚。阳病治阴，阴病治阳，定其血气，各守其乡，血实宜决之，气虚宜掣引之。"（背）

2. 标本先后的治则——《素问·标本病传论》云："先病而后生寒者治其本，先热而后生中满者治其标，先病而后泄者治其本，先病而后生中满者治其标，先中满而后烦心者治其本。小大不利治其标，小大利治其本。"即急则治其标，缓则治其本，标本兼顾。

学习本条的体会如下。

（1）标本的概念——标和本是一个相对概念，正气为本，邪气为标；病因为本，症状为标；先发病是本，后发病是标。

（2）不论何种病变，只要胃脘痞满，首先治胃，因为"胃者，五脏之本"，"有胃气则生，无胃气则死"，"胃气无损，诸可无虑"，正如张介宾所云："诸病皆先治本，而唯中满者先治其标，盖以中满为病，其邪在胃，胃者，脏腑之本也，胃满则药食之气不能行，而脏腑皆失其所禀，故先治此者，亦所以治本也"。

（3）小大不利治其标，张介宾云："即先有他病，而后为小大不利者，亦先治其标。盖二便不通，乃危急之候，虽为标病必先治之，此所谓急则治其标也。"

3. 用药的原则——《素问·五常政大论》云："病有久新，方有大小，有毒无毒，固宜常制矣。大毒治病，十去其六；常毒治病，十去其七；小毒治病，十去其八；无毒治病，十去其九；谷肉果菜，食养尽之，无使过之，伤其正也。不尽，行复如法。"（背）

学习本条的体会如下。

（1）七方——即大、小、缓、急、奇、偶、复方。

（2）奇方——即药味单数或主治目标是单一的。

（3）偶方——即药味为复数或主治目标为复数的。

（4）大方——即药味多用量重。

（5）小方——即药味少药量轻。

（6）缓方——即作用轻缓的方剂。

（7）急方——即作用峻烈的方剂。

（8）复方——即重方，作用复杂的方。

4. 《素问·至真要大论》云："寒者热之，热者寒之，微者逆之，甚者从之，坚者削之，客者除之，劳者温之，结者散之，留者攻之，燥者濡之，急者缓之，散者收之，损者温之，逸者行之，惊者平之，上之下之，摩之浴之，薄之劫之，开之发之，适事为故。"

5. 《素问·至真要大论》云："帝曰：何谓逆从？岐伯曰：逆者正治，从者反治，从少从多，观其事也。帝曰：反治何谓？岐伯曰：热因热用，寒因寒用，塞因塞用，通因通用。"（背）

学习本条的体会：

（1）正治——逆其证候的性质而治的一种法则，即逆者正治，包括热者寒之，寒者热之，虚则补之，实则泻之。

（2）反治——顺从疾病的假象而治的一种法则，包括热因热用，寒因寒用，塞因塞用，通因通用。

（3）热因热用——即以热治热，是用热性药物治疗假热症状的治法，适用于真寒假热证。

（4）寒因寒用——用寒性药物治疗假寒症状的治法，适用于真热假寒证。

（5）塞因塞用——以补开塞，通过补益药物治疗，因为虚而导致闭塞不通的病证，适用于真虚假实证，如血虚经闭、肾虚便秘。

（6）通因通用——即以通治通，用通泻药物治疗有邪实阻滞的泄泻、崩漏等证，适用于真实假虚证，如瘀血崩漏、食积泄泻。

6. 《素问·至真要大论》云："帝曰：论言治寒以热，治热以寒，而方士不能废绳墨而更其道也。有病热者，寒之而热；有病寒者，热之而寒。二者皆在，新病复起，奈何治？岐伯曰：诸寒之而热者取之阴，热之而寒者取之阳，所谓求其属也。"（背）

7. 制方原则——《素问·至真要大论》云："主病之谓君，佐君之谓臣，应臣之谓使。"

8. 中医治病的纲领——《素问·至真要大论》云："谨察阴阳所在而调之，以平为期。"（背）

《黄帝内经》上有一句话叫作"因而和之，是为圣度"，"和谐"是中医问题的核心，所以在朱进忠老先生晚年出版的《中医临证五十年心得录》这本书中明确地提出了这个观点。中医的特点并不是整体观也不是辨证论治，辨证论治和整体观仅仅是中医理论中的一部分，它的纲是"和谐"，这个和谐的理论它承认所有的客观事物都是存在的，我们注重的关键是要把各个方面的不和谐因素让它和谐起来。太过就要抑制，不及就要加以扶持，这才是中医的核心。中医治病当以"和谐"为纲。《素问·生气通天论》云："顺之则阳气固，虽有贼邪，弗能害也。"人体"内外调和，邪不能害，耳目聪明，气立如故"，"凡阴阳之要，阳密乃固。两者不和，若春无秋，若冬无夏，因而和之，是谓圣度"，就明确提出了"和谐"的思想。朱进忠老先生在《中医临证五十年心得录》中指出："中医、西医根本的区别在于要达到最终目的不同，即中医要求达到的是——和谐，西医要求达到的是——祛除病灶"。朱进忠老先生"和谐"的学术思想，也就是《素问·至真要大论》所云："谨察阴阳所在而调之，以平为期。"

9. 《灵枢·师传》云："人之情，莫不恶死而乐生，告之以其败，语之以其善，导之以其所便，开之以其所苦，虽有无道之人，恶有不听者乎？"（背）

学习本条的体会如下。

（1）医生易犯的五种过失

1）不善于了解病人的生活经历、生活的变迁等，给病人带来心灵的创伤。

2）没有全面了解病人的生活状况，喜怒哀愁，不能采取相应的补泻治法。

3）"为工而不知道"诊脉之道，必熟读之。若不读经典，不能运用经典诊察疾病，必然发生严重过失。

4）医生要全面掌握病情，否则无法实施治疗计划。

5）没有注意病人男女之别，治病时不辨表里虚实，草率施针，导致已虚之体更耗其气。

（2）《黄帝内经》最后指出每个医生要做到"四德"

1）必须了解天地阴阳、四时节气等变化。

2）必须全面掌握医学各方面的知识。

3）必须明白人情事理。

4）必须善于诊断，全面分析病情，推求病理，从而施以正确的治疗。

这些都是一个医生必备的医德和需遵循的原则。

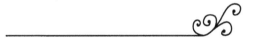

第五部分　《伤寒论》临证秘笈

第一节　概　　论

1. 我国第一部辨证论治的专书——东汉末年伟大的医学家张仲景（张机）所著的《伤寒论》。奠定了辨证论治的基础，它的出现标志着辨证论治理论体系的确立。

2. 被后人尊为医中之圣的医家——张仲景。

3. 张仲景奋发学医——"乃勤求苦训，博采众方，撰用《素问》、《九卷》、《八十一难》、《阴阳大论》、《胎胪药录》并平脉辨证，为《伤寒杂病论》合十六卷。"

4.《伤寒杂病论》——包括《伤寒论》、《金匮要略》两部分，《伤寒论》主论外感热病兼论内伤杂病；《金匮要略》主论内伤杂病兼论外感热病。

5.《伤寒论》全书十卷，共 398 条，22 篇，113 方（实际为 112 方，其中有一方只有方名，没有药物）。

6.《伤寒论》有两种版书，一是宋版本，二是成注本。宋版本原刻本已佚，今有明代赵开美的复刻本，又称赵刻本。成注本是金代成无己注解的。原书杂病部分后经整理为《金匮要略》。

7.《伤寒论》的价值

（1）创立了六经辨证的体系。

（2）奠定了辨证论治的基础。

（3）立法严谨，处方精湛，具有典范作用。

8.《伤寒》——有广义和狭义之分。

（1）广义的伤寒是一切外感热病的总称，如《黄帝内经》所说："今夫热病者，皆伤寒之类也。"《难经》所说："伤寒有五，有中风，有伤寒，有湿温，有热病，有温病。"

（2）狭义的伤寒指外感寒邪感而即发的疾病，是五种中的伤寒。如《伤寒论》所说："太阳病，或已发热，或未发热，必恶寒，体痛，呕逆，脉阴阳俱紧者，名为伤寒。"

9. 六经——指太阳、阳明、少阳、太阴、少阴、厥阴而言。

10. 既是辨证的纲领，又是论治的准则——指《伤寒论》的六经。

★11. 六经病证的纲领

（1）太阳之为病，脉浮，头项强痛而恶寒。

（2）阳明之为病，胃家实是也。

（3）少阳之为病，口苦咽干，目眩也。

（4）太阴之为病，腹满而吐，食不下，自利益甚，时腹自痛，若下之，必胸下结硬。

（5）少阴之为病，脉微细，但欲寐也。

（6）厥阴之为病，消渴，气上撞心，心中疼热，饥而不欲食，食则吐蛔。下之利不止。

12. 八纲——阴、阳、表、里、虚、实、寒、热。阴阳为总纲，表、实、热属阳，里、虚、寒属阴。

13. 六经辨证与八纲辨证的关系——六经辨证是辨证论治的纲领，八纲辨证是对疾病的病位、性质总的概括，两者是相辅相成，不可分割。如太阳、阳明、少阳即三阳，三阳病属热证、实证（柴葛解肌汤）。太阴、少阴、厥阴即三阴，三阴病属寒证、虚证。如《伤寒论》所说："病有发热恶寒者，发为阳也；无热恶寒者，发于阴也。"

★ 是国家中医药管理局人教司组织编写的《中医经典必读》一书中要求必背的条文。余同。

14. 传变——传，指病情循着一定的趋向发展；变，指病情在某些特殊条件下，不循一般规律而起着性质的转变。

15. 影响疾病传变的因素——有三：一是正气的强弱；二是感邪的轻重；三是治疗的转归。

16. 循经传——按照六经的次序相传（太阳→少阳→阳明→太阴→少阴→厥阴）。

17. 越经传——不按六经的次序而是隔经相传。

18. 直中——病邪不经三阳经而直接侵入三阴经。

19. 里证出表——指病邪从三阴经的病变转为三阳经的病变。

20. 合病——凡两经或三经的病证同时出现。

21. 并病——凡一经病证未罢，另一经病证又起，称为并病。

22. 两感——互为表里的两经同时受邪，如少阴与太阳。

23. 坏病——误治以后病情恶化，即"坏病者，即变证也"。

24. 太阳主升，阳明主合，少阳主枢。太阳主表，阳明主里，少阳主半表半里。

25. 六经病证的治则——扶正祛邪。即扶正：扶阳气存阴液。

26. 五个一分

（1）有一分恶寒，便有一分表证。

（2）有一分白苔，便有一分表证。

（3）有一分阳气，便有一分生机。

（4）有一分津液，便有一分生机。

（5）存的一分血，便保一分命。

27. 四个久

（1）久病入络。

（2）久病入血。

（3）久病入肾。

（4）久病及虚。

28. 七症一脉——往来寒热、胸胁苦满、默默不欲饮食、心烦喜呕、口苦、咽干、目眩、脉弦（小柴胡汤）。

29. 试述六经病的治则——扶正祛邪，即扶阳气存阴液。三阳病以祛邪为主：太阳病，汗法；阳明病，清法、下法；少阳病，和法。三阴病以扶正为主：太阴病，温法；少阴病，寒化扶阳抑阴，热化育阴清热；厥阴病，寒温并用。

30. 表里同病的治则

（1）先表后里，为常法。

（2）先里后表，是变法，指里证为急，应先治里后治表。

（3）表里同病，治表里不去，治里表不解，应表里兼顾，孰轻孰重而治之。

第二节　辨太阳病脉证并治上

1. 太阳病——属表证。

其病理如下。

（1）风寒入侵，卫阳被遏，营阴凝滞，为伤寒表实证（感受寒邪）。

（2）若荣卫不和，或卫强营弱，为中风表虚证（感受风邪）。

其证型有两大类：

（1）太阳表证（太阳经证）：为伤寒、中风、温病。

（2）太阳里证（太阳腑证）：为蓄水证和蓄血证。

2. 太阳病本证分类

（1）太阳中风证：解肌祛风，调和营卫，方用桂枝汤。

（2）太阳伤寒证：辛温发汗，宣肺平喘，方用麻黄汤。

（3）表郁轻证：辛温小发其汗，方用桂麻各半汤（桂麻各半汤，风疹此方良）。

3. 表郁轻证——表证日久，不得汗解，以发热恶寒呈阵发性为表现特点的风寒表证。

★4. 太阳病脉证提纲——太阳之为病，脉浮，头项强痛而恶寒。【1】

学习【1】的体会如下。

（1）浮脉——轻取即得，重按稍减而不空，举之泛泛有余，主表证，亦主虚证。

（2）寸口定位——掌后高骨是谓关，关前为阳（寸脉），关后为阴（尺脉），左手心肝肾，右手肺脾命，上主上，中主中，下主下，浮取为阳，沉取为阴。

（3）诊脉的要领——滑寿（滑伯仁）《诊家枢要》云："持脉之要有三，曰举、按、寻，轻手循之曰举，重手取之曰按，不轻不重，委曲求之曰寻，举即浮取，按即沉取，寻即中取。"

5. 太阳病的分类——有三：一是中风（第2条）；二是伤寒（第3条）；三是温病（第6条）。

★6. 太阳中风证主要脉证——太阳病，发热，汗出，恶风，脉缓者，名为中风。【2】（表虚证）

学习【2】的体会如下。

（1）恶寒重，发热轻，表寒证；发热重，恶寒轻，表热证；发热轻，恶风自汗，太阳中风证（表虚证）。

（2）缓脉——一息四至，来去怠缓，主虚又主湿（缓者脾虚也，缓者湿盛也，缓者主虚也）。

★7. 太阳伤寒证主要脉证——太阳病，或已发热，或未发热，必恶寒，体痛，呕逆，脉阴阳俱紧者，名为伤寒。【3】

学习【3】的体会：紧脉——脉来绷紧，状如牵绳转索，主寒，主痛，主宿食。

8. 辨太阳病传与不传——伤寒一日，太阳受之，脉若静者，为不传。颇欲吐，若躁烦，脉数急者，为传也。【4】

伤寒二三日，阳明、少阳证不见者，为不传也。【5】

学习【4、5】的体会如下。

（1）仲景告诫我们疾病不一定要按天数而传，此条实际是针对《黄帝内经》之说，"伤寒一日，巨阳受之；二日，阳明受之……"

（2）本条充分体现了辨证论治的原则，即有其证而用其药。

（3）学习本条可引申为不管西医说的是何病，辨证论治即以。

9. 温病的概念、特点及变证——太阳病，发热而渴，不恶寒者，为温病。若发汗已，身灼热者，名风温。风温为病，脉阴阳俱浮，自汗出，身重，多眠睡，鼻息必鼾，语言难出。若被下者，小便不利，直视失溲；若被火者，微发黄色，剧则如惊痫，时瘛疭；若火熏之，一逆尚引日，再逆促命期。【6】

学习【6】的体会如下。

（1）瘛疭——指阵发性四肢抽搐。

（2）温病、热病不恶寒者表热也；口渴引饮者，里热也；表热无寒，故不宜汗；里热无实，故不宜下；表里俱热，尤不宜火；日一逆者，若汗、若下、若火也；再逆者，汗而复下，下而复火也。

（3）"一逆尚引日，再逆促命期"告诫我们治病时一定要辨清阴阳，千万不可使热更热，使寒更寒，使虚更虚，使实更实，如《黄帝内经》所言"虚虚实实"。

（4）我们应用火针、艾灸，尤其要对证治疗，千万不可火上浇油。

10. 外感病初期辨阴阳的要点——病有发热恶寒者，发于阳也；无热恶寒者，发于阴也。发于阳者七日愈，发于阴者六日愈，以阳数七，阴数六故也。【7】

学习【7】的体会如下。

（1）本条是根据《素问·阴阳应象大论》"善诊者，察色按脉，先别阴阳"的观点，指出诊查疾病首先辨清阴阳。

（2）三阳病均有发热，属正胜邪实的阳证，故曰发于阳也，治疗以祛邪为主；三阴病均无发热，说明阳虚阴盛，正气不足，故曰发于阴也，治当扶正为先。

（3）阳经受病则恶寒发热，阴经受病则无热恶寒，发于阳者，病在阳之经也，以寒加阳，阳气被郁，故发热而恶寒。发于阴者，病在阴之经也，以阴加阴，无阳可郁，故无热而恶寒耳。

11. 辨太阳病病程的变化——太阳病，头痛至七日以上自愈者，以行其经尽故也。若欲作再经者，针足阳明，使经不传则愈。【8】

风家，表解而不了了者，十二日愈。【10】

学习【8、10】的体会如下。

（1）根据《素问·热论》"七日巨阳病衰，头痛少愈"的理论，表证七日应当正气恢复，可自愈。

（2）此两条指出"先安未受邪之地"的精神与《金匮要略》"见肝之病，知肝传脾，当先实脾"的精神实质是一样的。

（3）"风家，表解而不了了者，十二日愈"告诫我们治疗疾病，要恰到好处，不要药过其所，有些疾病需要自身调节，自身恢复，如治疗非特异性溃疡性结肠炎采用理中大黄汤的服法。

12. 辨寒热真假——病人身大热，反欲得近衣者，热在皮肤，寒在骨髓也；身大寒，反不欲近衣者，寒在皮肤，热在骨髓也。【11】

学习【11】的体会如下。

（1）本条为真寒假热、真热假寒提供了理论依据。

（2）指出了识别真热假寒的标准——欲衣与不欲衣。

（3）成无己《注解伤寒论》云："身热欲得衣者，表热里寒也。身热不欲衣者，表寒里热也。"其为我们的治疗提供了坚实的理论基础，治疗表热里寒至今尚未有确切的方剂，根据仲景的观点，有表先治表为常法，里证危急，治里为变法，或者用既不温又不热的平治药物，如藿香正气散；表寒里热者可用大青龙汤。

13. 太阳病本证——包括中风表虚证、伤寒表实证、表郁轻证。

★14. 中风表虚证主症——太阳病，头痛，发热，汗出，恶风，桂枝汤主之。【13】

★15. 桂枝汤证——太阳中风，阳浮而阴弱，阳浮者，热自发，阴弱者，汗自出，啬啬恶寒，淅淅恶风，翕翕发热，鼻鸣干呕者，桂枝汤主之。【12】

学习桂枝汤【12、13】的体会如下。

（1）阳浮而阴弱意有二

1）营卫，卫气浮盛，故称阳浮，营阴不足，故称阴弱。

2）脉象轻按浮取为阳，重按沉取为阴，指脉象浮缓。

（2）桂枝汤的功效——解肌祛风，调和营卫。

（3）桂枝汤的病理——风邪袭表，营卫不和。

（4）桂枝汤的注意事项有五：一是啜热粥；二是温覆衣被；三是中病即止；四是病重可昼夜服药，乃至二三剂；五是忌生冷、油腻。

（5）本方可用于营卫不和的自汗。

（6）本方可用于汗出恶风的鼻炎。

（7）本方既是辛温解表剂，又是强壮脾胃的重要方剂。

（8）本方可用于感冒后出现的头脑不清楚（风家，表解而不了了者，十二日愈）。

（9）本方是治疗头痛的好方剂，但风邪偏盛，可灼加祛风之药羌活；但若偏温，适当加入乌梅、五味子。

（10）徐大椿云："桂枝汤为祛风圣药。"

（11）柯韵伯云："此方乃仲景群方之冠。"既能滋阴又能和阳，调和营卫，解肌发汗之总方。凡头痛、发热、恶风、恶寒，其脉浮而弱，汗自出者，不拘何经，不论中风、伤寒、杂病均可用此发汗。如妄汗妄下，而表不解者，仍当用此解肌，如所云头痛、发热、恶寒、恶风、鼻鸣、干呕等病，但见一证即是，不必悉具，唯以脉弱自汗出为主耳。

★16. 桂枝兼项背强几几证——太阳病，项背强几几，反汗出恶风者，桂枝加葛根汤主之。【14】

学习桂枝加葛根汤【14】的体会如下。

（1）桂枝加葛根汤的功用——解肌祛风，生津舒经。

（2）本方以汗出恶风、项背强几几为指征。

（3）服用本方无须啜粥。

（4）葛根有升提津液、舒经的作用。

（5）本方可用于汗出恶风的颈椎病。

（6）本方可用于受凉以后引起的项背疼痛不舒。

17. 表证误下，邪气未见内陷的表现——太阳病，下之后，其气上冲者，可与桂枝汤，方用前法；若不上冲者，不得与之。【15】

学习桂枝汤【15】的体会如下。

（1）表证误下，有气上冲，说明邪气仍在表，可用桂枝汤。

（2）心脏病气上冲胸，乃水饮所作，可用桂枝汤加桂枝或桂枝汤合苓桂术甘汤（苓桂术甘汤，水饮心悸尝）。

（3）有气上冲者可用桂枝汤，不上冲者不可用。

★18. 辨证论治的原文——太阳病三日，已发汗，若吐，若下，若温针，仍不解者，此为坏病，桂枝不中与之也。观其脉证，知犯何逆，随证治之。桂枝本为解肌，若其人脉浮紧，发热汗不出者，不可与之也。常须识此，勿令误也。【16】

若酒客病，不可与桂枝汤，得之则呕，以酒客不喜甘故也。【17】

凡服桂枝汤吐者，其后必吐脓血也。【19】

学习桂枝汤【16、17、19】的体会如下。

（1）坏病——指误治而导致的变证。

（2）桂枝汤禁例有五

1）表实证，不可应用："桂枝本为解肌，若其人脉浮紧，发热汗不出者，不可与之也。常须识此，勿令误也"。

2）湿热内蕴者，不可应用："若酒客病，不可与桂枝汤，得之则呕，以酒客不喜甘故也。"

3）里热证，吐脓血者不可应用："凡服桂枝汤吐者，其后必吐脓血也。"

4）邪热内陷，不可用桂枝汤："发汗后，汗出而喘，无大热者，不可更行桂枝汤。"

5）坏病，不可更行桂枝汤："太阳病三日，已发汗，若吐，若下，若温针，仍不解者，此为坏病，桂枝不中与之也，观其脉证，知犯何逆，随证治之。"

（3）学习桂枝汤禁例的体会

1）脉浮紧的表实证，不可应用。

2）湿热内蕴（舌苔黄腻），不可应用。

3）里热证的汗出，不可应用。

4）桂枝汤呕吐者，不可应用。

5）坏病，不可应用。

6）坏病的原因是医药所坏，乃诸法杂投所致，告诫我们临证治病不可数种中西药乱用，否则出现坏病。

7）表实证误用桂枝汤会出现烦躁，狂乱。

★19. 桂枝兼喘证——喘家作，桂枝汤加厚朴、杏子佳。【18】

学习桂枝汤加厚朴、杏子汤【18】的体会如下。

（1）本条逗号有2种逗法：①"喘家，作桂枝汤加厚朴、杏子佳"说明素有咳喘的病人，表现出桂枝汤证，就可用本方治疗；②"喘家作，桂枝汤加厚朴、杏子佳"说明凡是喘的病人，都可用本方。

（2）本方可用于汗出、恶风的感冒咳嗽。

（3）本方可用于老年人咳喘。

★20. 桂枝兼阳虚证——太阳病，发汗，遂漏不止，其人恶风，小便难，四肢微急，难以屈伸者，桂枝加附子汤主之。【20】

学习桂枝加附子汤【20】的体会如下。

（1）发汗，既可损伤阳气，又可损伤阴液，即"寸脉弱者，不可发汗，汗则亡阳；尺脉弱者，不可发汗，汗则亡阴"，亡阳者选用桂枝加附子汤；亡阴者选用生脉散。

（2）本方可用于产后汗出不止，四肢微急，难以屈伸者。

（3）本方可用于阳虚自汗。

（4）本方可用于高龄体弱外感病汗出不止者。

（5）本方可用于中风表虚证兼手足逆冷者。

（6）本方可用于表证过汗出现的恶风证候。

（7）本方可用于风湿性关节炎，以手指关节疼痛者为佳。

（8）有些杂志报道本方可用于阳虚所致的溢乳、漏经、带下。

21. 桂枝兼胸满证————太阳病，下之后，脉促胸满者，桂枝去芍药汤主之。【21】

若微寒者，桂枝去芍药加附子汤主之。【22】

学习桂枝去芍药汤、桂枝去芍药加附子汤【21、22】的体会如下。

（1）脉促胸满的心脏病，可用桂枝去芍药汤。

（2）寒热，咳嗽，桂枝去芍药加杏仁汤主之。

（3）头痛，口渴，咳嗽，恶寒，桂枝去芍药加杏仁花粉汤主之。

（4）寒邪凝滞便秘，腹胀而痛，可用桂枝去芍药加附子汤。

（5）大便坚，小便自利的风湿病，可用桂枝去芍药加附子汤。

（6）桂枝汤，阳中有阴，去芍药之寒酸，则阴气流行而邪自不结。加附子之辛热，为纯阳之剂也，仲景于桂枝汤一加一减，皆成温剂，而更有浅深之殊也。

22. 桂麻各半汤证——太阳病，得之八九日，如疟状，发热恶寒……身必痒，宜桂枝麻黄各半汤。【23】

学习桂麻各半汤【23】的体会如下。

（1）本方临证用于治疗风疹块、荨麻疹，以面红、身痒者为佳。

（2）本方根据仲景所言，应用指征为"身必痒，发热恶寒"，以遇冷或洗澡后荨麻疹更甚。

（3）本方的剂量是麻黄汤、桂枝汤的比例是1∶1，不是麻黄汤一半，桂枝汤一半，而是取麻黄汤1/3量，桂枝汤1/3量的合方。

23. 太阳中风证，邪气较重的证治——太阳病，初服桂枝汤，反烦不解者，先刺风池、风府，却与桂枝汤则愈。【24】

学习桂枝汤【24】的体会如下。

（1）本条提出了病重药轻、针药并用的治法。

（2）感冒病人可用按摩、拔罐的方式在风池、风府穴治疗。

（3）风池、风府乃太阳经的要穴，不宜药力疏通，可采用针刺的方法治之。

（4）反烦不解者，不要误认为是变证的烦（白虎汤证），其鉴别点：桂枝汤证仍在，只添一个烦，属病重药轻。

24. 桂枝汤证脉洪大的证治——服桂枝汤，大汗出，脉洪大者，与桂枝汤，如前法；若形似疟，一日再发者，汗出必解，宜桂枝二麻黄一汤。【25】

学习桂枝二麻黄一汤【25】的体会如下。

（1）尤在泾云："服桂枝汤，汗虽大出而邪不去，所谓如水淋漓，病必不出也。若脉洪大，则邪犹甚，故宜更用桂枝取汗。如前法者，如啜热稀粥，温覆取汗之法也。"

（2）本方可用于恶寒发热，形似疟，一日二发。

（3）本方可用于恶寒战栗，头痛，腰痛，咳嗽痰少，舌苔白厚而滑，脉浮紧，先予桂二麻一汤，药后寒热已除，但少腹拘急，食欲不振，改用小建中汤。

★25. 白虎加人参汤证——服桂枝汤，大汗出后，大烦渴不解，脉洪大者，白虎加人参汤主之。【26】

学习白虎加人参汤【26】的体会如下。

（1）服桂枝汤大汗出，脉洪大，有用桂枝汤的，有用白虎加人参汤的，其鉴别要点看是否有汗出恶风，是否有四大一黄症，即是否有表证存在。

（2）四大一黄症：大热、大渴、大汗、脉洪大、舌苔黄燥。

（3）白虎加人参汤加天花粉，可用于治疗糖尿病。

26. 桂枝二越婢一汤证——太阳病，发热恶寒，热多寒少。脉微弱者，此无阳也，不可发汗。宜桂枝二越婢一汤。【27】

学习桂枝二越婢一汤【27】的体会如下。

（1）本方是桂枝汤与越婢汤2∶1剂量的合方。

（2）阳水——发病急，来势猛，水肿先从头面部开始，然后遍及全身，以腰以上肿甚为特点（风、实、肺）。

（3）阴水——发病缓，来势徐，水肿先从足部开始，然后遍及全身，以腰以下肿甚为特点（虚、肾、脾）。

（4）桂枝二越婢一汤可用于治疗阳水，以风邪偏甚为佳。

27. 桂枝去桂加茯苓白术汤证——服桂枝汤，或下之，仍头项强痛，翕翕发热，无汗，心下满微痛，小便不利者，桂枝去桂加茯苓白术汤主之。【28】

学习桂枝去桂加茯苓白术汤【28】的体会如下。

（1）本方可用于表邪循经入里，水气内停证，关键的指征是表证兼有小便不利。

（2）本方可用于治疗癫痫、小便不利者。

第三节　辨太阳病脉证并治中

★**1. 葛根汤证**——太阳病，项背强几几，无汗恶风，葛根汤主之。【31】

学习葛根汤【31】的体会如下。

（1）本方可用于牛皮癣，以头部为甚（或上半身牛皮癣），葛根用量一般在 60g 左右。

（2）本方可用于治疗肩周炎。

（3）葛根汤方的麻黄剂量不宜过大，一般以 6g 为佳，小于桂枝的剂量。

★**2. 太阳与伤寒兼呕利证**——太阳与阳明合病者，必自下利，葛根汤主之。【32】

太阳与阳明合病，不下利，但呕者，葛根加半夏汤主之。【33】

学习葛根汤及葛根加半夏汤【32、33】的体会如下。

（1）太阳与阳明合病，表邪入里，邪犯肠胃见下利，内迫阳明，胃气上逆见呕吐，下利与呕其病机相同，均是表邪入里，正如陈无己所说："邪气外甚，阳不主里，里气不和，气下而不上者，但下利而不呕，里气上逆而不下者，但呕而不下利，与葛根汤以散其邪，加半夏以下逆气。"

（2）太阳阳明合病，泄泻者，葛根汤主之，不必再加止泻药物。因为"表解里自和"。再说葛根有解表兼升津止利之功。后世多用藿香正气散。

（3）表证兼有呕吐，可用葛根加半夏汤，后世可用小柴胡汤。

★**3. 葛根芩连汤证**（里热下利证）——太阳病，桂枝证，医反下之，利遂不止。脉促者，表未解也，喘而汗出者，葛根黄芩黄连汤主之。【34】

【方歌】葛根黄芩黄连汤，甘草四般治二阳，解表清里兼和胃，喘汗自利保安康。

学习葛根芩连汤【34】的体会如下。

（1）表邪未解，又有里热下利（协热利）。

（2）葛根汤与葛根芩连汤的鉴别——两者都是太阳阳明合病，均治下利，葛根汤以表实证为主，辨证关键在于无汗，使表解里自和；葛根芩连汤是以里热为主，关键在于汗出。

（3）本方可用于热痢（下痢不爽，肛门灼热，脉濡数）。

（4）本方可用于既有表证，又有泄泻的病证。

（5）本方可用于治疗急性细菌性痢疾。

（6）本方可用于小儿中毒性肠炎。

（7）古籍有用本方治疗痧疹，治眼目牙齿疼痛，口舌肿痛腐烂（加大黄）的记载。

★**4. 麻黄汤证**（伤寒八证、麻黄八证）——太阳病，头痛，发热，身疼，腰痛，骨节疼痛，恶风，无汗而喘者，麻黄汤主之。【35】

学习麻黄汤【35】的体会如下。

（1）麻黄汤证的病机——风寒外束，卫阳被遏，营阴郁滞。

（2）柯韵伯说："太阳主筋，'诸筋者，皆属于节'，故骨节疼痛。"

（3）过腰部的经脉有五：冲脉、任脉、督脉、带脉、足太阳膀胱经，故腰痛，同时应明白经期带多、腰痛的原理。

（4）服麻黄汤不须啜粥。

（5）本方是辛温发汗峻剂，发大汗，临证应用不可太过，以防损伤正气。

★5. 太阳阳明合病，太阳为主的治法——太阳与阳明合病，喘而胸满者，不可下，宜麻黄汤。【36】

学习麻黄汤【36】的体会如下。

（1）《医宗金鉴》说："太阳阳明合病，下利不呕者，是里气实不受邪也，若喘而胸满，是表邪盛，气壅于肺间也。非结胸也，故不可下，以麻黄汤发表通肺，喘满自愈矣。"

（2）《伤寒九十论》云："太阳阳明合并证。仲景法中有三证，下利者葛根汤，不下利呕逆者加半夏，喘而胸满者，麻黄汤也，治以麻黄汤，得汗而解。"

6. 太阳日久表证仍在的治则——太阳病，十日已去，脉浮细而嗜卧者，外已解也。设胸满胁痛者，与小柴胡汤。脉但浮者，与麻黄汤。【37】

学习麻黄汤【37】的体会如下。

（1）仲景是辨证论治的鼻祖，一个问题提出几种方法。

（2）十日表证仍在，仍可用汗法。

（3）表证已解，脉浮细，嗜卧，正气未复，只待静养。

（4）传少阳，予小柴胡汤。

（5）脉浮，浮为风，表证仍在，麻黄汤。

★7. 大青龙汤证——太阳中风，脉浮紧，发热恶寒，身疼痛，不汗出而烦躁者，大青龙汤主之。若脉微弱，汗出恶风者，不可服之。服之则厥逆，筋惕肉瞤，此为逆也。【38】

学习本条【38】的体会如下。

（1）大青龙汤的禁忌证——若脉微弱，汗出恶风者，不可服之，服之则厥逆，筋惕肉瞤，此为逆也。

（2）大青龙汤的病理——风寒束表，里有郁热。

（3）大青龙汤的证型——表寒里热，表里俱实（寒包火）。

（4）大青龙汤的功效——辛温解表，兼清里热。

★8. 太阳伤寒兼风湿证治——伤寒脉浮缓，身不疼，但重，乍有轻时，无少阴证者，大青龙汤发之。【39】

学习大青龙汤证【38、39】的体会如下。

（1）应用本方以不汗出而烦躁为汤方辨证。

（2）本方以表寒里热（寒包火）为特点。

（3）本方麻黄18g，生石膏15g，杏仁6g，桂枝6g，甘草6g，生姜3片，大枣5枚，重在发汗，兼除里热，犹如龙升雨降。

（4）本方不宜久服，因发峻汗，以防损伤阳气。

（5）胸中烦躁，脉洪大可用大青龙汤加天花粉主之。

（6）头痛如劈，身如被杖，烦躁无汗，目赤口干，可用大青龙汤加竹叶治之。

（7）本方可用于风湿病。

（8）汗多者，温粉扑之。

（9）老年人用本方剂量一定要小。

★9. 小青龙汤证（太阳伤寒兼水饮证治）——伤寒表不解，心下有水气，干呕，发热而咳，或渴，或利，或噎，或小便不利，少腹满，或喘者，小青龙汤主之。【40】

【方歌】小青龙汤治水气，喘咳呕哕渴利微，姜桂麻黄芍药甘，细辛半夏兼五味。

10. 小青龙汤疗效判断指征——伤寒，心下有水气，咳而微喘，发热不渴。服汤已渴者，此寒去欲解也，小青龙汤主之。【41】

学习小青龙汤【40、41】的体会如下。

（1）本方应用的指征是表寒内饮，即胃脘痞满，咳嗽气喘，便可应用。

（2）应用本方剂量尤为重要，以整方为基础，多数药以 3g 为佳，细辛 1.5g。

（3）因本方所致症状有干呕，口渴，下利，小便不利等，都是由水饮阻滞所致，不必再加止渴利尿的药物。

（4）古人云：渴与不渴可辨里证之寒热，虚实之辨见。故"服汤已渴者，此寒去欲解也"。

（5）暑天水浴而致咳，遇寒加剧，小青龙汤主之，三拗汤亦主之。

（6）夏季多衣，背恶寒，咳吐稀痰，小青龙汤治标，都气丸治本。

（7）柯韵伯云："小青龙汤用干姜正与《黄帝内经》'脾气散精，上归于肺'意义相同。外感咳喘，多忌五味子、白芍等酸敛收涩之品，此则与麻、桂、细辛等辛温宣散药同用，正使药力不宜纯粹外散，而欲取其内宣之功（肺主宣降，麻桂细宣，五味芍降），与单用酸收止咳之义，又有不同，可见经方配伍之妙。"

11. 太阳病，浮弱脉的证治——太阳病，外证未解，脉浮弱者，当以汗解，宜桂枝汤。【42】

学习桂枝汤【42】的体会如下。

（1）发汗大小方剂比较——大青龙汤发峻汗，麻黄汤发大汗，桂麻各半汤发小汗，桂枝汤发微汗。

（2）表证汗法以后，脉浮弱仍有表证，宜桂枝汤，其目的为不要发汗太过，损伤正气。

（3）太阳病、头痛、项强、恶寒、脉浮弱者，宜桂枝汤。告诫后人脉象变化就不要再用麻黄汤了。

（4）桂枝汤是由辛甘发散的桂枝甘草汤和酸甘化阴的芍药甘草汤所组成，其作用使卫气、营气调和通畅，若需解表，啜热稀粥发小汗以祛邪。

（5）应用桂枝汤，其重点一个汤方辨证即是脉浮弱或脉浮缓。

★12. 表证兼喘证治——太阳病，下之微喘者，表未解故也，桂枝加厚朴杏子汤主之。【43】

学习桂枝加厚朴杏子汤【43】的体会如下。

（1）陈无己云："下后大喘，则为里气太虚，邪气传里，正气将脱也（喘脱）。下后微喘，则为里气上逆，邪不能传里，犹在表也，与桂枝汤以解外，加厚朴、杏子以下气。"

（2）表证兼喘为什么不用麻黄汤，而用桂枝加厚朴、杏子汤？

柯韵伯云："喘为麻黄症，治喘者功在杏仁。此妄下后，表虽不解，腠理已疏，故不宜麻黄而宜桂枝。桂枝汤中有芍药，但加杏仁，喘虽微，恐不能胜任，复加厚朴以佐之，喘随解矣。"

13. 表证治禁——太阳病，外证未解，不可下之，下之为逆。欲解外者，宜桂枝汤。【44】

学习桂枝汤【44】的体会如下。

（1）有表证，不可攻下为常法。

（2）仲景告诫表证攻下，邪气内陷，会引起喘脱、下利、结胸、痞证。

（3）一般表证见发热，不要误用牛黄解毒丸、罐头等寒凉之品。

（4）仲景提出表证不可下也，是因为外感发热的病人多有便秘，此时应以解表为主。

（5）既能解表，又能通便，又不引邪入里，可选用《寒温条辨》的升降散（升降散内用僵蚕、蝉蜕姜黄大黄掺）。

（6）升降散的汤方辨证：发热、咽痛、大便秘结。

14. 误用下法，表证仍在的治法——太阳病，先发汗不解，而复下之，脉浮者不愈，浮为在外，而反下之，故令不愈。今脉浮，故在外，当须解外则愈，宜桂枝汤。【45】

学习桂枝汤【45】的体会：一般表证，误用下法，邪气内陷，若脉浮，表证仍在，仍可应用解表之法，宜桂枝汤。

15. 红汗可用麻黄汤（服麻黄汤后可能出现的反应）——太阳病，脉浮紧，无汗，发热，身疼痛，八九日不解，表证仍在，此当发其汗。服药已，微除，其人发烦目瞑，剧者必衄，衄乃解。所以然者，阳气重故也，麻黄汤主之。【46】

太阳病，脉浮紧，发热，身无汗，自衄者愈。【47】

学习麻黄汤【46、47】的体会如下。

（1）微除——病情稍有减轻。

（2）目瞑——闭目懒睁，不喜强光刺激。

（3）服麻黄汤后，出现鼻衄乃以衄代汗，俗称红汗，切不可用冷水敷头部。

（4）本方可用于风疹块。

（5）表实证服麻黄汤后有两种反应：一是由于阳气闭郁日久，药后正邪交争，出现心烦、目瞑，不必加清热药，乃正邪交争，汗出而愈；二是药后出现红汗，衄乃解。

（6）风寒表证出现衄血是治愈的现象，如47条云："太阳病，脉浮紧，发热，身无汗，自衄者愈。"

（7）只要有表实证，不管是出血与否，均可用麻黄汤。如55条云："伤寒脉浮紧，不发汗，因致衄者，麻黄汤主之。"

16. 二阳并病的治法——二阳并病……其人躁烦，不知痛处，乍在腹中，乍在四肢，按之不可得，其人短气但坐，以汗出不彻故也，更发汗则愈。何以知汗出不彻？以脉涩，故知也。【48】

学习【48】的体会如下。

（1）二阳并病的治法：小发汗（即使有阳明证的表现亦不可下也）。

（2）临证有些病人表现为心烦，或腹痛，或四肢疼痛，再有表证的表现，可用发汗的法则，宜桂枝汤或根据第146条采用柴胡桂枝汤。

（3）"何以知汗出不彻？以脉涩，故知也"——脉涩乃外邪闭郁，阳气壅遏而成，闭涩而有力。

（4）《黄帝内经》云："诸过者切之，涩者，阳气有余，为身热无汗。"是以脉涩知阳气壅郁而汗出不彻——说明阳气壅遏闭塞不通，联想到柴平汤的汤方辨证：脉弦涩不调多加大黄、焦山楂，其目的为使阳气壅遏得通（涩主不通，阳气壅遏不通）。涩：一指胃寒，二指不通。

17. 阳虚表证不可发汗——脉浮数者，法当汗出而愈。若下之，身重心悸者，不可发汗，当自汗出乃解。所以然者，尺中脉微，此里虚，须表里实津液自和，便自汗愈。【49】

学习【49】的体会如下。

（1）本条指出阳虚表证，不可发汗。

（2）尺脉微弱，说明阳气不足。

（3）阳虚表证的治则，仲景提出待正气恢复，自汗出而愈，临证可用炙甘草汤。

18. 血虚表证不可发汗——脉浮紧者，法当身疼痛，宜以汗解之。假令尺中迟者，不可发汗。

何以知然？以荣气不足，血少故也。【50】

学习【50】的体会如下。

（1）血虚的表证不宜多用汗法。

（2）"假令尺中迟者，不可发汗"，告诫我们阴血不足的不可发汗。因为"夺血者无汗，夺汗者无血"、"血汗同源"之故。

（3）本条指出阴血不足，多见产后，说明产后的关节疼痛多为不荣则痛，故不可采用发散风寒的药物治疗疼痛，应当选用既能养阴又能补血的归芪建中汤治之。

19. 关于脉象不同用麻黄汤——脉浮者，病在表，可发汗，宜麻黄汤。【51】

脉浮而数者，可发汗，宜麻黄汤。【52】

学习麻黄汤【51、52】的体会如下。

（1）麻黄汤不一定非脉浮紧才可用，脉浮而数者亦可应用。

（2）麻黄汤的禁忌脉象——脉细数。

（3）应用麻黄汤一定是八证，关键是无汗。用量以整方为基础，多数药为 6g 为佳，甘草 3g。若胃气虚弱，可加生姜 3 片，大枣 2 枚。

★20. 自汗出的病理和治疗——病常自汗出者，此为荣气和，荣气和者，外不谐，以卫气不共荣气和谐故尔。以荣行脉中，卫行脉外，复发其汗，荣卫和则愈，宜桂枝汤。【53】

学习桂枝汤【53】的体会如下。

（1）营卫不调，既可见于外感表证，亦可见于内伤杂病的自汗。

（2）自汗由外感可引起，内伤亦可引起，外感乃风邪，内伤乃营卫不调，其病机相同，总属营卫不调。

（3）徐大椿说："自汗与发汗迥别，自汗乃荣卫相离，发汗使荣卫相合。"

（4）张锡纯说："卫为阳，营为阴，阴阳贵乎和合，今荣气和而卫气不与之和谐，故营自行于脉中，卫自行于脉外，两不相合，如夫妇之不调也。"

（5）桂枝汤可用于无发热恶风的自汗，不必加减，这就是内伤杂病的自汗（指征：汗出恶风）。

★21. 发热汗出的病理和证治——病人脏无他病，时发热，自汗出而不愈者，此卫气不和也。先其时发汗则愈，宜桂枝汤。【54】

学习桂枝汤【54】的体会如下。

（1）古人云："寸脉弱者，不可发汗，汗则亡阳；尺脉弱者，不可发汗，汗则亡阴。"

（2）本病在卫而不在营。

（3）"先其时发汗"就是在未发热汗出以前发汗，有截断治疗的特点，犹如治疗疟疾发作前 2 小时服药一样。

（4）若汗后复发汗，可出现大汗淋漓，损伤正气。

（5）通过 12 条、53 条、54 条得出一个结论：无论是太阳中风的自汗、营卫不和的自汗，还是脏无他病的自汗，都用桂枝汤治疗。

22. 辨表里证治——伤寒不大便六七日，头痛有热者，与承气汤。其小便清者，知不在里，仍在表也，当须发汗。若头痛者，必衄，宜桂枝汤。【56】

学习桂枝汤【56】的体会如下。

（1）未衄先用麻黄，必可防衄、免衄，不可迟迟坐以待衄，此必内已郁热。

（2）头痛者必衄，使医生做到心中有数，临证就能应对自如。

（3）辨别表里证的关键是小便清浊与否，清者在表，浊者在里。

23. 桂枝汤脉浮数证治——伤寒发汗已解，半日许复烦，脉浮数者，可更发汗，宜桂枝汤。【57】

学习桂枝汤【57】的体会如下。

（1）主之：即非他莫属。

（2）宜：是可以选择，不是唯一的治法。

（3）"半日许复烦"临床表现为烦闷不适或胸闷。

（4）桂枝汤的主脉：浮缓，但浮弱、浮数不是不可以用桂枝汤。

（5）用桂枝汤治疗胸闷的前提是，感冒后出现的胸闷，可以治之。

（6）桂枝汤的加减：遇呕吐者加半夏，食欲不振加麦芽。

★24. 汗吐下后邪去正虚欲愈——凡病，若发汗，若吐，若下，若亡血，亡津液，阴阳自和者，必自愈。【58】

大下之后，复发汗，小便不利者，亡津液故也，勿治之，得小便利，必自愈。【59】

学习【58、59】的体会如下。

（1）"阴阳自和者，必自愈"，指无论治病用何方、何药，必须达到阴阳平衡，"以平为期"的目的，是临床医生施治的准则。

（2）"阴阳自和者，必自愈"，告诫我们人体本身就有自身调节的作用，有些时候治病应遵循《黄帝内经》所云"大毒治病，十去其六，常毒治病，十去其七，小毒治病，十去其八，无毒治病，十去其九，谷肉果菜，食养尽之，无使过之，伤其正也"，同时说明有些疾病不必用药物治疗。

（3）"汗下后，小便不利者"，不要误认为是膀胱气化失司，不可一味地用利小便的药物，应当选用益其津液的药物。

★25. 桂枝新加汤证（营气不足身痛证）——发汗后，身疼痛，脉沉迟者，桂枝加芍药生姜各一两、人参三两，新加汤主之。【62】

【方歌】仲景新加汤，桂枝加参藏。

学习新加汤【62】的体会如下。

（1）发汗后身疼痛属不荣则痛。

（2）尤在泾说："发汗后邪痹于外而营虚于内，故身疼痛不除，而脉转沉迟。《经》曰：其脉沉者，营气微也。又曰：迟者荣气不足，血少故也。故以桂枝加芍药生姜人参，以益不足之血，而散未尽之邪。"

（3）本方可用于予发散药后或祛风湿药后疼痛加重者。

（4）本方可用于产后或失血后关节疼痛，脉见沉迟无力者亦佳。

（5）心下痞硬，少腹无力，用泻下药仍大便秘结者，可用本方。

（6）脉沉迟风湿病者不可用发散的药物。

（7）归芪建中汤与新加汤的临证鉴别——两者均用于不荣则痛的产后或人流后的关节疼痛。不同点：归芪建中汤是以手足夏季热、冬季凉或兼有面色㿠白、胃脘疼痛为指征，无汗后疼痛加重；新加汤是以发汗后疼痛加重为指征，或用祛风湿药止痛反而加重。

★26. 麻杏石甘汤证——发汗后，不可更行桂枝汤，汗出而喘，无大热者，可与麻黄杏仁甘草石膏汤。【63】

【方歌】热喘麻杏石甘汤，肺热咳喘此方良。

学习麻杏石甘汤【63】的体会如下。

（1）本方"汗出而喘"，非桂枝加厚朴杏子汤，此处汗出是热迫津液外泄，故不可用桂枝汤。

（2）汗出用麻黄的机制是重在宣肺，配石膏乃麻黄一倍，以制其辛温之性，转为辛凉清热之用，但里热炽盛，一可以制约麻黄辛温，二可清热。

（3）"无大热"用石膏的机制是表无大热，但里热炽盛，一方面可制麻黄的辛温，另一方面可清里热。

（4）《医学衷中参西录》用麻杏石甘汤治疗腮肿。

★**27. 桂枝甘草汤证**——发汗过多，其人叉手自冒心，心下悸，欲得按者，桂枝甘草汤主之。【64】

（1）心阳虚证——有四个方证

1）桂枝甘草汤证（心阳虚心悸证）：有补益心阳的功效，"发汗过多，其人叉手自冒心，心下悸，欲得按者，桂枝甘草汤主之"。【64】

2）桂枝甘草龙骨牡蛎汤证（心阳虚烦躁证）：有补益心阳、镇潜安神的功效，"火逆下之，因烧针烦躁者，桂枝甘草龙骨牡蛎汤主之"。【118】

3）桂枝去芍药加蜀漆牡蛎龙骨救逆汤证（亡心阳惊狂证）：有补益心阳、镇惊安神的功效，"伤寒，脉浮，医以火迫劫之，亡阳，必惊狂，卧起不安者，桂枝去芍药加蜀漆牡蛎龙骨救逆汤主之"。【112】

4）桂枝加桂汤证（心阳虚奔豚证）：有温通心阳、平冲降逆的功效，"烧针令其汗，针处被寒，核起而赤者，必发奔豚，气从少腹上冲心者，灸其核上各一壮，与桂枝加桂汤，更加桂枝二两也"。【117】

（2）学习桂枝甘草汤【64】的体会

1）本方是治疗心阳虚的轻证，以心下悸、欲得按者为指征。

2）本方桂枝 18g，甘草 9g 顿服。

3）古人有"辛甘化阳，酸甘化阴"之说，而桂枝甘草汤取辛甘化阳的法则。

★**28. 苓桂甘枣汤证**（阳虚兼水气证）——发汗后，其人脐下悸者，欲作奔豚，苓桂甘枣汤证主之。【65】

学习苓桂甘枣汤【65】的体会如下。

（1）苓桂甘枣汤的功用——温通心阳，化气行水。

（2）心阳足则能震摄肾水而不致泛滥的理论依据是，心肾相交，心火必须下降于肾，以温肾寒。

（3）发汗损伤心阳，水停下焦，用苓桂术甘汤去白术，加大枣、倍茯苓。

（4）本方一般多配伍在他方应用，如柴平汤合苓桂术甘汤就蕴含苓桂甘枣汤。

【方歌】小柴胡汤和解功，半夏党参甘草从，更加黄芩生姜枣，少阳为病此方宗，平胃苍术陈朴草，燥湿健脾疗效好。

（5）本方可用于冠心病，即小柴胡汤加桂枝、茯苓（其实加了苓桂甘枣汤）。

★**29. 厚姜甘半人参汤证**——发汗后，腹胀满者，厚朴生姜半夏甘草人参汤主之。【66】

【方歌】厚姜甘半人参汤，脾虚气滞腹胀康。

学习厚姜甘半人参汤【66】的体会如下。

（1）本方可用于治疗虚寒腹胀，效果甚佳。

（2）虚寒腹胀的指征：《金匮要略》云："病者腹满，按之不痛为虚，痛者为实"，"腹满时减，复如故，此为寒，当与温药"，"腹满不减，减不足言，当须下之"。这就是虚寒腹胀的汤方辨证。

（3）本方可用于术后腹胀、排气不畅。

（4）本方蕴含在柴平汤中。

★30. 苓桂术甘汤证——伤寒，若吐若下后，心下逆满，气上冲胸，起则头眩，脉沉紧，发汗则动经，身为振振摇者，茯苓桂枝白术甘草汤主之。【67】

学习苓桂术甘汤【67】的体会如下。

（1）《金匮要略》云："脉得诸沉，当责有水。"

（2）《金匮要略》云："病痰饮者，当以温药和之。"

（3）本方以胃脘痞满，逆气上冲，眩晕为指征。

（4）其人背寒冷如掌大，苓桂术甘汤主之（水饮在心下，反映在背部的一个症状）。

（5）本方多与柴平汤配合应用。

（6）背部如掌大发热，亦可应用。

31. 芍药甘草附子汤证——发汗，病不解，反恶寒者，虚故也，芍药甘草附子汤主之。【68】

学习芍药甘草附子汤【68】的体会如下。

（1）"发汗，病不解，反恶寒"，营卫俱虚，汗出则营虚，恶寒则卫虚，芍药甘草附子汤以补营护卫。

（2）本方是育阴扶阳的方剂。

（3）本方可用于服感冒药反复不愈者。

32. 茯苓四逆汤证——发汗，若下之，病仍不解，烦躁者，茯苓四逆汤主之。【69】

【方歌】茯苓四逆姜附草，加入人参用之好。

学习茯苓四逆汤【69】的体会如下。

（1）本方汤方辨证：既阴虚，又阳虚，再加脾气虚为汤方辨证。

（2）本方用于阳虚烦躁证。

（3）茯苓、人参、甘草乃四君子汤之义，补气生血；干姜、附子温阳。

33. 误汗后辨虚证实证——发汗后，恶寒者，虚故也。不恶寒，但热者，实也，当和胃气，与调胃承气汤。【70】

【方歌】调胃承气硝黄草，缓下热结疗效好。

学习调胃承气汤【70】的体会如下。

（1）尤在泾说："汗出而恶寒者，阳不足而为虚也，为芍药甘草附子汤治之是已；汗出而不恶寒，但热者，邪入里而成实也，然不可以峻攻，但与调胃承气汤和其胃气而已。"

（2）古人云："气有余便是火，气不足便是寒；血得热则行，得寒则凝；气主煦之，血主濡之。"

★34. 太阳蓄水证（五苓散证）——太阳病，发汗后，大汗出，胃中干，烦躁不得眠，欲得饮水者，少少与饮之，令胃气和则愈。若脉浮，小便不利，微热消渴者，五苓散主之。【71】

发汗已，脉浮数，烦渴者，五苓散主之。【72】

伤寒汗出而渴者，五苓散主之；不渴者，茯苓甘草汤主之。【73】

【方歌】茯苓甘草桂生姜，温胃散水此方良。

学习蓄水证【71、72、73】的体会如下。

（1）太阳病过汗的两种转归：一是损伤了胃中津液；二是造成蓄水证。

（2）太阳病过汗，表证已除，出现口渴、烦躁，不可大口饮水，以防出现水停之患，应少少与饮之，因为胃气虚弱，少少饮之可使津液渐渐恢复。

（3）若脉浮，小便不利，口渴是水停下焦之蓄水证，五苓散主之。

（4）口渴与不渴：口渴者是膀胱气化不利，水停下焦，津液不能上承而致口渴，用五苓散；若不渴，是过汗损伤胃阳，水停中焦，宜用温胃散水的茯苓甘草汤。

（5）临床口渴不一定是阴虚，水饮阻滞的口渴，五苓散主之。

（6）津液损伤的口渴，不可大口饮水，应少少与饮之，令胃气和则愈。

（7）风湿病有外湿、内湿之分，外湿者汗之，内湿者利之，胃苓汤主之。

★35. 水逆证——中风发热，六七日不解而烦，有表里证，渴欲饮水，水入则吐者，名曰水逆，五苓散主之。【74】

学习五苓散【74】的体会如下。

（1）水逆——蓄水重证的一种表现，可见小便不利，渴欲饮水，水入即吐。

（2）既有表证又有里证，而此处的里证是水饮阻滞，可用五苓散。

（3）"渴欲饮水，水入则吐"是因水饮内结，既不能以汗孔排出，因有表证，又不能下输膀胱，因为蓄水证，还不能上输于口，因水饮阻滞，津液不能上承，但饮入的水必须有出路，只能从哪来，回哪去，故水入即吐。

（4）水逆证的治法：应当既发散表邪，又要祛除下焦水饮，唯五苓散担当此任。

（5）口渴不一定是阴虚，不要一见口渴就加天花粉、麦冬等滋阴药物，若舌苔厚腻，说明水饮阻滞，津液不能上承，当用五苓散温阳利水，口渴自解。

36. 未持脉时，病人手叉自冒心，师因教试令咳，而不咳者，此必两耳聋无闻也。所以然者，以重发汗，虚故如此。发汗后，饮水多必喘，以水灌之亦喘。【75】

学习本条【75】的体会如下。

（1）"两耳无所闻"，说明发汗所致，属虚证，益气聪明汤治之。

（2）"发汗后，饮水多必喘，以水灌之亦喘"，告诫我们出汗后，不可多饮水，尤其是不可大口饮水，更不可汗后水洗浴，否则均会导致喘证。

37. 应用五苓散的体会

（1）风湿病有外湿、内湿之分，外湿者汗之，内湿者利之，可用胃苓汤。

（2）泄泻呈水样便，根据"利小便所以实大便"理论及"治湿不利小便，非其治也"理论亦可用胃苓汤。

（3）水肿病人，颜面四肢均浮肿，可用越婢五苓散。

（4）下肢浮肿或下肢踝关节肿胀疼痛，可用防己五苓汤（防己黄芪汤合五苓散）。

（5）湿热壅滞出现的黄疸，可用茵陈四苓汤。

（6）顽固性胃脘疼痛（十二指肠溃疡恶性变）可用附桂五苓汤。

（7）湿热所致的浮肿、泄泻可用大橘皮汤（大橘皮汤治湿热，五苓六一二方缀，陈皮木香槟榔增，能消水肿及泄泻）。

★38. 栀子豉汤证——发汗后，水药不得入口为逆，若更发汗，必吐下不止。发汗吐下后，虚烦不得眠，若剧者，必反复颠倒，心中懊憹，栀子豉汤主之；若少气者，栀子甘草豉汤主之；若呕者，栀子生姜豉汤主之。【76】

发汗若下之，而烦热胸中窒者，栀子豉汤主之。【77】

伤寒五六日，大下之后，身热不去，心中结痛者，未欲解也，栀子豉汤主之。【78】

学习栀子豉汤【76、77、78】的体会如下。

（1）心中懊憹——指心里烦郁尤甚，使人有无可奈何之感。

（2）虚烦——证候名称，烦者热也，烦者心烦也；虚，非指正气之虚，乃是与有形之实邪相对而言。虚烦,虽无实邪,但却有火热之郁,故又可称为"郁烦"。

(3)本文可用于无形邪热留扰胸膈(无痰)。

(4)栀子豉汤的汤方辨证:心中懊侬。

(5)栀子豉汤的兼症:胸中窒塞感,剑突下有压痛。

(6)栀子苦寒,清心、肺、三焦之火;豆豉,清热和胃,宣解郁热。

(7)"得吐后,止后服"解释有二:一是认为服栀子豉汤吐者,说明病已除,停后服。二是认为服栀子豉汤后,呕吐为药不对症的副作用,停止进第二剂,我的观点是具体问题具体对待。

★39. 栀子厚朴汤证——伤寒下后,心烦腹满,卧起不安者,栀子厚朴汤主之。【79】

学习栀子厚朴汤【79】的体会如下。

(1)本方属无形邪热和中焦气滞证。

(2)栀子厚朴汤的汤方辨证:心烦腹满。

40. 栀子干姜汤证——伤寒医以丸药大下之,身热不去,微烦者,栀子干姜汤主之。【80】

凡用栀子汤,病人旧微溏者,不可与服之。【81】

学习栀子干姜汤【80、81】的体会如下。

(1)栀子豉汤类方,见有泻泄者不可应用。

(2)仲景提出本条实指泻泄的病人不可用栀子。

★41. 真武汤证——太阳病,发汗,汗出不解,其人仍发热,心下悸,头眩,身瞤动,振振欲擗地者,真武汤主之。【82】

【方歌】真武汤壮肾中阳,茯苓术芍附生姜。

学习真武汤【82】的体会如下。

(1)身瞤动——身体筋肉跳动。

(2)振振欲擗地——即身体震颤,站立不稳,而欲仆倒在地。

(3)身瞤动的机制——《黄帝内经》云:"阳气者,精则养神,柔则养筋。"阳虚不能温养筋脉,故身瞤动(即筋肉跳动)。

(4)苓桂术甘汤证与真武汤证的区别——两者均属阳虚水停,但真武汤重点在肾,病势重,有少阴阳虚证;苓桂术甘汤证,重点在心脾,病势轻,以水气上冲为主。

(5)头眩与心悸同时出现应该考虑是阳虚水泛。

(6)其人仍发热,表证仍在,但没有解表而是治里,说明里证危急,应当治里。

(7)真武汤是治疗阳虚水泛的基本方剂。

(8)真武汤有真武把关坐镇之义也。

42. 麻黄汤禁例

咽喉干燥者,不可发汗。【83】

淋家,不可发汗,发汗必便血。【84】

疮家,虽身疼痛,不可发汗,汗出则痉。【85】

衄家,不可发汗,汗出必额上陷,脉急紧,直视不能眴,不得眠。【86】

亡血家,不可发汗,发汗则寒栗而振。【87】

汗家,重发汗,必恍惚心乱,小便已阴疼,与禹余粮丸。【88】

病人有寒,复发汗,胃中冷,必吐蛔。【89】

脉浮紧者,法当身疼痛,宜以汗解之。假令尺中迟者,不可发汗,何以知然?以荣气不足,血少故也。【50】

学习麻黄汤禁例的体会如下。

（1）学习【83】的体会

1）咽喉乃三阴经所过之处，如张锡纯说："脾足太阴之脉，挟咽，肾足少阴之脉循喉咙，肝足厥阴之脉循喉咙之后，皆三阴经脉所循之处也，三阴精血虚少，不能上滋于咽喉，故"咽喉干燥者，不可发汗"。

2）仲景指出咽喉干燥者，不可发汗，并没有提出咽喉疼痛者不可发汗，说明表证由于咽喉是肺胃的门户，多见咽喉疼痛，可用发汗的方法，如柴胡桂枝汤，必要时配伍辛凉解表之薄荷、蝉衣。

3）咽喉干燥者不可发汗是针对阴虚火旺，足少阴肾经循咽喉的咽喉干燥者，不宜选用辛温发汗之剂，使阴液更损。

（2）学习【84】的体会

1）淋家的表现有发热、恶寒、身疼痛，不要误认为风寒表证。

2）淋家如果用辛温发汗，导致热迫血行。

3）淋家确实有表证，应当采用辛凉解表药。

4）淋家表现的症状很像感冒，不要当感冒去处理。

（3）学习【85】的体会

1）疮家，虽身疼痛，属不荣则痛，故不可发汗。

2）疮家，虽身疼痛，属阴血亏虚的不荣则痛，不要误认为是感受风寒的身体疼痛，采用发汗的方法，因"血汗同源"汗出伤血，出现筋脉痉挛。

（4）学习【86、87、88】的体会

1）衄家不可发汗，乃"血汗同源"之故。

2）亡血家不可发汗，如《灵枢·营卫生会》云："夺血者无汗，夺汗者无血。"

3）亡血发汗则阴阳俱虚，故寒栗而振摇。

4）阴虚有热不可发汗。

5）衄家、亡血家、汗家都表现为身上疼痛，是不荣则痛，不要误认为表证而采用发汗的方法。

（5）学习【89】的体会

1）阳虚胃寒不可发汗，发汗容易损伤脾胃阳气。

2）脾胃虚寒的病人如有表证可采用温阳解表法，可用麻黄附子细辛汤，后世提出藿香正气散。

（6）学习【50】的体会

1）血虚的表证不宜多用汗法。

2）假令尺中迟者，不可发汗，告诫我们阴血不足的不可发汗，"夺血者无汗，夺汗者无血"、"血汗同源"之故。

3）本条指出阴血不足，多见产后，说明产后的关节疼痛多为不荣则痛，故不可采用发散风寒的药物治疗疼痛，应当选用既能养阴又能补血的归芪建中汤治之。

4）气血俱虚不可发汗，如张路玉说："尺中脉迟，不可用麻黄汤发汗，当频与小建中和之"（临证用归芪建中汤）。

43. 表里先后的治则——伤寒，医下之，续得下利，清谷不止，身疼痛者，急当救里；后身疼痛，清便自调者，急当救表。救里宜四逆汤，救表宜桂枝汤。【91】

【方歌】四逆汤中姜附草，三阴厥逆太阳沉。

学习本条【91】的体会：表里证同时存在，应当先解表，后治里为常法，若下利清谷不止，应当先治里，后治表，因为下利清谷乃阳气已虚，发汗损伤阳气，此时应当先护阳气以保生命，然后再解表，符合"有一分阳气，便有一分生机"的原则。

44. 表里同病用麻黄附子细辛汤及辨证治则——病发热，头痛，脉反沉，若不差，身体疼痛，当救其里，宜四逆汤。【92】

学习四逆汤【92】的体会如下。

（1）发热、头痛、脉沉（太少两感）麻黄附子细辛汤主之。

（2）两感服麻黄附子细辛汤后，身疼痛，急当救里，予四逆汤。说明即使表证存在，也应用四逆汤救里，误用解表可导致亡阳。

45. 太阳中风证汗出的机制——太阳病、发热汗出者，此为荣弱卫强，故使汗出。欲救邪风者，宜桂枝汤。【95】

学习桂枝汤【95】的体会如下。

（1）发热，汗出，桂枝汤主之。

（2）荣弱卫强，指荣气相对于卫气弱，卫强主要指风邪强，祛风邪应当选用桂枝汤。

★46. 小柴胡汤证——伤寒五六日中风，往来寒热，胸胁苦满，默默不欲饮食，心烦喜呕，或胸中烦而不呕，或渴，或腹中痛，或胁下痞硬，或心下悸，小便不利，或不渴，身有微热；或咳者，小柴胡汤主之。【96】

（1）小柴胡汤证的加减："若胸中烦而不呕者，去半夏、人参，加栝蒌一枚；若渴，去半夏，加人参，合前成四两半，栝蒌根四两。若腹中痛者，去黄芩，加芍药三两；若胁下痞硬，去大枣，加牡蛎四两；若心下悸，小便不利者，去黄芩，加茯苓四两；若不渴，外有微热者，去人参，加桂枝三两，温覆微汗愈；若咳者，去人参、大枣、生姜，加五味子半升，干姜二两"。

（2）学习小柴胡汤【96】的体会

1）小柴胡汤的主症主脉为七症一脉（往来寒热、胸胁苦满、默默不欲饮食、心烦喜呕、口苦、咽干、目眩、脉弦）。

2）临床应不必拘泥于七症，有一主症主脉即可应用。如仲景云："但见一证便是，不必悉具。"

3）小柴胡汤原方是治疗外感、发热行之有效的方剂，如小柴胡冲剂。

4）根据张仲景"胸中烦而不呕，加栝蒌实"的理论，创立了小柴胡加瓜蒌汤治疗心脏病。

5）根据张仲景"腹中痛加芍药"的理论，创立了加减小柴胡汤治疗痛经（加减小柴胡，乌药当归芍，香附加青皮，经期腹痛医）。

6）根据张仲景"心下悸加茯苓"的理论，创立了小柴胡汤合苓桂术甘汤治疗冠心病。

7）根据张仲景"若咳者，加五味子、干姜"的理论，创立了加减小柴胡汤治疗咳嗽（加减小柴胡，半芩姜紫菀；五味丝瓜络，少咳此方宗）。

8）根据张仲景"外有微热者，去人参"的理论，创立了高烧灵验方。

9）小柴胡汤亦可用于气血亏虚引起的感冒。如张仲景云："血弱气尽，腠理开，邪气因入，小柴胡汤主之。"

10）弦脉可用小柴胡汤，脉沉紧者，亦可用，如266条所述。

11）三阳合病，可用柴葛解肌汤，亦可用小柴胡汤，如99条所述。

12）小柴胡汤和小建中汤可以交替使用，一为健脾抑木法（小建中汤）；一为疏肝健脾法（小柴胡汤），如100条所述。

13）阳明少阳合病，应以小柴胡汤为主，因小柴胡汤具有上焦得通，津液得下，胃气因和，身濈然汗出的功效。根据此条可知凡调理气机的方剂均有通大便的功效。

14）服小柴胡汤后有"蒸蒸而振，却发热汗出而解"的战汗，应当引起注意。

47. 气血虚弱柴胡汤证治——血弱气尽，腠理开，邪气因入，与正气相搏，结于胁下，正邪分争，往来寒热，休作有时，默默不欲饮食，脏腑相连，其痛必下，邪高痛下，故使呕也，小柴胡汤主之。服柴胡汤已，渴者，属阳明，以法治之。【97】

学习小柴胡汤【97】的体会如下。

（1）本条指出了气血亏虚引起感冒亦可用小柴胡汤。

（2）指出胁痛亦可用小柴胡汤乃脏腑相连，其痛必下。

（3）本条指出了口渴用小柴胡汤的辨证属阳明。

48. 三阳合病亦可用小柴胡汤——得病六七日，脉迟浮弱，恶风寒，手足温，医二三下之，不能食，而胁下满痛，面目及身黄，颈项强，小便难者，与小柴胡汤，后必下重。本渴饮水而呕者，柴胡汤不中与也，食谷者哕。【98】

三阳病亦可用小柴胡汤——伤寒四五日，身热，恶风，颈项强，胁下满，手足温而渴者，小柴胡汤主之。【99】

学习小柴胡汤【98、99】的体会如下。

（1）三阳合病亦可用小柴胡汤，后世创立了柴葛解肌汤。

（2）指出胁下硬满的黄疸可用小柴胡汤。

（3）里急后重属中气下陷，不可与小柴胡汤。

（4）口渴水入即吐，即呕，乃水饮阻滞，不可与小柴胡汤。

★49. 脾虚兼表证证治——伤寒，阳脉涩，阴脉弦，法当腹中急痛，先与小建中汤；不瘥者，小柴胡汤主之。【100】

学习小柴胡汤及小建中汤【100】的体会如下。

（1）张仲景如同下棋一样，能看两步棋。

（2）小柴胡汤和小建中汤可以交替使用，一为健脾抑木法（小建中汤），二为疏肝健脾法（小柴胡汤）。小建中汤的汤方辨证：黄脸婆，腹痛。

（3）呕家不可用小建中汤。

★50. 小柴胡汤主证对待——伤寒中风，有柴胡证，但见一证便是，不必悉具。凡柴胡汤病证而下之，若柴胡证不罢者，复与柴胡汤，必蒸蒸而振，却复发热汗出而解。【101】

学习本条【101】的体会如下。

（1）临床应用小柴胡汤不必拘于七症，有主症主脉就可以应用。

（2）"但见一症便是"说明既有阳明，又有太阳，还有少阳，就可用小柴胡汤。第99条原文指出胁下痞满即可用小柴胡汤，就是典型的例子。

（3）服用小柴胡汤可能有战汗。

（4）四川江尔逊先生将小柴胡汤用于虚人感冒、产后郁冒、咳嗽、疟腮、黄疸、外感盗汗、颈项强、便秘、瘀血。

★51. 小建中汤证——伤寒二三日，心中悸而烦者，小建中汤主之。【102】

学习小建中汤【102】的体会如下。

（1）小建中汤的配伍特点——本方桂枝汤倍芍药加饴糖而成，具有调脾胃、和阴阳、补营血之功效，外和营卫，内益气血，安内以攘外，有表里兼顾之妙。

（2）本方是治疗虚劳的主方。

（3）虚劳：气血阴阳均虚，补气有碍于补血；补血有碍于补气；补阴有碍于补阳；补阳有碍于补阴；应当遵循尤在泾的观点，"是方甘与辛合而生阳，酸得甘助而生阴，阴阳相生，中气自立。是故求阴阳之和者，必于中气；求中气之立者，必以建中也"。脾胃为气血生化之源，气血得复，阴阳气血得补。

（4）"呕家不可用建中汤，以甘故也"，即有呕吐者，不宜应用。

（5）宗《黄帝内经》卫气出于中焦之说，本方可用于胃肠型感冒。

（6）小建中汤的汤方辨证：气血不足的腹痛。

★52. 大柴胡汤证——太阳病，过经十余日，反二三下之，后四五日，柴胡证仍在者，先与小柴胡汤，呕不止，心下急，郁郁微烦者，为未解也，与大柴胡汤，下之则愈。【103】

学习大柴胡汤【103】的体会如下。

（1）本方应用的指征是少阳阳明合病。

（2）本方可用于热结旁流的下利。

（3）本方可用于胆囊炎、胆结石。

★53. 桃核承气汤证（蓄血证）——太阳病不解，热结膀胱，其人如狂，血自下，下者愈，其外不解者，尚未可攻，当先解其外。外解已，但少腹急结者，乃可攻之，宜桃核承气汤。【106】

【方歌】桃核承气硝黄草，桃仁桂枝加之好。

学习桃核承气汤【106】的体会如下。

（1）蓄水证与蓄血证的区别——蓄水证外邪随经入腑，邪与水结，膀胱气化不利；蓄血证是热入下焦血分，邪热与瘀血互结；小便不利者为蓄水；小便自利者为蓄血。

（2）桃核承气汤的应用指征：一是少腹急结，二是其人如狂。

（3）本方可用于产后发斑。

（4）本方可用于经期发热，头痛。

★54. 柴胡加龙骨牡蛎汤证——伤寒八九日，下之，胸满烦惊，小便不利，谵语，一身尽重，不可转侧者，柴胡加龙骨牡蛎汤主之。【107】

学习柴胡加龙骨牡蛎汤【107】的体会如下。

（1）"一身尽重，不可转侧者"，即下肢拘急不适，尤其是夜间，下肢无法舒适安放者。

（2）本方可用于精神分裂症。

（3）本方可用于肾炎。

（4）本方可用于易惊易恐。

（5）本方可用于梅尼埃病（耳源性眩晕）。

（6）本方可用于肩周炎（手少阳三焦经所循路线，小柴胡调理三焦，柴胡桂枝汤比它效果差）。

（7）本方可用于痤疮，加薏苡仁 30g。

（8）本方可用于癫痫，加蝉蜕 20g。

（9）本方可用于妇女白带，加茯苓 30g。

（10）本方可用于心悸、心脏病。

（11）本方可用于半身汗出。

55. 桂枝去芍药加蜀漆牡蛎龙骨救逆汤证——伤寒，脉浮，医以火迫劫之，亡阳，必惊狂，卧起不安者，桂枝去芍药加蜀漆牡蛎龙骨救逆汤主之。【112】

（本条在第 27 条，伤寒 67 条，心阳虚四证已论述）

56. 阴虚证忌用灸法——微数之脉，慎不可灸，因火为邪，则为烦逆，追虚逐实，血散脉中，火气虽微，内攻有力，焦骨伤筋，血难复也。【116】

学习火逆证【116】的体会如下。

（1）一般人都可以用火针，这是中医的优势，不必提出疑问。

（2）"微数之脉，慎不可灸"，不是单纯只用灸法，而是指阴虚的病人慎用温热药物，否则焦骨伤筋，血难复也。

57. 桂枝加桂汤证（心阳虚奔豚证）——烧针令其汗，针处被寒，核起而赤者，必发奔豚，气从少腹上冲心者，灸其核上各一壮，与桂枝加桂汤，更加桂二两也。【117】

学习桂枝加桂汤【117】的体会如下。

（1）奔豚——为证候名，是以小猪的奔突状态来形容患者自觉有气从少腹急起直冲胸咽，发作时憋闷欲死，痛苦异常，时发时止的证候。

（2）桂枝加桂汤的剂量：桂枝 15g，白芍 10g，生姜 3 片，大枣 12 枚，甘草 6g。

（3）本方可用于气从少腹冲至心的心悸。

（4）本方可用于风湿病，有下肢发凉，继而全身，多见舌质胖嫩，苔白滑。据此意，桂枝加桂是肉桂、桂枝之争，创立了推气散，其组成为桂枝、肉桂、片姜黄、甘草；若脾阳虚微甚者，加丁香；若兼有泄泻者，将不换金正气散合入（平胃散+藿香、半夏）（平胃苍术陈朴草，燥湿健脾疗效好，加入藿香与半夏，汤名不换正气散）。

58. 桂枝甘草龙骨牡蛎汤证（心阳虚烦躁证）——火逆下之，因烧针烦躁者，桂枝甘草龙骨牡蛎汤主之。【118】

学习桂枝甘草龙骨牡蛎汤【118】的体会如下。

（1）火逆——因火而致逆，即误用火疗而发生的变证。

（2）本方可用于心阳不足引起的烦躁失眠。

（3）《黄帝内经》云："阳气者，精则养神，柔则养筋。"故阳虚出现烦躁。

★59. 抵当汤证——太阳病，六七日表证仍在，脉微而沉，反不结胸，其人发狂者，以热在下焦，少腹当硬满，小便自利者，下血乃愈。所以然者，以太阳随经，瘀热在里故也。抵当汤主之。【124】

学习抵当汤【124】的体会如下。

（1）蓄血证是热在下焦，热与血结，轻证用桃核承气汤，重证用抵当汤。

（2）其人如狂，用桃核承气汤；其人发狂，用抵当汤。

第四节　辨太阳病脉证并治下

1. 结胸证——问曰：病有结胸，有脏结，其状何如？答曰：按之痛，寸脉浮，关脉沉，名曰结胸也。【128】

2. 何谓脏结？答曰：如结胸状，饮食如故，时时下利，寸脉浮，关脉小细沉紧，名曰脏结。舌上白苔滑者，难治。【129】

脏结——证候名，其证与结胸相似，但病变性质不同，是脏气蓄衰、阴寒凝结的一种病证。

3. 结胸证的禁忌——结胸证，其脉浮大者，不可下，下之则死。【132】

★4. 大陷胸汤证——伤寒六七日，结胸热实，脉沉而紧，心下痛，按之石硬者，大陷胸汤主之。【135】

太阳病，重发汗而复下之，不大便五六日，舌上燥而渴，日晡所小有潮热，从心下至少腹硬满而痛不可近者，大陷胸汤主之。【137】

【方歌】大陷胸汤硝黄遂，按之石硬此方推。

学习大陷胸汤【135】的体会如下。

（1）结胸三证——"脉沉紧"，"心下痛"，"按之石硬"。

（2）应用本方剂量要小，芒硝 3g，大黄 3g，甘遂 0.5~1g。

5. ★小陷胸汤证（小结胸证）——小结胸病，正在心下，按之则痛，脉浮滑者，小陷胸汤主之。【138】

【方歌】小陷胸汤连夏蒌，宽胸开结涤痰周。

学习小陷胸汤【138】的体会如下。

（1）本方应用指征：正在心下，按之则痛，脉浮滑或滑。

（2）本方可用于胃脘疼痛。

（3）本方合小柴胡汤可用于冠心病、病毒性心肌炎，名曰"小柴胡加瓜蒌汤"。

6. 热入血室的体会——妇人中风，七八日续得寒热，发作有时，经水适断者。此为热入血室，其血必结，故使如疟状，发作有时，小柴胡汤主之。【144】

学习小柴胡汤【144】的体会如下。

（1）经期发热说明热与血结，可用小柴胡汤。

（2）人工流产或产后容易导致热入血室。

★7. 柴胡桂枝汤证（太少并病证）——伤寒六七日，发热微恶寒，支节烦疼，微呕，心下支结，外证未去者，柴胡桂枝汤主之。【146】

【方歌】小柴胡汤和解用，半夏党参甘草从，更加黄芩生姜枣，少阳为病此方宗，增入桂枝与白芍，汤名柴胡桂枝汤。

学习柴胡桂枝汤【146】的体会如下。

（1）本方可用于反复感冒不愈，症见恶寒，身痛，胃脘痞满。

（2）本方可用于顽固性头痛和偏头痛，加白芷、羌活。

（3）本方可用于肩周炎，加羌活、防风、片姜黄。

（4）本方可用于风湿性关节炎，抗链"O"（+），加羌活、独活、牛膝。

★8. 柴胡桂枝干姜汤证——伤寒五六日，已发汗而复下之，胸胁满微结，小便不利，渴而不呕，但头汗出，往来寒热，心烦者，此为未解也。柴胡桂枝干姜汤主之。【147】

【方歌】柴胡桂枝干姜汤，黄芩花粉牡蛎襄。

学习柴胡桂枝干姜汤【147】的体会如下。

（1）本方以少阳病兼水饮证治，水饮的临床见症：胃脘痞满、小便不利、口渴。

（2）本方用于厌食症，脉沉缓。

（3）本方可用于慢性肝炎。

（4）本方可用于糖尿病，加玄参 15g。

★9. 半夏泻心汤证——伤寒五六日，呕而发热者，柴胡汤证具，而以他药下之，柴胡证仍在者，复与柴胡汤。此虽已下之，不为逆，必蒸蒸而振，却发热汗出而解。若心下满而硬痛者，此为结胸也。大陷胸汤主之，但满而不痛者，此为痞，柴胡不中与之，宜半夏泻心汤。【149】

学习半夏泻心汤【149】的体会如下。

（1）痞证——自觉心下痞塞的一类病证，以胃脘部痞满阻塞为主症。

（2）本方应用的指征：满而不痛，此为痞。

（3）本方的汤方辨证：胃脘痞满，泻泄，舌苔黄腻，脉滑。

（4）本方可用于腹泻，尤其是寒热错杂的泄泻，以热多寒少为主。

（5）本方可用于慢性结肠炎引起的腹泻，可加枳实 10g。

★10. 大黄黄连泻心汤证——心下痞，按之濡，其脉关上浮者，大黄黄连泻心汤主之。【154】

学习大黄黄连泻心汤【154】的体会如下。

（1）本方可用于热痞。

（2）后世在本方的基础上加黄芩，又名三黄泻心汤。

11. 附子泻心汤证——心下痞，而复恶寒汗出者，附子泻心汤主之。【155】

学习附子泻心汤【155】的体会如下。

（1）本方用于热痞兼阳虚证，即里热外寒。

（2）应用本方应煎一小时，附子有毒。

12. 水痞证治————本以下之，故心下痞，与泻心汤，痞不解，其人渴而口燥，烦，小便不利者，五苓散主之。【156】

学习水痞证治【156】的体会如下。

（1）口渴、小便不利，不要误认为是阴虚或津伤，乃水饮阻滞，津液不能上承之过。

（2）水痞可用胃苓汤，附桂理中五苓汤。

★13. 生姜泻心汤证——伤寒汗出，解之后，胃中不和，心下痞硬，干噫食臭，胁下有水气，腹中雷鸣，下利者，生姜泻心汤主之。【157】

学习生姜泻心汤【157】的体会如下。

（1）干噫、食臭——噫同嗳，干噫、食臭即嗳气有食物气味。

（2）古人云："噫者，饱食之气，即嗳气也。"

（3）本方的汤方辨证：干噫食臭，腹中雷鸣，下利。

（4）本方可用于急性胃肠炎。

★14. 甘草泻心汤证——伤寒中风，医反下之，其人下利日数十行，谷不化，腹中雷鸣，心下痞硬而满，干呕，心烦不得安。医见心下痞，谓病不尽，复下之，其痞益甚，此非结热，但以胃中空虚，客气上逆，故使硬也，甘草泻心汤主之。【158】

15. 半夏泻心汤、生姜泻心汤、甘草泻心汤、附子泻心汤、大黄黄连泻心汤临证应用区别

（1）半夏泻心汤以胃脘痞满、下利呕吐、舌苔黄腻、脉滑为指征。

（2）生姜泻心汤以嗳气、腹中雷鸣下利为指征。

（3）甘草泻心汤以下利、干呕、心烦为指征。

（4）三者同属寒热错杂之痞证，均以呕、利、痞为特点。

（5）大黄黄连泻心汤用于热痞。

（6）附子泻心汤用于里热外寒兼表阳虚的痞证。

★16. 旋覆代赭汤证（痰气痞的证治）——伤寒发汗，若吐，若下，解后，心下痞硬，噫气不除者，旋覆代赭汤主之。【161】

学习旋覆代赭汤【161】的体会如下。

（1）本方可用于嗳气，亦可用于呕吐，还可用于呃逆。

（2）本方应用的指征以噫气不除为特点。

★17. 桂枝人参汤证（脾虚兼表证）——太阳病，外证未除，而数下之，遂协热而利，利下不止，心下痞硬，表里不解者，桂枝人参汤主之。【163】

【方歌】理中丸主理中乡，甘草人参术干姜，呕利腹痛阴寒甚，或加附子总扶阳。

学习桂枝人参汤【163】的体会如下。

（1）协热而利——协者，合也、同也。热者，指表热不去而下利也。

（2）桂枝人参汤的功用——温中解表。

（3）本方即理中汤加桂枝。

（4）本方可用于脾胃虚寒的泄泻而兼有轻度的表证。

18. 常用的表里同病的方剂

（1）大青龙汤：表寒里热的恶寒烦躁，以不汗出而烦躁为汤方辨证。

（2）小青龙汤：表寒内饮的哮喘，以胃脘痞满、咳喘为汤方辨证。

（3）附子泻心汤：表寒里热的痞证，以里热泻泄兼有表阳虚为汤方辨证。

（4）桂枝人参汤：脾虚兼表证的胃脘痞满，以里虚寒兼有表证为汤方辨证。

（5）葛根芩连汤：里热兼有表证的泻泄，以湿热泻泄为汤方辨证。

（6）藿香正气散：既有表证又有里证的泻泄（寒热为平，以寒为多），以暑湿外感、呕吐、泻泄为汤方辨证。

以上六类尤以里热兼有表证，即里热表寒的附子泻心汤和里寒兼表的桂枝人参汤要引起注意，要做到高人一筹。

19. 伤寒大下后，复发汗，心下痞，恶寒者，表未解也。不可攻痞，当先解表，表解乃可攻痞。解表宜桂枝汤，攻痞宜大黄黄连泻心汤。【164】

学习大黄黄连泻心汤【164】的体会如下。

（1）既有胃脘痞满，又有表证，应当先解表，后治痞。《伤寒论》提出解表用桂枝汤，治痞用大黄黄连泻心汤。

（2）临证见到既有胃脘痞满，又有表证，应当先解表，用柴胡桂枝汤，后治痞用柴平汤。

★20. 大柴胡汤证——伤寒发热，汗出不解，心中痞硬，呕吐而下利者，大柴胡汤主之。【165】

学习大柴胡汤【165】的体会如下。

（1）不要一见下利就用止泻的药物，此处的下利属热结旁流。

（2）大柴胡汤所治的下利，应以少阳证和下利为特点，即条文所说呕而下利的少阳证。

★21. 白虎加人参汤证——伤寒若吐若下后，七八日不解，热结在里，表里俱热，时时恶风，大渴，舌上干燥而烦，欲饮水数升者，白虎加人参汤主之。【168】

伤寒无大热，口燥渴，心烦，背微恶寒者，白虎加人参汤主之。【169】

伤寒脉浮，发热无汗，其表不解，不可与白虎汤。渴欲饮水，无表证者，白虎加人参汤主之。【170】

学习白虎加人参汤【168、169、170】的体会如下。

（1）有表证不可用本方。

（2）不要把"时时恶风，背微恶寒"视为表证，"时时恶风，背微恶寒"是汗出腠理疏松所致。

（3）由于热耗气伤津，一般表现多有疲乏无力，汗出，口渴，腹中痛，脉洪大而芤。

★22. 上热下寒证（黄连汤证）——伤寒，胸中有热，胃中有邪气，腹中痛，欲呕吐者，黄连汤主之。【173】

学习黄连汤【173】的体会如下。

（1）所谓"胸中有热"，临证即指牙痛、咽喉疼痛、口疮、口苦等上部热象。

（2）所谓"胃中有邪"，是指胃脘部的疼痛。

（3）本方可用于十二指肠球部溃疡，改用进退黄连汤。

（4）黄连汤与半夏泻心汤的区别：黄连汤即半夏泻心汤去黄芩加桂枝，两者虽仅一药之差，但主治各异；半夏泻心汤主治寒热错杂痞证，以呕吐、泄泻为主，寒药多于温药；黄连汤主治腹中痛，欲呕吐，重用黄连加桂枝，以温药多于凉药为主，即寒多热少，黄连汤；热多寒少，半夏泻心汤。

★23. 风湿见表阳虚的证治——伤寒八九日，风湿相搏，身体疼烦，不能自转侧，不呕不渴，脉浮虚而涩者，桂枝附子汤主之；若其人大便硬，小便自利者，去桂加白术汤主之。【174】

（1）学习桂枝附子汤【174】的体会

1）本方可用于治疗手指关节疼痛，手足逆冷者甚佳。

2）应用本方一定要煎药 50 分钟以上，因附子有毒。

3）桂枝附子汤即桂枝汤去白芍的酸敛之阴药，避免助湿，加附子温阳祛湿。

（2）学习白术附子汤【174】的体会

1）白术附子汤又名附子白术汤、术附汤，即后世加茵陈一味，名曰茵陈术附汤。

2）若大便硬，小便自利，不必加通大便的药物。

3）本方乃桂枝附子汤去桂枝加白术而成，因其病理是寒湿伤于肌肉而不在经络，故去桂枝，由于肌肉属脾，脾阳虚不能输布津液，大便秘结属阴结，故加白术。

4）若用本方后，仍大便秘结，加肉苁蓉 30g。

24. 白虎汤证——伤寒，脉浮滑，此以表有热，里有寒，白虎汤主之。【176】

学习白虎汤【176】的体会如下。

（1）脉浮滑，浮则病进，滑则主热，滑脉绝非寒证，此处的脉象，可理解为洪脉。

（2）"表有热，里有寒"应该为误笔，准确来说应是表里俱热。

（3）本方是治疗高热的有效方剂。

★25. 心阴阳两虚证治（炙甘草汤证）——伤寒，脉结代，心动悸，炙甘草汤主之。【177】

学习炙甘草汤【177】的体会如下。

（1）促脉：数而一止，止无定数。

结脉：缓而一止，止无定数。

代脉：脉来一止，止有定数，良久方来。

（2）本方又名复脉汤，既能补气又能补血，既能补阴又能补阳，具有补益心气，温通心阳，恢复均匀的脉率之功，用于虚证所致的脉结代效果较好（实证所致的期前收缩，脉结代，可用小柴胡加瓜蒌汤）。

（3）本方根据《黄帝内经》"心布于表"的理论和手少阴心经的循行路线，可用于以腕关节疼痛为主的类风湿关节炎。

（4）本方是一个气血阴阳亏虚的治疗方剂，因此可用于气血阴阳不足所致的一类病证，如心悸、风湿性关节炎等免疫系统疾病。

（5）本方是一个与归芪建中汤相媲美的方剂，一般女性多用归芪建中汤，男性多用炙甘草汤。

（6）临证运用本方有所加减，治心脏病原方，治疗风湿病去麻仁改黑芝麻 10g，加羌活 10g，防风 10g，片姜黄 10g。

第五节 辨阳明病脉证并治

1. 阳明病——属里实热证。

其病理是外邪入里化热，胃热伤津。

其证型有以下几种。

1）阳明热证（阳明经证）：以四大一黄症（大汗、大热、大渴、脉大、舌苔黄燥）为主要表现，代表方：白虎汤。

2）阳明实证（阳明腑证）：以痞、满、燥、实、坚为主要表现，代表方：大承气汤。

2. 阳明病的成因：

（1）阳明病由太阳病转变而来的，称为"太阳阳明"。

（2）阳明病由少阳病转变而来的，称为"少阳阳明"。

（3）素体阳盛，感受外邪出现的阳明实热证，称为"正阳阳明"。

（4）三阴病转成阳明的，以太阴病多见，即所谓"实则阳明，虚则太阴"。

3. 阳明病病因病机——问曰：病有太阳阳明，有正阳阳明，有少阳阳明，何谓也？答曰：太阳阳明者，脾约是也；正阳阳明者，胃家实是也；少阳阳明者，发汗、利小便已，胃中燥、烦、实、大便难是也。【179】

学习本条【179】的体会如下。

（1）脾约——胃热肠燥，津液受伤，使脾不能为胃行其津液，以致大便秘结者，叫作"脾约"。

（2）胃家实——指整个胃肠道充满邪气，邪气盛则实，邪入阳明发热，正盛邪实，以里实热证为特点。

★4. 阳明病提纲——阳明之为病，胃家实是也。【180】

5. 太阳阳明的成因——问曰：何缘得阳明病？答曰：太阳病，若发汗，若下，若利小便，此亡津液，胃中干燥，因转属阳明。不更衣，内实，大便难者，此名阳明也。【181】

★6. 阳明病的主脉主证——问曰：阳明病，外证云何？答曰：身热，汗自出，不恶寒，反恶热也。【182】

学习本条【182】的体会如下。

（1）本条是阳明证的主症，符合大热，大汗。

（2）风湿病见有汗出身热的关节疼痛，可用桂枝白虎汤。

★7. 伤寒发热无汗，呕不能食，而反汗出濈濈然者，是转属阳明也。【185】

学习【181、185】的体会如下。

（1）阳明病是胃中干燥、亡津液，即发汗、利小便损伤津液就可导致阳明病。

（2）大便硬，此为阳明也，说明大便硬是阳明病的重要指征。

（3）不要一见汗出就认为是气虚，若濈濈然汗出者，乃阳明也，充分体现了《伤寒论》"辨××病脉证并治"的含义。

8. 阳明病主脉——伤寒三日，阳明脉大。【186】

学习本条【186】的体会如下。

（1）不要一见到脉大就认为是虚证，因为《金匮要略》有"夫男子平人，脉大为劳，极虚亦为劳"的说法，而《伤寒论》又提出"阳明脉大"，充分体现了张仲景的"辨"字。

（2）脉大，高热，汗出，大便干，可用白虎人参汤。

9. 阳明辨中风、中寒——阳明病，若能食，名中风；不能食，名中寒。【190】

10. 阳明中寒，欲作固瘕证——阳明病，若中寒者，不能食，小便不利，手足濈然汗出，此欲作固瘕，必大便初硬后溏。所以然者，以胃中冷，水谷不别故也。【191】

学习本条【191】的体会如下。

（1）欲作固瘕——因胃中虚冷，水谷不消而结积的病患，其特征为大便初硬后溏。

（2）固瘕即初头硬后便溏，乃胃寒脾虚之过，自当温胃散寒，健脾除湿，治以柴平汤加丁香、肉桂。

（3）手足濈然汗出，张仲景一用大承气汤（热迫津液外泄）；二是胃中虚冷，欲作固瘕之故，即后世所说，脾虚引起的手汗，可用香砂六君子汤。

11. 胃中虚冷的禁忌——阳明病，不能食，攻其热，必哕，所以然者，胃中虚冷故也。以其人本虚，攻其热必哕。【194】

学习本条【194】的体会如下。

（1）胃中虚冷不能食，饮水则哕。

（2）用凉药出现哕者，说明其人本虚，胃中虚冷故也。

（3）晨起刷牙恶心，乃胃中虚冷故也，偏水饮者可用柴平汤合苓桂术甘汤；偏寒者可用柴平汤加丁香、肉桂。

12. 久虚阳明病的外证——阳明病，法多汗，反无汗，其身如虫行皮中状者，此以久虚故也。【196】

学习本条【196】的体会如下。

（1）老年人身痒如虫行皮中，乃气虚津亏，治以益气生津，以充汗源，清解阳明，以制邪热，白虎加人参汤。

（2）陈无己说："胃为津液之本，气虚津液少，病则反无汗，胃候身之肌肉，其身如虫行皮中者，知胃气久虚也。"可参考用益胃汤。

（3）关于虫行皮肤的见解

1）《金匮要略》认为虫行皮中乃水湿停滞。

2）临证虫行皮中乃风气欲去也。

3）久虚病人，虫行皮中，乃胃气久虚故也。

★13. 阳明发黄证——阳明病，无汗，小便不利，心中懊恼者，身必发黄。【199】

学习本条【199】的体会如下。

（1）湿邪外出的途径：一是汗，二是小便，两者均不能排除湿邪，遇热身必发黄，这也是我们后世所说的湿热发黄。

（2）治疗黄疸：一是要祛湿，二是要清热。

（3）祛湿：一是通过发汗，张仲景提出"伤寒，瘀热在里，身必黄，麻黄连翘赤小豆汤主之"；二是利小便，可用茵陈五苓散。

14. 伤寒呕多，虽有阳明证，不可攻之。【204】

学习本条【204】的体会如下。

（1）呕吐一般多见少阳证或阳明寒呕，不可用寒凉药物攻下。

（2）根据本条所论述，可判断为既有少阳证，又有阳明证，属少阳阳明合病。临床多用大柴胡汤。

★15. 阳明病，不吐不下，心烦者，可与调胃承气汤。【207】

★16. 阳明病辨虚证实证——夫实则谵语，虚则郑声。郑声者重语也。【210】

郑声——语言重复，声音低微，多见于虚寒重证的后期阶段。

★17. 小承气汤证——阳明病，其人多汗，以津液外出，胃中燥，大便必硬，硬则谵语，小承气汤主之。若一服谵语止者，更莫复服。【213】

阳明病，谵语，发潮热，脉滑而疾者，小承气汤主之。【214】

【方歌】小承气汤朴实黄，狂谵痞硬上焦戕。

18. 大承气汤证——二阳并病，太阳证罢，但发潮热，手足漐漐汗出，大便难而谵语者，下之则愈，宜大承气汤。【220】

（1）学习大、小、调胃承气汤的体会

1）三承气汤的应用指征：痞、满、燥、实、坚。

2）三承气汤的力度：大承气汤>小承气汤>调胃承气汤。

3）大便秘结乃肠枯津燥（无水不能行舟），可用增液承气汤。增液承气汤乃养阴增液，小承气汤乃行气通便（增液承气元地冬，枳实厚朴大黄通）。

4）大承气汤的应用指征：以三急下证为主，以目中不了了；热迫津液，大汗；腹满痛，汗出，急下之。

5）阳明腑实证的手汗可用大承气汤。

（2）治疗手汗的体会

1）属脾胃虚弱者，可用六君子汤。

2）属心气不足者，可用炙甘草汤。

3）属阳明经证者，可用白虎汤。

4）属阳明腑实证者，可用大承气汤。

★**19. 三阳合病，腹满身重，难以转侧，口不仁，面垢，谵语遗尿。发汗则谵语，下之则额上生汗，手足逆冷。若自汗出者，白虎汤主之。**【219】

若渴欲饮水，口干舌燥者，白虎加人参汤主之。【222】

学习白虎汤及白虎加人参汤【219、222】的体会如下。

（1）口不仁——言语不利，食不知味。

（2）面垢——面部如蒙油垢。

（3）本方的指征："四大一黄症"（大汗、大热、大渴、脉大、舌苔黄燥）。

（4）热深厥亦深的真热假寒证，可用白虎汤。

（5）阳明病的脉大或脉滑（滑脉无寒证）。

（6）热伤津液可用白虎加人参汤。

（7）阳明病，背恶寒，乃汗出肌疏之过。

★**20. 猪苓汤证**——若脉浮，发热，渴欲饮水，小便不利者，猪苓汤主之。【223】

【方歌】猪苓汤是利水剂，二苓泽泻滑石胶。

学习猪苓汤【223】的体会如下。

（1）猪苓汤是治疗口渴的有效方剂，《金匮要略》云："夫诸病在脏，欲攻之，当随其所得而攻之。如渴者，与猪苓汤。余皆仿此。"【17】

（2）猪苓汤是治疗失眠的好方剂，《伤寒论》319条云："少阴病，下利六七日，咳而呕渴，心烦不得眠者，猪苓汤主之。"

21. 胃中虚冷的禁忌——若胃中虚冷，不能食者，饮水则哕。【226】

学习本条【226】的体会如下。

（1）学习本条提示我们临床上饮水后呕吐，一方面是水饮上冲；另一方面是本条所说的胃中虚冷的脾胃虚寒。

（2）本条告诫我们脾胃虚寒的人们不宜多饮水。

22. 阳明病下法禁忌

（1）少阳协热未尽，不可攻下：如"伤寒呕多，虽有阳明证，不可攻之"。此乃少阳阳明合病，可用大柴胡汤主之（大柴胡汤白芍芩，半夏大黄枳枣姜）。

（2）病位在上部的尚未入腑者，不可攻之：如"心下硬满者，不可攻之"。

（3）阳明腑实未成者，不可攻之：如"面合色赤，不可攻之"。

（4）三阳合病者，不可攻之：表邪未解，里实未成，如"口苦咽干，腹满而喘，发热恶寒，脉浮而紧，不可攻之"。

（5）胃中虚冷，不可攻之：如"阳明病，不能食，攻其热必哕所以然者，胃中虚冷故也，以其人本虚，攻其热必哕"。

★**23.** 阳明病，发潮热，大便溏，小便自可，胸胁满不去者，与小柴胡汤。【229】

★**24. 阳明、少阳并在的治法**——阳明病，胁下硬满，不大便而呕，舌上白苔者，可与小柴胡汤。上焦得通，津液得下，胃气因和，身濈然汗出而解。【230】

学习小柴胡汤【229、230】的体会如下。

（1）既有阳明证又有少阳证，应当先治少阳，正如229条所述。

（2）为什么既有阳明证又有少阳证，应当先治少阳？

因为小柴胡汤具有使"上焦得通，津液得下，胃气因和，身濈然汗出而解"的功效，治少阳，阳明证就迎刃而解。

（3）临证不论是大便干，还是大便稀，或是口渴的病变，都可采用小柴胡汤，它能使"上焦得通"，口渴自解，"津液得下"，大便干自解，这就是治病必求其本。

★**25. 茵陈蒿汤证**——阳明病，发热汗出者，此为热越，不能发黄也。但头汗出，身无汗，剂颈而还，小便不利，渴饮水浆者，此为瘀热在里，身必发黄，茵陈蒿汤主之。【236】

【方歌】茵陈蒿汤治黄疸，阴阳寒热细推详，阳黄栀子大黄入，阴黄附子与干姜，亦有不用茵陈者，仲景栀子柏皮汤。

学习茵陈蒿汤【236】的体会如下。

（1）热越——热邪向外发泄。

（2）剂颈而还——"剂"同齐，即齐颈而止的意思。

（3）黄疸的发生主要是湿邪不能外泄，与热邪相搏而发黄。

（4）黄疸的特点：一是无汗，二是小便不利，为黄疸的治疗提供了依据，一是发汗，二是利小便。

★**26. 辨呕有阳明中寒与上焦有热之别**——食谷欲呕，属阳明也，吴茱萸汤主之；得汤反剧者，属上焦也。【243】

学习吴茱萸汤【243】的体会如下。

（1）"食谷欲呕，属阳明也"，指阳明中寒所致的呕吐，当以温胃散寒、降逆止呕的吴茱萸汤主之。

（2）"得汤反剧者，属上焦也"，指服了吴茱萸汤之后病情反而加重，属上焦有热，亦当"观其脉证，知犯何逆，随证治之"。

★**27. 脾约证治**——趺阳脉浮而涩，浮则胃气强，涩则小便数，浮涩相搏，大便则硬，其脾为约，麻子仁丸主之。【247】

学习麻子仁丸【247】的体会如下。

（1）趺阳脉——即足部动脉，候脾胃之气。

（2）脾约——浮则为胃气强，主胃中有热。涩主脾阴不足，为脾约，即脾之不能为胃行其津液。

（3）本方不宜久服，容易损伤脾胃。

（4）临证治疗脾约，先用柴平汤加大黄、焦山楂，便通后改用润肠丸。

★**28. 太阳病三日，发汗不解，蒸蒸发热者，属胃也，调胃承气汤主之。【248】**

伤寒吐后，腹胀满者，与调胃承气汤。【249】

学习调胃承气汤【248、249】的体会如下。

（1）"蒸蒸发热，属胃也"，说明里热亢盛，迫津外泄；"伤寒吐后，腹胀满"指上焦实邪内陷脏腑，此时均需用调胃承气汤泄热和胃。

（2）本方不宜久服。

29. 阳明病三急下证——伤寒六七日，目中不了了，睛不和，无表里证，大便难，身微热者，此为实也。急下之，宜大承气汤。【252】

阳明病，发热，汗多者，急下之，宜大承气汤。【253】

发汗不解，腹满痛者，急下之，宜大承气汤。【254】

学习大承气汤【252、253、254】的体会如下。

（1）目中不了了——即视物不清。

（2）睛不和——指眼球转动不灵活。

（3）这三条提出了阳明急下存阴三证，通过泄热留得津液，这也为后世提出"存得一分津液，便有一分生机"奠定了基础。

（4）第252条提出的"目中不了了，睛不和"是邪热深伏，灼伤津液，故"急下存阴"。

（5）第253条以"发热，汗多者"是里热亢盛，热迫津液外泄，故"急下存阴"。

（6）第254条以"发汗不解，腹满痛者"是热邪入里，化燥成实，故"急下存阴"。

30. 寒湿发黄（太阴发黄）的证治——伤寒发汗已，身目为黄，所以然者，以寒湿在里不解故也。以为不可下也，于寒湿中求之。【259】

学习本条【259】的体会如下。

（1）第259条所提出的就是后世所说的阴黄。

（2）黄疸——面目一身俱黄，称为黄疸，分为阳黄、阴黄，由于湿热熏蒸出现的黄而鲜明如橘子色属阳黄；由于寒湿郁阻出现的黄而晦暗如烟熏色属阴黄。

★**31. 伤寒七八日，身黄如橘子色，小便不利，腹微满者，茵陈蒿汤主之。【260】**

32. 阳黄兼表的证治——伤寒，瘀热在里，身必黄，麻黄连翘赤小豆汤主之。【262】

【方歌】麻黄连翘赤小豆，桑杏姜草大枣投。

学习麻黄连翘赤小豆汤【262】的体会如下。

（1）本方可用于瘀热在里，外受风邪的荨麻疹。

（2）本方可用于白癜风。

33. 学习阳明发黄证的体会

（1）黄疸的形成：一是无汗；二是小便不利。

（2）黄疸的治则，根据它的形成，所以治黄疸一要发汗，可用麻黄连翘赤小豆汤；二要利小便，可用茵陈五苓散。

（3）黄疸除湿热发黄外，还应当注意寒湿发黄，如仲景所说"于寒湿中求之"，可用茵陈术附汤、柴平汤。

（4）古人有"小便利者，术附汤；小便不利，大便反快者，五苓散"之说可供参考。

第六节　辨少阳病脉证并治

1. 少阳病——属半表半里。

其病理为邪入少阳，枢机不利，正邪分争。

其证型为半表半里证。

其治法为和解为主。

代表方：小柴胡汤。

忌：汗、吐、下三法。

★2. 少阳病的提纲——少阳之为病，口苦、咽干、目眩也。【263】

3. 少阳中风治禁——少阳中风，两耳无所闻，目赤，胸中满而烦者，不可吐下，吐下则悸而惊。【264】

学习本条【264】的体会如下。

（1）不要一见耳聋就认为是肾虚，因为"少阳中风，两耳无所闻，目赤，胸中满而烦"，乃胆经循行路线，故可用柴胡加龙骨牡蛎汤治之。

【方歌】柴胡龙骨牡蛎汤，党参半夏甘草从，更加黄芩同姜枣，桂枝茯苓熟军康。

（2）告诫我们在临床上一见到耳聋不要误认为是上火而采用攻下的药物，否则会出现第 264 条所说的"不可吐下，吐下则悸而惊"，这就是少阳病忌汗、吐、下的原理。

4. 少阳伤寒忌汗证——伤寒，脉弦细，头痛发热者，属少阳。少阳不可发汗，发汗则谵语，此属胃，胃和则愈；胃不和，烦而悸。【265】

学习本条【265】的体会："伤寒，脉弦细，头痛发热者，属少阳"，仲景未提出治法，但告诫人们不可用汗法。根据弦者肝脉也，细者，血虚也，应诊为肝郁血虚，当用逍遥散治之。

5. 脉沉紧，亦可用小柴胡汤——本太阳病不解，转入少阳者，胁下硬满，干呕不能食，往来寒热，尚未吐下，脉沉紧者，与小柴胡汤。【266】

学习小柴胡汤【266】的体会如下。

（1）沉脉——轻取不应，重按始得，主里证，有力为里实，无力为里虚（沉主气郁），临证沉脉按气郁对待。

（2）小柴胡汤是疏肝理气的首选方剂，因为它具有调理气机的功效，正如《伤寒论》第 230 条所述"上焦得通，津液得下，胃气因和，身濈然汗出而解。"

第七节　辨太阴病脉证并治

1. 太阴病——属脾虚寒证。

其病理为脾阳虚弱，寒湿内盛，运化失常。

其证型为脾虚寒证（里虚寒证）。

其治则为当温之，温中健脾，祛寒燥湿。

代表方：四逆汤。

★2. 太阴病提纲——太阴之为病，腹满而吐，食不下，自利益甚，时腹自痛。若下之，必胸下结硬。【273】

★3. 太阴病因机证治——自利不渴者，属太阴，以其脏有寒故也。当温之，宜服四逆辈。【277】

学习四逆辈【277】的体会如下。

（1）四逆辈——指四逆汤一类的方剂，如理中汤、附子理中汤。

（2）本条是《伤寒论》全书理、法、方、药最全的一个条文。

（3）"自利不渴者（症状），属太阴（病因），以其脏有寒故也（病机）。当温之（治则），宜服四逆辈（方药）。"即因、机、证、治俱全。

★**4. 太阳病腹痛证**——本太阳病，医反下之，因而两腹满时痛者，属太阴也，桂枝加芍药汤主之。大实痛者，桂枝加大黄汤主之。【279】

（1）应用桂枝加芍药汤【279】的体会：加芍药的目的有二：一是缓急止痛；二是此腹痛属土虚木克，加芍药重在疏肝，防止克脾。

（2）应用桂枝加大黄汤【279】的体会：本方可用于治疗顽固性荨麻疹、大便燥结、发作时怕冷。

第八节 辨少阴病脉证并治

1. 少阴病——属里虚证。

其病理有寒化、热化两类。

其证型有以下两种。

（1）寒化证：属心肾阳虚，阴寒内盛；代表方：四逆汤。

（2）热化证：属心肾阴虚，虚热内生；代表方：黄连阿胶汤。

2. 少阴病为什么有寒化、热化两类证型？

（1）少阴属手少阴心和足少阴肾，心属火，肾属水，两脏一偏寒，一偏热，为两证型奠定了基础。

（2）体质不同：如果素体阴虚，多从热化；素体阳虚，多从寒化。

（3）病因不同：即伤阴、伤阳的不同，感邪的不同，若感受寒邪，损伤阳气，多从寒化；感受热邪，损伤阴液，多从热化。

★**3. 少阴病提纲**——少阴之为病，脉微细，但欲寐也。【281】

4. 少阴病治禁——汗、下（伤阳）。

★**5. 少阴病兼表证治（麻黄细辛附子汤证）**——少阴病，始得之，反发热，脉沉者，麻黄细辛附子汤主之。【301】

学习麻黄细辛附子汤证【301】的体会如下。

（1）本方可用于少阴外感，以里寒为主，兼有表证；因少阴与太阴相表里，又称"两感证"。

（2）本方可用于长期感冒不愈，咽痒咳嗽，微有发热，以阴盛阳虚为特征。

★**6. 少阴病，得之二三日，麻黄附子甘草汤微发汗。以二三日无里证，故微发汗也。【302】**

学习麻黄附子甘草汤【302】的体会如下。

（1）无证——当作"无里证"，指无吐利等里虚寒证。

（2）"少阴病，得之二三日"说明病情轻，"无里证"说明没有下利、泄泻等证，故需微微发汗，不可太过，否则伤阳。

（3）本方可用于脾胃虚寒的感冒。

★**7. 少阴热化证（黄连阿胶汤证）**——少阴病，得之二三日以上，心中烦，不得卧，黄连阿胶汤证主之。【303】

【方歌】黄连阿胶汤，芍芩鸡子黄。

学习黄连阿胶汤证【303】的体会如下。

（1）本方应用指征：心烦，失眠，舌红绛，脉细数。

（2）本方可治疗顽固性失眠。

（3）根据《伤寒论》介绍，应用本方治疗失眠，加龙齿、牡蛎、炒酸枣仁、陈皮。

★**8. 附子汤证**——少阴病，得之一二日，口中和，其背恶寒者，当灸之，附子汤主之。【304】

少阴病，身体痛，手足寒，骨节痛，脉沉者，附子汤主之。【305】

学习附子汤【304、305】的体会如下。

（1）口中和——指口中不苦、不燥、不渴。

（2）关于"背恶寒"的论述，《伤寒论》表现有三：

一是太阳病背恶寒：即表证背恶寒，是卫阳被遏，郁郁肌表，与发热、头痛、脉浮并见。二是阳明病背恶寒：是热盛，汗出过多，汗出肌疏，故背恶寒与心烦、口渴并见。三是少阴病背恶寒：是阳气不足，阴寒凝滞督脉，但寒不热，口中和，脉沉。

（3）本方可治疗风湿性关节炎，以下肢发凉为甚。

（4）临证治疗背恶寒有附子汤证、苓桂术甘汤证、柴胡桂枝汤证、白虎加人参汤证、柴平汤证：其中附子汤证以口中和（不苦、不燥、不渴）、脉沉细为特征；苓桂术甘汤证以其人背寒冷如掌大为特征；白虎加人参汤是以口渴、心烦、背恶寒为特征；此外还有逍遥狗脊汤证，是以背困、背疼、微恶寒为特征。

★**9. 桃花汤证**——少阴病，下利便脓血者，桃花汤主之。【306】

少阴病，二三日至四五日，腹痛，小便不利，下利不止，便脓血者，桃花汤主之。【307】

【方歌】桃花汤中赤石脂，干姜粳米共用之，虚寒下痢便脓血，温涩止痢最宜施。

学习桃花汤【306、307】的体会如下。

（1）本方可用于脾肾阳衰，虚寒下利。

（2）本方所治下利不一定必有脓血，凡属滑脱不禁，皆可应用。

★**10. 吴茱萸汤证**——少阴病，吐利，手足逆冷，烦躁，欲死者，吴茱萸汤主之。【309】

干呕，吐涎沫，头痛者，吴茱萸汤主之。【378】

学习吴茱萸汤【309、378】的体会如下。

（1）本方的病机为阴寒内盛，浊阴上逆。

（2）吴茱萸汤临证应用指征：头痛、吐涎沫（头痛，胃脘疼痛，口中流水），或下利，烦躁为指征。

（3）本方可用于治疗顽固性偏头痛。

（4）本方可治疗高血压，一定要以头晕、颠顶痛为指征。

11. 少阴阴虚咽痛证——少阴病，下利，咽痛，胸满，心烦，猪肤汤主之。【310】

【组成】猪皮、米粉。

学习少阴阴虚咽痛证【310】的体会如下。

（1）咽痛不一定都是上火，乃是阴虚咽痛。

（2）因为足少阴肾经循咽喉，治疗此类咽痛可用滋补肾阴的方法，如六味地黄汤。

★**12. 桔梗汤证**——少阴病二三日，咽痛者，可与甘草汤；不瘥，与桔梗汤。【311】

学习桔梗汤【311】的体会如下。

（1）本方是治疗咽痛有效的方剂。

（2）本方由桔梗、甘草组成，很多方剂里面都包含有桔梗汤，如柴胡枳桔汤、四逆散，因此，应用这些方剂如有咽痛时，不必再加牛蒡子等治疗咽痛的药物。

13. 半夏散及汤证——少阴病，咽中痛，半夏散及汤主之。【313】

学习半夏散【313】的体会如下。

（1）本方所治咽痛是以寒湿为主所致的咽痛。

（2）本方药物由半夏 15g，桂枝 15g，甘草 10g 组成。

（3）因半夏散有散寒通阳、涤痰开结的作用，可用于风湿病关节屈伸不利。

14. 少阴寒化证

（1）附子汤证【304、305】（前面已论述）。

（2）桃花汤证【306、307】（前面已论述）。

（3）吴茱萸汤证【309、378】（前面已论述）。

（4）白通汤证【314】。

（5）白通加猪胆汁汤证【315】。

（6）真武汤证【316】。

（7）通脉四逆汤证【317】。

（8）四逆汤证【323】。

15. 白通汤证——少阴病，下利，白通汤主之。【314】

学习白通汤【314】的体会如下。

（1）面色赤者加葱九茎，白通汤证中必有面赤。

（2）由于下利引起的戴阳证可用本方。

（3）白通汤方名的来由："白通汤者，谓葱白能通阳气，而因名白通也"。

（4）葱白即大葱，具有发散的作用。大葱配蜂蜜可以治疗肿块，如乳腺炎、淋巴结肿大、乳腺增生，切记不可内服，有毒。

16. 白通加猪胆汁汤证——少阴病，下利脉微者，与白通汤；利不止，厥逆无脉，干呕烦者，白通加猪胆汁汤主之。服汤脉暴出者死，微续者生。【315】

学习白通加猪胆汁汤【315】的体会如下。

（1）本方加猪胆汁，其目的是反佐法，因猪胆汁咸寒入肾，可以引阳入阴，达到破阴回阳的目的。

（2）反佐法的应用：一是热性药加入少量的寒性药；二是热药冷服；三是加入一些顺从病情假象证候的药物。

（3）白通加猪胆汁汤如病急没有猪胆汁，可加人尿（童便）。

★17. 真武汤证——少阴病，二三日不已，至四五日，腹痛，小便不利，四肢沉重疼痛，自下利者，此为有水气，其人或咳，或小便利，或下利，或呕者，真武汤主之。【316】

学习真武汤【316】的体会如下。

（1）附子汤与真武汤的鉴别——两者同属肾阳虚，水湿为患，但附子汤阳虚较甚，寒湿侵犯骨节，以骨节身体疼痛为主（即阳虚寒湿身痛证）；真武汤是阳虚水泛，水气凌心，以头眩、心悸、身𥆧动为主（即阳虚水泛证）。真武汤中附子、白术半量，用生姜；附子汤中术、附倍量，用人参。

（2）学习本条应与第 82 条相结合，两条共有症为悸、眩、呕、腹痛、下利、小便不利、四肢沉重疼痛、身𥆧动，振振欲擗地，发热。

（3）判断是否有水气，关键是小便不利。

（4）真武汤可用于水饮上冲的心脏病、心衰。

★**18. 通脉四逆汤证**——少阴病，下利清谷，里寒外热，手足厥逆，脉微欲绝，身反不恶寒，其人面色赤，或腹痛，或干呕，或咽痛，或利止脉不出者，通脉四逆汤主之。【317】

【方歌】通脉四逆汤，姜附加重量。

学习通脉四逆汤【317】的体会如下。

（1）本条提出患者"身反不恶寒，其人面色赤，或咽痛"，是阳气大虚，虚阳外越，虚阳上浮的表现。

（2）本方是四逆汤加重干姜、附子的剂量，其目的就是回阳救逆。

★**19. 四逆散证**——少阴病，四逆，其人或咳，或悸，或小便不利，或腹中痛，或泄利下重者，四逆散主之。【318】

【方歌】四逆散里用柴胡，芍药枳实甘草俱，此为阳邪成厥逆，疏肝理气加减去。

学习四逆散【318】的体会如下。

（1）本方是调理气机的主方，这里所治的手足逆冷是由气机郁滞所致，应与四逆汤的手足逆冷相区别。

（2）本方加宽胸理气之药，如柴胡枳桔汤可以治疗痰气郁结的咳嗽、感冒、胸痛。

（3）本方加理气通络之品可以治疗阳痿、胸痛、类风湿关节炎，如四逆香佛二花汤。

★**20. 猪苓汤证**——少阴病，下利六七日，咳而呕渴，心烦不得眠者，猪苓汤主之。【319】

学习猪苓汤【319】的体会如下。

（1）黄连阿胶汤与猪苓汤的鉴别——两者均治疗心烦不得眠，但黄连阿胶汤属阴虚阳亢，不兼有水气；猪苓汤证以水气不利为主，兼有呕、咳、小便不利。

（2）本方根据岳美中经验，可用于慢性肾炎。

（3）本方应用指征为小便不利，腰痛。

（4）猪苓汤与八正散的鉴别：两者均可治疗尿路感染，但八正散以湿热证为主，属实证；猪苓汤属肾阴不足、下焦湿热，属虚实夹杂证。

（5）猪苓汤是治疗口渴的有效方剂，《金匮要略》云："夫诸病在脏，欲攻之，当随其所得而攻之。如渴者，与猪苓汤。余皆仿此。"【17】

（6）猪苓汤是治疗失眠的好方剂，《伤寒论》第319条云："少阴病，下利六七日，咳而呕渴，心烦不得眠者，猪苓汤主之。"

21. 少阴三急下证——少阴病，得之二三日，口燥咽干者，急下之，宜大承气汤。【320】

学习少阴三急下证【320】的体会：少阴三急下证——即急下存阴。

（1）少阴病，口燥，咽干，急下之。

（2）少阴病，自利清水，色纯清，急下之。

（3）少阴病，腹胀，不大便，急下之，宜大承气汤。

★**22. 四逆汤证**——少阴病，脉沉者，急温之，宜四逆汤。【323】

学习四逆汤证【323】的体会如下。

（1）"急温之"抓住时机，早期治疗。

（2）本方应煎药1小时以上，附子有毒。

（3）甘草要用炙甘草，因为炙甘草不仅能降低附子的毒性，更能加强姜附的温阳作用。

第九节 辨厥阴病脉证并治

1. 厥阴病——属寒热错杂证。

其病理为伤寒末期，正气衰微，邪气亦竭，正邪交争，互有进退，寒热错杂。

其证型有上热下寒证，厥阴寒证、厥阴热证。

代表方：乌梅丸。

★2. 厥阴病提纲——厥阴之为病，消渴，气上撞心，心中疼热，饥而不欲食，食则吐蛔，下之利不止。【326】

学习本条【326】的体会如下。

（1）气上撞心——"心"泛指心胸部位，病人自觉胃脘部有一股气体向上冲逆。

（2）心中疼热——胃脘部疼痛，伴有灼热感。

3. 厥证的治禁——诸四逆厥者，不可下之，虚家亦然。【330】

学习本条【330】的体会如下。

（1）虚家——正气虚的病人。

（2）本条指的是虚寒厥逆。

4. 热厥——伤寒，一二日至四五日，厥者必发热，前热者后必厥，厥深者，热亦深，厥微者热亦微。厥应下之，而反发汗者，必口伤烂赤。【335】

★5. 厥证的机制及证候特点——凡厥者，阴阳气不相顺接，便为厥，厥者，手足逆冷者是也。【337】

学习本条【335、337】的体会如下。

（1）"凡厥者，阴阳气不相顺接，便为厥"，指手三阴从胸走手交手三阳，手三阳从手走头交……，此顺序由于各种原因被打乱就会出现厥证。

（2）引起厥证的原因有气滞、寒凝、血虚、痰饮等，所以又有气厥、寒厥、血厥、痰厥等不同的名称。

（3）"厥深者，热亦深，厥微者热亦微"，指热邪阻滞，阴阳气不相顺接出现的热厥，临证多用白虎汤。

★6. 乌梅丸证（上热下寒证）——伤寒脉微而厥，至七八日，肤冷，其人躁无暂安时者，此为脏厥，非蛔厥也。蛔厥者，其人当吐蛔，令病者静，而复时烦者，此为脏寒，蛔上入其膈，故烦，须臾复止，得食而呕，又烦者，蛔闻食臭出，其人常自吐蛔，蛔厥者，乌梅丸主之，又主久利。【338】

学习乌梅丸【338】的体会如下。

（1）脏厥——因肾脏真阳极虚而致的四肢厥冷。

（2）蛔厥——因蛔虫窜扰而致的四肢厥冷。

（3）脏寒——指脾脏虚寒，实际是肠中虚寒。

（4）本方是上热下寒的代表方。

（5）本方应用以脐周疼痛、泄泻为指征。

（6）本方可用于治疗慢性结肠炎。

7. 热厥的证治——伤寒脉滑而厥者，里有热，白虎汤主之。【350】

学习热厥【350】的体会如下。

（1）滑脉没有寒证。

（2）手脚冰凉不一定都是阳虚，有热深厥亦深。

★**8.血虚寒厥证**——手足厥寒，脉细欲绝者，当归四逆汤主之。【351】

【方歌】当归四逆桂木草，细辛芍药加大枣，养血通脉又和营，温经散寒又达表。

学习当归四逆汤【351】的体会如下。

（1）当归四逆汤的病因病机——血虚感寒，寒邪凝滞，气血运行不畅。

（2）当归四逆汤功效——养血散寒，温通经脉。

（3）本方用于血虚寒厥，多见于女性。

（4）凡夏季手心热，冬季手心凉乃血虚的征象，可予归芪建中汤。

（5）本方可用于下肢静脉炎。

9.血虚寒厥里寒证治——若其人内有久寒者，宜当归四逆加吴茱萸生姜汤。【352】

（当归四逆汤+吴茱萸、生姜）

10.寒厥证治——大汗出，热不去，内拘急，四肢疼，又下利，厥逆而恶寒者，四逆汤主之。【353】

学习四逆汤【353】的体会：应用四逆汤必须要见阳虚的表现。

★**11.水厥证治**——伤寒，厥而心下悸，宜先治水，当服茯苓甘草汤，却治其厥；不尔，水渍入胃，必作利也。【356】

12.厥证的常见证型及代表方

（1）气厥：五磨饮子（四逆散）（实证）。

（2）阳虚寒厥：四逆汤（虚证）。

（3）痰厥：导痰汤（瓜蒂散）。

（4）暑厥：白虎加人参汤（清暑益气汤）。

（5）水厥：茯苓甘草汤。

（6）食厥：保和汤。

（7）血厥：独参汤。

（8）蛔厥：乌梅丸。

★**13.白头翁汤证治**——热利下重者，白头翁汤主之。【371】

下利，欲饮水者，以有热故也，白头翁汤主之。【373】

学习白头翁汤【371、373】的体会如下。

（1）下重指里急后重。

（2）渴与不渴可辨里证之寒热，所以"欲饮水"说明有热，判断为热利，白头翁汤主之。

（3）湖北中医药大学梅国强教授介绍用白头翁汤可治疗湿疹。

（4）临证用白头翁汤治疗疥疮疗效尤著。

14.痛脓致呕的治禁——呕家有痈脓者，不可治呕，脓尽自愈。【376】

★**15.辨呕**——呕而发热者，小柴胡汤主之。【379】

第十节　辨霍乱病脉证并治

★**1.霍乱**——问曰：病有霍乱者何？答曰：呕吐而利，此名霍乱。【382】

★**2.霍乱的证治**——霍乱，头痛，发热，身疼痛，热多，欲饮水者，五苓散主之；寒多，不

用水者，理中丸主之。【386】

学习霍乱【382、386】的体会如下。

（1）霍乱——以卒然发作、上吐下泻为主症，因其病起于其顷刻之间，吐泻交作，挥霍撩乱，故名霍乱。

（2）霍乱即急性胃肠炎，首先选用藿香正气散。

（3）寒霍乱用理中汤，湿霍乱，即热多欲饮水者，五苓散主之。

（4）寒湿内郁引起的霍乱，既有寒又有湿，可用附桂理中五苓汤。

第十一节　辨阴阳易瘥后劳复病脉证并治

★1. 愈后发热证治——伤寒瘥以后，更发热，小柴胡汤主之。脉浮者，以汗解之；脉沉实者，以下解之。【394】

学习本条【394】的体会如下。

（1）"伤寒瘥以后，更发热"不是"食复"，而是余热未尽，故用小柴胡汤散其余热。

（2）若脉浮病在表应宜汗解，若脉沉实里有积滞当以泻下。

（3）"伤寒瘥以后，更发热"不一定都用小柴胡汤，如果是食复的话，当用保和丸，故观其脉证，知犯何逆，随证治之。

2. 病后喜唾的证治——大病瘥后，喜唾，久不了了，胸上有寒，当以丸药温之，宜理中丸。【396】

学习理中丸【396】的体会如下。

（1）唾，根据五行来说属肾，而仲景谈胸上有寒，胸为肺之外阔，而痰与肺、脾、肾关系密切，脾为生痰之源，肺为贮痰之器，脾阳靠肾阳得以温化，故临证用附桂六味膏。

（2）附桂六味膏是由肾气丸和理中丸组成，或由桂附理中丸和六味地黄汤组成，它既能补肾阴，又能补脾阳，既能补肾阳，又能补脾气，既能补先天，又能补后天，它是温而不燥，滋而不腻，益寿延年的好膏方。

★3. 余热不清，气阴两伤证治——伤寒解后，虚羸少气，气逆欲吐，竹叶石膏汤主之。【397】

【方歌】竹叶石膏汤人参，麦冬半夏竹叶增，甘草粳米入煎服，暑热烦渴脉大虚。

学习竹叶石膏汤【397】的体会如下。

（1）虚羸——虚弱消瘦。

（2）竹叶石膏汤的汤方辨证：发热，口渴，脉虚数。

（3）本方可用于余热不清、气阴两伤的病证。

（4）本方可治疗高热。

（5）本方可用于热性呃逆。

（6）对于小儿夏季热尤佳。

第十二节　《伤寒论》临证思路——汤方辨证

《伤寒论》临证思路，我又称之为《伤寒论》"汤方辨证"，这是我在临床治疗疑难病的秘诀，继承前人"抓主证、用经方"的古训，把临床中治疗每一个疾病中应用《伤寒论》中的方剂总结出必不可少的症状或脉象或舌象或证型，效仿张仲景XXX汤证，如"桂枝汤证"、"麻黄汤证"、

"大青龙汤证"……总结出来的临床应用指征，称之为《伤寒论》"汤方辨证"。

1. 桂枝汤证——营卫不和的自汗。

2. 桂枝加葛根汤证——汗出恶风，项背强几几。

3. 桂枝加厚朴证、杏子汤证——汗出、恶风的感冒咳嗽、哮喘。

4. 桂枝加附子汤证——阳虚自汗。

5. 桂枝去芍药加附子汤证——脉促胸满的心脏病。

6. 桂麻各半汤证——风疹块、荨麻疹，以面红、身痒为常见表现。

7. 桂枝二麻黄一汤证——恶寒战栗，头痛腰痛，咳嗽痰少。

8. 白虎加人参汤证——糖尿病表现。

9. 桂枝二越婢一汤证——阳水，以风邪偏甚。

10. 桂枝去桂加茯苓白术汤证——表证兼有小便不利、癫痫。

11. 葛根汤证——牛皮癣，以头部为甚（或上半身牛皮癣）。

12. 葛根加半夏汤证——表证兼有呕吐。

13. 葛根黄芩黄连汤证——表邪未解，又有里热下利（协热利）。

14. 麻黄汤证——麻黄八症。

15. 大青龙汤证——不汗出而烦躁。

16. 小青龙汤证——表寒内饮，即胃脘痞满，咳嗽气喘。

17. 升降散证——发热、咽痛、大便秘结。

18. 新加汤证——发汗后身疼痛属不荣则痛。

19. 归芪建中汤证——手足夏季热、冬季凉或兼有面色㿠白，胃脘疼痛。

20. 麻杏石甘汤证——汗出而喘。

21. 桂枝甘草汤证——心下悸，欲得按者。

22. 厚姜甘半人参汤证——虚寒腹胀。

23. 苓桂术甘汤证——胃脘痞满，逆气上冲，眩晕。

24. 芍药甘草附子汤证——服感冒药反复不愈者。

25. 茯苓四逆汤证——既阴虚，又阳虚，再加脾气虚。

26. 栀子豉汤证——心中懊恼。

27. 栀子厚朴汤证——心烦腹满。

28. 真武汤证——阳虚水泛。

29. 小柴胡汤证——七症一脉（往来寒热、胸胁苦满、默默不欲饮食、心烦喜呕、口苦、咽干、目眩、脉弦）。

30. 小建中汤证——气血不足的腹痛。

31. 大柴胡汤证——少阳阳明合病（胆囊炎、胆结石）。

32. 桃核承气汤证——一是少腹急结；二是其人如狂。

33. 柴胡加龙骨牡蛎汤证——心悸。

34. 桂枝甘草龙骨牡蛎汤证——心阳不足引起的烦躁失眠。

35. 抵当汤证——热在下焦，热与血结。

36. 大陷胸汤证——结胸三证（"脉沉紧"，"心下痛"，"按之石硬"）。

37. 小陷胸汤证——正在心下，按之则痛，脉浮滑或滑。

38. 柴胡桂枝汤证——反复感冒不愈，症见恶寒，身痛，胃脘痞满。

39. 柴胡桂枝干姜汤证——胃脘痞满，小便不利，口渴，水饮。

40. 半夏泻心汤证——胃脘痞满，泻泄，舌苔黄腻，脉滑。

41. 大黄黄连泻心汤证——热痞。

42. 附子泻心汤证——热痞兼阳虚证，即里热外寒。

43. 生姜泻心汤证——干噫食臭，腹中雷鸣，下利。

44. 甘草泻心汤证——下利、干呕、心烦。

45. 旋覆代赭汤证——嗳气。

46. 桂枝人参汤证——脾胃虚寒的泄泻而兼有轻度的表证。

47. 白虎加人参汤证——疲乏无力，汗出，口渴，腹中痛，脉洪大而芤。

48. 黄连汤证——牙痛，咽喉疼痛，口疮，口苦，胃痛。

49. 桂枝附子汤证——手指关节疼痛，手足逆冷者。

50. 白虎汤证——高热。

51. 炙甘草汤证——气血阴阳不足所致的一类病证。

52. 三承气汤证——痞、满、燥、实、坚。

53. 猪苓汤证——口渴、失眠。

54. 茵陈蒿汤证——黄疸。

55. 吴茱萸汤证——阳明中寒所治的呕吐。

56. 麻子仁丸证——脾约。

57. 麻黄连翘赤小豆汤证——瘀热在里，外受风邪的荨麻疹。

58. 桂枝加大黄汤证——顽固性荨麻疹，大便燥结。

59. 麻黄细辛附子汤证——少阴外感，以里寒为主，兼有表证。

60. 麻黄附子甘草汤证——脾胃虚寒的感冒。

61. 黄连阿胶汤证——心烦失眠，舌红绛，脉细数。

62. 附子汤证——风湿性关节炎，以下肢发凉为甚。

63. 桃花汤证——脾肾阳衰，虚寒下利。

64. 吴茱萸汤证——头痛、吐涎沫（头痛，胃脘疼痛，口中流水）下利，烦躁。

65. 猪肤汤证——阴虚咽痛。

66. 桔梗汤证——咽痛。

67. 半夏散证——以寒湿为主所致的咽痛。

68. 乌梅丸证——脐周疼痛，泄泻。

69. 当归四逆汤证——血虚寒厥。

70. 竹叶石膏汤证——发热，口渴，脉虚数。

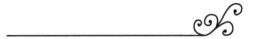

第六部分 《金匮要略》临证秘笺

第一节 概 述

1. **我国现存最早的一部治疗杂病的专书**——东汉末年伟大的医学家张仲景所著,《伤寒杂病论》的杂病部分,即《金匮要略方论》,被誉为"方书之祖",医方之经,治疗杂病的典范。

2. **《金匮要略》书名的来由**——张仲景写成《伤寒杂病论》,全书十六卷(十卷论伤寒,六卷论杂病)。其中,《伤寒论》十卷,由西晋王叔和整理为现行的《伤寒论》,杂病部分并未见到,直到北宋翰林学士王洙在翰林院所存的残旧书籍中得到《金匮玉函要略方》,上卷论伤寒病,中卷论杂病,下卷记载方剂及妇科。由林亿等校订此书,因为《伤寒论》已整理成册,把中、下两卷重新编写,定为《金匮要略方论》,即《金匮要略》。

3. **《金匮要略》的主要内容**——全书二十五篇,首篇为总论;第二篇至第十七篇为内科病;第十八篇为外科病;第十九篇为不便归类的几种疾病合为一篇;第二十篇至二十二篇为妇科;第二十三篇至二十五篇为杂疗方剂和食物禁忌,共四十多种病,二百零五首方剂(其中四首只有方名,而未载药)。

4. **《金匮要略》的分篇原则**——一是病机相同,证候近似,病位相近分为一篇,如痉、湿、暍病。二是由于性质相似分为一篇,如百合、狐惑、阴阳毒。三是由于病机相似,合为一篇,如中风、历节。四是病位相同分为一篇,如肺痿、肺痈、咳嗽上气。此外,还有一病一篇,如疟疾、奔豚气、痰饮、水气、黄疸。

5. **《金匮要略》的主要精神**——以整体观念为指导思想,以脏腑经络学说为基本论点,结合八纲,既辨病,又辨证,病证结合的辨证方法。

6. **中医学的理论体系**——以阴阳五行为指导,以整体观念为主导,以脏腑经络、生理病理为基础,以辨证论治为诊疗特点。

7. **病脉证治**——提示人们以病与证相结合,脉与证须合参,辨证与论治紧密结合的重要意义。

8. **《金匮要略》的治疗原则**——一是早期诊治,防止传变,如"见肝之病,知肝传脾,当先实脾"。二是治病求本,重视正气,补脾补肾是治疗内伤疾病的根本方法,如书中所列的小建中汤、肾气丸(金匮肾气丸,地八山山四,丹茯泽泻三,肉桂附子一)。

9. **《金匮要略》方剂运用特点**——立方严谨,用药精当,化裁灵活,有时一病可用数方,有时一方可以多用,充分体现了"同病异治"、"异病同治"的精神。

10. **肾气丸如何体现《金匮要略》方剂运用特点**——《金匮要略》用肾气丸有五:一是治脚气上入,少腹不仁;二是治疗虚劳腰痛,少腹拘急,小便不利;三是治短气微饮,当从小便去之;四是治疗消渴,小便反多,以饮一斗,小便一斗者;五是妇人烦热不得卧,但有饮食如故之转胞不得溺者。以上五病,虽然病名、症状皆有所不同,但病机皆属于肾阳虚衰,气化功能减退,故均可用肾气丸以扶助肾气。

11. **《金匮要略》用药的特点**

(1)重视单味药物的主治功能。

(2)注重药物经过配伍所发生的协同作用。

(3)注重药物在方剂中的加减变化。

(4)注重药物的炮制、煎煮方法。

12. **《伤寒论》和《金匮要略》的异同**——两者均为《伤寒杂病论》。《伤寒论》主论外感热病，兼论内伤杂病；《金匮要略》主论内伤杂病，兼论外感热病。具体来说，《伤寒论》以六经病证分类，《金匮要略》以内伤为主；治伤寒以祛邪为主，祛邪可安正，《金匮要略》以扶正为主，扶正即可祛邪。（老师体会：伤寒讲法，金匮讲方）

第二节 脏腑经络先后病脉证第一

★1. 治未病——问曰：上工治未病，何也？师曰：夫治未病者，见肝之病，知肝传脾，当先实脾，四季脾王不受邪，即勿补之；中工不晓相传，见肝之病，不解实脾，唯治肝也。

夫肝之病，补用酸，助用焦苦，益用甘味之药调之……此治肝补脾之要妙也。肝虚则用此法，实则不在用之。

经曰："虚虚实实，补不足，损有余"。【1】

学习治未病【1】的体会：

（1）所谓治未病——一是未病先防；二是既病防变。

（2）肝虚的治法——"夫肝之病，补用酸，助用焦苦，益用甘味之药调之"，"肝虚用此法，实则不在用之"。

（3）经曰："虚虚实实，补不足，损有余"——不可使虚证更虚，实证更实，应当采用虚则补之，实则泻之。临证要注意"大实有羸状，至虚有盛候"，正确应用补泻原则。

（4）首先要从整体观念出发，从整体治病，不要只局限于某一脏。

（5）中医的方剂组成，尤其古方都蕴含着中医的理论；如逍遥散、左金丸（左金丸的名称来由：左代表肝，金代表肺，而黄连清心火，使火克金力度减小，金克木的力度加大，达到制肝的目的，又称隔一制二法）。因此，要背一定的古方，不宜随便乱加减。

★2. 自然界与整体观念的关系——夫人禀五常，因风气而生长，风气虽能生万物，亦能害万物，如水能浮舟，亦能覆舟，若五脏元真通畅，人即安和。客气邪风，中人多死。千般疢难，不越三条：一者，经络受邪，入脏腑，为内所因也；二者，四肢九窍，血脉相传，壅塞不通，为外皮肤所中也；三者，房室、金刃、虫兽所伤，以凡详之，病由都尽。若人能养慎，不令邪风干忤经络；适中经络，未流传脏腑，即医治之。四肢才觉重滞，即导引、吐纳、针灸、膏摩，勿令九窍闭塞；更能无犯王法……病则无由入其腠理。【2】

学习本条【2】的体会如下。

（1）五常——即五行。

（2）风气——自然界的气候。

（3）客气邪风——不正常的气候。

（4）《金匮要略》中的"千般疢难，不越三条：一者，经络受邪，入脏腑，为内所因也；二者，四肢九窍，血脉相传，壅塞不通，为外皮肤所中也；三者，房室、金刃、虫兽所伤，以此详之，病由都尽。"为三因学说开创了先河。

（5）《金匮要略》中的"若人能养慎，不令邪风干忤经络，适中经络，未流传脏腑，即医治之。四肢才觉重滞，即导引、吐纳、针灸、膏摩，勿令九窍闭塞"，是我们现在治未病的具体措施。如头痛在表，经按摩好转，不使邪气入里。

（6）《金匮要略》中的几个名词

1）五劳——即五劳所伤，久视伤血，久卧伤气，久坐伤肉，久立伤骨，久行伤筋。

2）七伤——大饱伤脾；大怒气逆伤肝；强力举重，久坐湿地伤肾；形寒饮冷伤肺；忧愁思虑伤心；风雨寒暑伤形；大恐惧不节伤志，为七伤。

3）六极——气极、血极、筋极、骨极、肌极、精极。极是极度劳损的意思。

4）五邪——指风、寒、湿、雾、饮食之邪。

★**3. 师曰：病人脉浮者在前，其病在表；浮者在后，其病在里，腰痛背强不能行，必短气而极也。**【9】

学习本条【9】的体会如下。

（1）本条为后世寸口定位奠定了基础，是脉诊的典范。

（2）本条提出了尺脉浮，病在里，是肾虚，肾阴虚不能敛阳之故。

（3）尺脉大乃肾的气阴不足，临证可用补阴益气煎。

4. 表里同病缓急先后的治则——问曰：病有急当救里救表者，何谓也？师曰：病，医下之，续得下利清谷不止，身体疼痛者，急当救里；后身体疼痛，清便自调者，急当救表也。【14】

学习本条【14】的体会如下。

（1）本条继《伤寒论》再次提出表里先后的治则，并特别强调虽有表证，但阳气极虚，应当先治里，顾护阳气，这也是《伤寒论》强调的"有一分阳气，便有一分生机"。

（2）救里用四逆汤，救表用桂枝汤。

5. 新久同病的治则——夫病痼疾加以卒病，当先治其卒病，后乃治其痼疾也。【15】

学习本条【15】的体会如下。

（1）痼疾——久病，陈旧性疾病。

（2）卒病——即新得的病。

（3）本条为"急者治其标，缓者治其本"做了表率。

（4）本条为标本的划分提供了依据，即先病为本，后病为标，病因为本，症状为标等标本分类方法。

★**6. 师曰：五脏病各有所得者愈，五脏病各有所恶，各随其所不喜者为病。病者素不应食，而反暴思之，必发热也。**【16】

学习本条【16】的体会如下。

（1）本条是张仲景对中医护理的贡献。

（2）可根据病人的体质与阴阳的关系，分配病人的阴面住房和阳面住房，并告其该吃什么，不该吃什么。

（3）"病者素不应食，而反暴思之，必发热也"。这样会助长病气，这也是食复所在的理论依据。

★**7. 审因论治**——夫诸病在脏，欲攻之，当随其所得而攻之，如渴者，与猪苓汤。余皆仿此。【17】

学习本条【17】的体会如下。

（1）本条提出了治病求因，探求病因而治。

（2）口渴不一定是热证，不一定是阴虚，不能一见口渴就用清热药、养阴药，应当探求疾病的原因进行治疗。

（3）本条乃水饮阻滞，津液不能上承之故，故用猪苓汤育阴利水，水湿得解，口渴自愈。

（4）临证口渴舌红苔黄，可用白虎汤；口渴舌红少苔，可用益胃汤；口渴舌苔白腻，可用五苓汤；口渴脉缓，可用柴胡桂枝干姜汤。

（5）猪苓汤是治疗失眠的好方剂，《伤寒论》319条云："少阴病，下利六七日，咳而呕渴，心烦不得眠者，猪苓汤主之。"

第三节 痉湿暍病脉证治第二

1. 刚痉——太阳病，发热无汗，反恶寒者，名曰刚痉。【1】

2. 柔痉——太阳病，发热汗出，而不恶寒，名曰柔痉。【2】

3. 太阳病，发热，脉沉而细者，名曰痉，为难治。【3】

4. 太阳病，发汗太多，因致痉。【4】

5. 夫风病，下之则痉，复发汗，必拘急。【5】

6. 疮家虽身疼痛，不可发汗，汗出则痉。【6】

★**7. 痉病**——病者身热足寒，颈项强急，恶寒，时头热，面赤，目赤，独头动摇，卒口噤，背反张者，痉病也。【7】

学习【1~7】的体会如下。

（1）痉病——以项背强急，口噤不开，甚至角弓反张为主的特征。

（2）痉病的病位——筋脉。

（3）痉病的病因病机——外感风寒，筋脉受损，不得濡养，形成痉病。

（4）痉病的分类——分为刚痉、柔痉。

（5）刚痉和柔痉的区别——刚痉为表实无汗，柔痉为表虚有汗。

（6）痉病的治禁

1）"太阳病，发热，脉沉而细者，名曰痉，为难治"。

2）"太阳病，发汗太多，因致痉"。

3）"夫风病，下之则痉，复发汗，必拘急"。

4）"疮家虽身疼痛，不可发汗，汗出则痉"。

8. 柔痉的证治——太阳病，其证备，身体强，几几然，脉反沉迟，此为痉，栝蒌桂枝汤主之。【11】【桂枝汤十天花粉】

学习栝蒌桂枝汤【11】的体会如下。

（1）桂枝加葛根汤与栝蒌桂枝汤的区别——两者都是表虚证，但桂枝加葛根汤治疗项背强几几，邪在表，用桂枝汤调和营卫，葛根既能解表，又能升提津液；栝蒌桂枝汤治疗身体强几几，筋伤于里，以桂枝汤调和营卫，天花粉清热生津，滋养筋脉。

（2）本方为柔痉的代表方。

（3）本方既可调和营卫，又可清热生津，以全身强几几为应用指征。

（4）临证可与桂枝加葛根汤合用。

（5）本方可用于强直性脊柱炎。

9. 刚痉证治——太阳病，无汗而小便反少，气上冲胸，口噤不得语，欲作刚痉，葛根汤主之。【12】

刚痉与伤寒表实证的区别——伤寒表实证，必恶寒，体痛、无汗、脉浮紧，重在祛邪，发汗解表；刚痉以项背强急、津液不足为特点，治疗除解表除邪外，还必须顾及津液。

★**10. 湿痹证候及治则**——太阳病，关节疼痛而烦，脉沉而细者，此名湿痹。湿痹之候，小便不利，大便反快，但当利其小便。【14】

学习湿痹证候治则【14】的体会如下。

（1）湿痹——以发热、身重、骨节疼烦、关节屈伸不利为主症的病证。

（2）湿痹的病位——肌肉关节。

（3）湿痹的分类——有内湿、外湿之分。在外、在上的为外湿，在下、在内的为内湿。

（4）湿痹的病因病机——感受风寒湿邪，湿邪留注关节，闭阻不通。

（5）湿痹的治疗原则——外湿发汗，内湿利小便。

（6）湿痹的代表方

1）表实无汗：麻黄加术汤、麻杏苡甘汤。

2）表虚汗出：防己黄芪汤、白术附子汤、桂枝附子汤、甘草附子汤。

（7）治湿的名言——治湿不利小便，非其治也。

（8）湿有内湿、外湿之分。外湿是感受外邪，当从汗解。内湿乃脾虚生湿，即外湿者汗之，内湿者利之。

（9）风湿病的治疗原则——"外湿者，汗之；内湿者，利之"以微微似欲汗为基本原则。"外湿者，汗之"，可用柴胡桂枝汤加羌活、独活、牛膝；"内湿者，利之"可用防己五苓汤、胃苓汤。

（10）张仲景云："湿痹之候，小便不利，大便反快，但当利其小便"。一般医家主张用五苓散，或五苓散倍加桂枝，故东垣曰：治湿不利小便，非其治也。

（11）临证治疗湿痹多用胃苓汤，因内湿生于脾，又称脾虚生湿，故予平胃散合五苓散。

★11. 风湿病的发汗方法——风湿相搏，一身尽疼痛，法当汗出而解，值天阴雨不止，医云：此可发汗，汗之病不愈者，何也？盖发其汗，汗大出者，但风气去，湿气在，是故不愈也。若治风湿者，发其汗，但微微似欲出汗者，风湿俱去也。【18】

学习本条【18】的体会如下。

（1）治疗风湿，一是用发汗的方法，二是用利小便的方法。

（2）发汗法治风湿不能用大汗之法，发大汗只能祛风，而不能祛湿，应当发微汗，风湿俱去也。那么，怎么发微汗呢？请看【20】条。

★12. 寒湿在表治禁——湿家身烦疼，可与麻黄加术汤发其汗为宜，慎不可以火攻之。【20】

学习麻黄加术汤【20】的体会如下。

（1）麻黄加术汤意在一方面防止麻黄发汗太过，达到微微似欲汗，另一方面取白术健脾除湿，以祛湿邪。

（2）"慎不可以火攻之"因为湿痹最忌火攻之法，防止火热内攻，湿热熏蒸，伤及血脉，出现发黄、衄血等一系列的变证。

★13. 风湿在表的证治和成因——病者一身尽疼，发热日晡所剧者，名风湿。此病伤于汗出当风，或久伤取冷所致也。可与麻黄杏仁薏苡甘草汤。【21】

学习麻杏苡甘汤【21】的体会如下。

（1）本方药物剂量不宜过大，意在微微似汗。

（2）薏苡仁是治疗风湿痹证的要药，其性甘寒，既能祛湿，又能健脾，用于筋脉拘挛，不可屈伸。

（3）注意本方与麻黄加术汤的比较，麻黄加术汤用于寒湿在表，偏寒；麻杏苡甘汤用于风湿在表，日晡发热，偏热；麻黄加术汤用桂枝温通经络，麻杏苡甘汤用薏苡仁清热除湿。

★14. 风湿表虚证治——风湿，脉浮，身重，汗出恶风者，防己黄芪汤主之。【22】

【方歌】防己黄芪金匮方，白术甘草枣生姜。

学习防己黄芪汤【22】的体会如下。

（1）本方应用的指征：汗出恶风、身重。

（2）本方可用于下肢浮肿。

（3）本方可用于踝关节肿胀疼痛。

（4）本方以下肢的风湿病为佳。

（5）服本方后有虫行皮中，乃卫阳振奋、风湿欲解的佳兆。

（6）临证如喘，加麻黄 3g；胃中不和，加白芍 1g；气上冲者加桂枝 1g；下有阵寒者，加细辛 1g。

★**15. 风湿见表阳虚的证治**——伤寒八九日，风湿相搏，身体疼烦，不能自转侧，不呕不渴，脉浮虚而涩者，桂枝附子汤主之；若大便坚，小便自利者，去桂加白术汤主之。【23】

（1）学习桂枝附子汤【23】的体会

1）本方可治疗手指关节疼痛，手足逆冷者甚佳。

2）应用本方一定煎药 50 分钟以上，因附子有毒。

3）桂枝附子汤即桂枝去白芍的酸敛之阴药，避免助湿，加附子温阳除湿。

（2）学习白术附子汤【23】的体会

1）白术附子汤又名附子白术汤、术附汤，即后世加茵陈一味，又名茵陈术附汤。

2）若大便坚，小便自利，不必加通大便的药物。

3）本方乃桂枝附子汤去桂枝加白术而成，因其病因是寒湿伤于肌肉，而不在经络，故去桂枝，由于肌肉属脾，脾阳虚不能输布津液，大便秘结，属阴结，故加白术。

4）若用本方后仍大便秘结，加肉苁蓉 30g。

★**16. 甘草附子汤证**——风湿相搏，骨节疼烦掣痛，不得屈伸，近之则痛剧，汗出短气，小便不利，恶风不欲去衣，或身微肿者，甘草附子汤主之【24】。【苓桂术甘汤去茯苓+附子】

桂枝附子汤、白术附子汤、甘草附子汤的异同——三者均治阳虚不能化湿的风湿相搏证。桂枝附子汤治风气偏盛，白术附子汤治湿气偏胜，甘草附子汤治风湿两胜，桂枝附子汤、白术附子汤治表阳虚，甘草附子汤治表里之阳俱虚。

17. 暍病的证治——太阳中热者，暍是也。汗出恶寒，身热而渴，白虎加人参汤主之。【26】

学习本条【26】的体会如下。

（1）暍病——即伤暑，以发热自汗，烦渴溺赤，少气脉虚为主症。

（2）中暍恶寒与伤寒恶寒两者不同，中暍恶寒是先汗出后恶寒，伤寒恶寒是恶寒与发热同时并见；中暍恶寒是汗出肌疏，伤寒恶寒是卫阳被遏。

（3）白虎加人参汤乃夏季祛暑的要药，其中又有人参大补元气，止渴生津，调荣养卫。

第四节　百合狐惑阴阳毒病脉证治第三

1. 百合病的总纲——百合病者，百脉一宗，悉致其病也。【1】

学习百合病总纲【1】的体会如下。

（1）百合病——热病之后，余邪未尽出现的精神恍惚不定、口苦、小便赤为特征。

（2）百合病是心肺阴虚内热为主的疾病，由于肺朝百脉，主治节，心主血脉，心肺有病，百脉受累，故称百脉一宗，悉致其病。

（3）本病的主症

1）心阴不足，心不养神，出现的精神恍惚，故曰"常默默不欲言"。

2）阴虚内热出现的口苦，小便赤。

（4）百合病——即癔症，可用百合地黄汤（百合、生地合甘麦大枣汤）治疗，亦可用于妇女更年期综合征。

2. 百合病的治法——百合病，发汗后者，百合知母汤主之。【2】

学习本条【2】的体会如下。

（1）百合病有如寒无寒，如热无热的表现，不要误认为是表证而妄用汗法，损伤阴液。

（2）百合知母汤即百合、知母二药，其中百合清肺、润肺、清心、益气安神，知母养阴清热、除烦润燥，共奏补虚、清热、养阴润燥之功。

（3）本方可用于受惊受吓引起的精神症，严重者可用瓜蒂散。

3. 百合病的正治法——百合病，不经吐、下、发汗，病形如初者，百合地黄汤主之。【5】

学习百合地黄汤【5】的注意事项如下。

（1）中病勿更服，即中病后应当守方，不宜更换方药。

（2）服药后大便呈黑色，即大便如漆，乃生地本色，停药后即可消失，不必惊恐。

★4. 狐惑病——狐惑之为病，状如伤寒，默默欲眠，目不得闭，卧起不安。蚀于喉为惑，蚀于阴为狐。不欲饮食，恶闻食臭。其面目乍赤，乍黑，乍白。蚀于上部则声喝，甘草泻心汤主之。【10】

学习狐惑病【10】的体会如下。

（1）狐惑病——由于湿热虫毒所引起的以面目赤、咽喉及前后二阴的腐蚀症状为特征，咽喉部腐蚀为惑，前后二阴溃烂为狐，即西医白塞综合征。

（2）狐惑病的治疗

1）甘草泻心汤即半夏泻心汤重用甘草。

2）苦参汤外洗，或苦参、生甘草煎汤熏洗。

3）或服用当归赤小豆汤。

（3）狐惑病即现代医学的白塞综合征（口眼生殖器综合征）。

（4）根据资料记载，可用于下肢结节性红斑（风湿斑）。

（5）由于足少阴肾经循咽喉，下部疮疡引起的咽干，用苦参汤熏之，咽干自愈。

（6）本方可用于西医的干燥综合征，用甘草泻心汤。

5. 阴阳毒——阳毒之为病，面赤斑斑如锦文，咽喉痛，唾脓血……升麻鳖甲汤主之。【14】

阴毒之为病，面目青，身痛如被杖，咽喉痛……升麻鳖甲汤去雄黄、蜀椒主之。【15】

学习【14、15】的体会如下。

（1）阴阳毒——由于感染疫毒出现的发斑、咽喉痛为主症，属急性热病范畴。

（2）升麻鳖甲汤的组成：升麻、当归、蜀椒、甘草、雄黄、鳖甲。

第五节　疟病脉证并治第四

温疟者，其脉如平，身无寒但热，骨节疼烦，时呕，白虎加桂枝汤主之。【4】

学习本条【4】的体会如下。

1. 疟疾——感受疟邪出现的寒热往来，其中根据寒热的多少分为瘅疟、牝疟、温疟、疟母等。

2. 治疗疟疾的常用方剂——达原饮、白虎加桂枝汤、柴胡桂枝干姜汤。

3. 应用达原饮的体会。

本方不一定非为疟疾所设，可用于寒热往来兼有腹痛。

4. 应用白虎加桂枝汤的体会

（1）本方可用于治疗风湿性关节炎，以热痹为主，或者用于关节疼，有身热汗自出，不恶寒反恶热也。

（2）本方可用于手心汗出。

5. 应用柴胡桂枝干姜汤的体会

（1）本方可用于厌食症，脉见沉缓。

（2）本方可用于治疗糖尿病，加玄参 15g。

第六节　中风历节病脉证并治第五

1. 中风与痹证的鉴别——夫风之为病，当半身不遂，或但臂不遂者，此为痹，脉微而数，中风使然。【1】

学习本条【1】的体会如下。

（1）风病——由于正气亏虚，感受外邪出现的卒然昏倒、半身不遂、口眼㖞斜，重则昏不识人（包括中脏腑、中经络，与内科病的中风一致）。

（2）中风病表现为半身不遂，一般留有后遗症，而无肢体疼痛；痹证是以肢体疼痛为主，而无半身不遂。

（3）半身不遂一般以补阳还五汤为主方，但臂不遂，此为痹，以蠲痹汤为主方。

（4）临证治疗肩周炎多用柴胡桂枝汤加羌活、防风、片姜黄，黄芪桂枝五物汤，柴胡加龙骨牡蛎汤。

★2. 中风病的症状——邪在于络，肌肤不仁；邪在于经，即重不胜；邪入于腑，即不识人；邪入于脏，舌即难言，口吐涎。【2】

3. 历节病——寸口脉沉而弱，沉即主骨，弱即主筋，沉即为肾，弱即为肝。汗出入水中，如水伤心，历节黄汗出，故曰历节。【4】

少阴脉浮而弱，弱则血不足，浮则为风，风血相搏，即疼痛如掣。【6】

学习【4、6】的体会如下。

（1）历节病——正气虚弱、外邪入侵而导致的一种以关节剧烈疼痛、肿大为主要症状的病证。

（2）历节病的病机——少阴脉浮而弱，弱则血不足，浮则为风，风血相搏，即疼痛如掣。

（3）风湿病是由于血虚受风而成，故有"治风先治血，血行风自灭"的说法。

（4）由于风湿病是血虚受风而成，因此，治疗风湿病的诸多方剂都是由养血的药物为主加祛风之药，如独活寄生汤、大秦艽汤（大秦艽汤羌独防，芎芷辛芩二地黄，石膏归芍苓术草，养血祛风通治方）。

4. 胖人易得历节病——盛人脉涩小，短气，自汗出，历节疼，不可屈伸，此皆饮酒汗出当风所致。【7】

学习【7】的体会如下。

（1）胖人肌腠疏松，易感受风邪，而患历节。

（2）肥多痰多湿，且气血不足，易感风邪，风湿相搏，侵犯人体。

★5. 风湿历节的证治——诸肢节疼痛，身体尪羸，脚肿如脱，头眩短气，温温欲吐，桂枝芍药知母汤主之。【8】

【方歌】桂枝芍药知母汤，甘术麻黄姜附防。

学习桂枝芍药知母汤【8】的体会如下。

（1）脚肿如脱——形容两脚肿胀，且又麻木不仁，似乎和身体要脱离一样。

（2）本方可用于类风湿关节炎，以手指关节肿大为特征。

（3）本方应用指征以邪实为主，有化热的倾向，即关节肿痛或灼热疼痛。

（4）类风湿关节炎急性期可用桂枝芍药知母汤，因本病是一种顽固性疾病，病程较久，久病入肾，故治肾用类风经验方。

（5）疑难病证多从肝治，可用四逆香佛二花汤。

（6）本方应用剂量以 6g 为佳。

★**6.病历节，不可屈伸疼痛，乌头汤主之。**【10】

【方歌】乌头汤中用麻黄，芪芍甘草白蜜襄，寒湿历节难屈伸，散寒止痛奏效强。

学习乌头汤【10】的体会如下。

（1）乌头即川乌，用量不宜过大，有毒，宜久煎。

（2）本方的汤方辨证：以关节不可屈伸为指征。

（3）桂枝芍药知母汤与乌头汤的应用特点，桂枝芍药知母汤以手指关节疼痛变形为特点，乌头汤是以关节不可屈伸为特点。

第七节　血痹虚劳病脉证并治第六

1.血痹的病因——问曰：血痹病从何得之？师曰：夫尊荣人骨弱肌肤盛，重困疲劳汗出，卧不时动摇，加被微风，遂得之。【1】

学习本条【1】的体会如下。

（1）血痹——由于气血不足，感受外邪出现的以肢体麻木为主症的病证。

（2）血痹与痹证的鉴别：两者都有闭塞不通，但血痹是以气血不足为主，表现为肢体麻木不仁，属虚证；痹证是由于风寒湿三气杂至合而为痹，以肢体筋骨疼痛为主，属实证。

★**2.血痹的证治**——血痹阴阳俱微，寸口关上微，尺中小紧，外证身体不仁，如风痹状，黄芪桂枝五物汤主之。【2】

【方歌】黄芪桂枝五物汤，芍药生姜大枣襄。

学习黄芪桂枝五物汤【2】的体会如下。

（1）血痹与风痹的区别：血痹以麻木为主，风痹以疼痛为主，但临床上难以截然分开，如两者都有，可用加减黄芪桂枝五物汤（黄芪桂枝五物汤+羌活、防风、片姜黄）。

（2）《灵枢·邪气脏腑病形》云："阴阳形气俱不足，勿取以针，而调以甘药也。"说明脉阴阳俱微，不可针而可药，即虚证病人不宜针灸，针灸容易损伤气血。

★**3.虚劳的脉象**——夫男子平人，脉大为劳，极虚亦为劳。【3】

学习虚劳脉【3】的体会如下。

（1）虚劳——以多种原因导致慢性虚弱性疾病的总称。

（2）虚劳的病机——五脏气血阴阳虚损。

（3）学习本条告诫我们男子脉大属虚证，不可当老百姓的"有火"去处理。

（4）临证见到脉大，属气阴两虚，多用补阴益气煎。

4.虚劳无子证——男子脉浮弱而涩，为无子，精气清冷。【7】

学习虚劳无子证【7】的体会如下。

（1）男子不育，根据张仲景精气清冷的原则，应当温补肾阳，又应当从脾着手，可用附桂理中汤。

（2）临证精子成活率低下，可用二香成活汤（二香成活汤，细辛附寇良）。

★5. 遗精的证治——夫失精家，少腹弦急，阴头寒，目眩，发落，脉极虚芤迟，为清谷，亡血，失精。脉得诸芤动微紧，男子失精，女子梦交，桂枝加龙骨牡蛎汤主之。【8】

学习桂枝加龙骨牡蛎汤【8】的体会如下。

（1）桂枝加龙骨牡蛎汤对神经衰弱的遗精效果较好，一般的遗精效果不理想。

（2）一般遗精尺脉大，可用加减三才封髓丹。

（3）本方可用于男子遗精、女子梦交。

（4）本方可用于小儿遗尿。

（5）本方可用于小儿汗出。

★6. 虚劳的证治——虚劳里急，悸，衄，腹中痛，梦失精，四肢酸疼，手足烦热，咽干口燥，小建中汤主之。【13】

学习小建中汤【13】的体会如下。

（1）因为虚劳是气血阴阳不足，既有气虚又有血虚，既有阴虚又有阳虚，就是不能简单地以热治寒，以寒治热。应当"欲求阴阳之和者，必于中气，求中气之立者，必以建中也"。故应以建中为主，脾胃为气血生化之源，脾胃得补，自然气血阴阳得补。

（2）小建中汤是以阴阳两虚偏阳虚的效果较佳，若偏阴血不足的应改用归芪建中汤，若阴虚症状显著者，加牡丹皮、麦冬。

★7. 黄芪建中汤证——虚劳里急，诸不足，黄芪建中汤主之。【14】

学习黄芪建中汤【14】的体会如下。

（1）本方可用于脾胃虚寒所致的胃脘痛、慢性胃炎。

（2）本方可用于自汗、盗汗、身体沉重、麻木不仁。

（3）呕家不可用建中汤，以甘故也。

★8. 肾阳不足，虚劳证治——虚劳腰痛，少腹拘急，小便不利者，八味肾气丸主之。【15】

学习八味肾气丸【15】的体会如下。

（1）应用本方要注意药物之间的比例关系，即地八山山四，丹茯泽泻三，肉桂附子一。

（2）此处附子、肉桂量虽不多，属阳热之品，意不在峻补肾火，而在于温养水中命火而生肾气，先天旺，后天自足，诸虚乃复。

（3）因附子有毒，应用本方一定煎药 50 分钟以上。

（4）本方与理中汤合用，名曰附桂六味膏，它既能补肾阴，又能补脾阳，既能补肾阳，又能补脾气，既能补先天，又能补后天，它是温而不燥，滋而不腻，益寿延年的好膏方。

★9. 薯蓣丸证——虚劳诸不足，风气百疾，薯蓣丸主之。【16】

【方歌】风气百疾薯蓣丸，八珍阿胶蔹桂防，柴杏麦桔姜草枣，再加曲卷久服良。

学习薯蓣丸【16】的体会如下。

（1）本方是治疗虚人感冒的有效方剂。

（2）薯蓣即山药，应用本方剂量要小。

★10. 肝阴不足，失眠证治——虚劳虚烦不得眠，酸枣汤主之。【17】

学习酸枣仁汤【17】的体会如下。

（1）本方用于心烦不得眠为指征的病征。

（2）本方亦可用于头晕耳鸣、精神恍惚的失眠证。

（3）本方应当在睡前服药。

第八节 肺痿肺痈咳嗽上气病脉证治第七

1. 肺痿的病因、证治——问曰：热在上焦者，因咳为肺痿。肺痿之病，从何得之？师曰：或从汗出，或从呕吐，或从消渴，小便利数，或从便难，又被快药下利，重亡津液，故得之。曰：寸口脉数，其人咳，口中反有浊唾涎沫者何？师曰：为肺痿之病。若口中辟辟燥，咳即胸中隐隐痛，脉反滑数，此为肺痈，咳唾脓血。【1】

学习肺痿【1】的体会如下。

（1）肺痿——指肺叶痿弱不用，以咳吐浊唾涎沫为主的慢性虚损性疾病。

（2）肺痿的病因——热在上焦者，久病损肺，误治津伤，肺叶枯萎。

（3）肺痿是肺热叶焦，治疗时应注意温热药物的作用。

（4）肺痿与肺痈的鉴别：肺痿之病，口中辟辟燥，咳即胸中隐隐痛；肺痈，咳唾脓血。

（5）肺痿包括虚热肺痿、虚寒肺痿。虚热肺痿用麦门冬汤合清燥救肺汤；虚寒肺痿用甘草干姜汤【甘草、干姜】。

★2. 射干麻黄汤证——咳而上气，喉中水鸡声，射干麻黄汤主之。【6】

学习射干麻黄汤证【6】的体会如下。

（1）首先要明白什么是"喉中水鸡声"？从临证观察认为不是青蛙的叫声。

（2）本方是治疗咳喘的有效方剂。

（3）应用本方剂量以 6g 为佳。

★3. 麦门冬汤证——大逆上气，咽喉不利，止逆下气者，麦门冬汤主之。【10】

（1）学习麦门冬汤证【10】的体会：本方是治疗肺胃阴虚的好方剂。

（2）学习阴虚火旺咳嗽的体会

1）临证首选加减麦门冬汤（加减麦门冬，半夏菀桑皮，枇杷竹叶草，夜咳咽喉燥）。

2）本方可用于夜间咳嗽。

3）干咳少痰用本方。

4）咽痒咳嗽用本方。

5）声音嘶哑，咳嗽痰少用本方。

★4. 葶苈大枣泻肺汤证——肺痈，喘不得卧，葶苈大枣泻肺汤主之。【11】

肺痈，胸满胀，一身面目浮肿，鼻塞清涕出，不闻香臭酸辛，咳逆上气，喘鸣迫塞，葶苈大枣泻肺汤主之。【15】

学习葶苈大枣泻肺汤证【11、15】的体会如下。

（1）肺痈——由于热毒蕴结于肺，肺叶生疮，血败肉腐形成脓肿的一种病证，以发热、咳嗽、胸痛、咳吐腥臭浊痰，甚则脓血相兼的病证。

（2）葶苈大枣泻肺汤的汤方辨证：以咳嗽、胸满、痰多为指征。

（3）临床一般多以木防己汤与葶苈大枣泻肺汤加杏仁、半夏合用效果甚佳。

（4）咳嗽、胸痛、咯吐脓痰临证亦可用柴胡枳桔汤（不去甘草）。

（5）排脓之要药——桔梗（剂量不宜过大，过大引起呕吐）。

（6）肺痈忌用辛温发散之品退热，防止以热助热。

（7）肺痈不宜过早应用补敛滋温，防止闭门留寇。

★**5. 越婢加半夏汤证**——咳而上气，此为肺胀，其人喘，目如脱状，脉浮大者，越婢加半夏汤主之。【13】

学习越婢加半夏汤证【13】的体会如下。

（1）眼突而喘是肺胀；颈肿眼突是瘿病；单眼突出是恶候。

（2）越婢汤是治疗风水的好方剂，脉浮大，浮主表，浮主上，浮主病进，属风邪夹饮上逆，加半夏化饮降逆。

★**6. 小青龙加石膏汤证**——肺胀，咳而上气，烦躁而喘，脉浮者，心下有水，小青龙加石膏汤主之。【14】

学习小青龙加石膏汤证【14】的体会如下。

（1）心下有水饮，咳嗽气喘符合《伤寒论》第 40 条"伤寒表不解，心下有水气，干呕，发热而咳，或渴，或利，或噎，或小便不利，少腹满，或喘者，小青龙汤主之"。应用小青龙汤，但烦躁，属水饮郁而化热，故加生石膏以清里热。

（2）脉浮主表，心下有水，主水饮，其证型是表寒内饮，属小青龙汤指征。

（3）本方是治疗咳嗽气喘兼烦躁的好方剂，临证应用以小剂量 3g 为佳，细辛 1.5g，生石膏 15g。

★**7.《千金》苇茎汤**：治咳有微热，烦满，胸中甲错，是为肺痈。

【方歌】苇茎汤方出千金，桃仁薏苡冬瓜仁。

学习本条的体会如下。

（1）本方是治疗肺痈的好方剂，不论将成痈，或已成痈，都可应用。

（2）苇茎即芦根。

第九节　奔豚气病脉证治第八

★**1. 奔豚汤证**——奔豚气上冲胸，腹痛，往来寒热，奔豚汤主之。【2】

【方歌】奔豚汤治肾中邪，气上冲胸腹痛佳，芩芍归芎甘草半，干葛生姜桑白加。

学习奔豚汤【2】的体会如下。

（1）奔豚——一种自觉气从少腹上冲胸咽的发作性疾病，其气上冲，如豚之奔状，发作休止后即如常人，故名为奔豚。

（2）奔豚汤是治疗气从少腹向上冲至咽喉的好方剂。

（3）本方合生脉散可用于妇女更年期烦热汗出。

（4）原方中李根白皮可用桑白皮代替。

★**2. 茯苓桂枝甘草大枣汤证**——发汗后，脐下悸者，欲作奔豚，茯苓桂枝甘草大枣汤主之。【4】

学习茯苓桂枝甘草大枣汤证【4】的体会如下。

（1）本方可用于水饮所致的奔豚证，以茯苓、桂枝、甘草、大枣健脾通阳为主，其目的是培土制水。

（2）本方常常蕴含在柴平汤和苓桂术甘汤中应用。

第十节 胸痹心痛短气病脉证治第九

1. 师曰：夫脉当取太过不及，阳微阴弦，即胸痹而痛，所以然者，责其极虚也。今阳虚知在上焦，所以胸痹、心痛者，以其阴弦故也。【1】

学习本条【1】的体会如下。

（1）胸痹——由于正气亏虚、痰浊、瘀血、气滞、痰凝痹阻心脉，以膻中、左胸闷痛，甚至胸痛彻背，喘息不得卧为主症的一种病证。

（2）太过与不及——"至而未至谓之不及，未至而至谓之太过。

（3）阳微阴弦——上焦阳气不足，下焦阴寒气胜。

（4）本条以脉象论病机，谈了胸痹的病机是阳微阴弦，即上焦阳虚，下焦寒胜。

★2. 栝蒌薤白白酒汤证——胸痹之病，喘息咳唾，胸背痛，短气，寸口脉沉而迟，关上小紧数，栝蒌薤白白酒汤主之。【3】

学习栝蒌薤白白酒汤证【3】的体会如下。

（1）本方是治疗胸痹的主方。

（2）胸痹的关键是胸背痛、短气，"寸口脉沉而迟"是上焦阳虚，"关上小紧数"是中焦停饮，即阳虚阴盛。瓜蒌宽胸理气，薤白温阳开结，白酒通阳宣痹。

★3. 栝蒌薤白半夏汤证——胸痹不得卧，心痛彻背者，栝蒌薤白半夏汤主之。【4】

学习栝蒌薤白半夏汤证【4】的体会如下。

（1）本方是栝蒌薤白白酒汤加半夏而成，用于痰涎壅盛的胸痹。

（2）临床治疗胸痹多用栝蒌薤白半夏厚朴桂枝汤（栝蒌薤白治胸痹，益以白酒温肺气，加夏加朴枳桂枝，治法稍殊名异议）。

（3）胸痹即西医的冠心病。

（4）白酒即米酒，临证可以不加。

★4. 枳实薤白桂枝汤证——胸痹心中痞气，气结在胸，胸满，胁下逆抢心，枳实薤白桂枝汤主之；人参汤主之。【5】

学习枳实薤白桂枝汤证【5】的体会如下。

（1）心中痞——指胃脘部位有痞塞不通之感。

（2）本方适用于既有胃脘痞满，又有胸满之症，治疗以治胃脘痞满为主，佐以通阳，故予枳实、桂枝、厚朴以治胃脘痞满，瓜蒌、薤白治疗胸痹。

（3）人参汤即理中汤，温阳健脾，俗话说"脾为生痰之源，肺为贮痰之器"，通过理中汤健脾而不生痰，肺不贮痰，胸痹自愈。

★5. 茯苓杏仁甘草汤证——胸痹，胸中气塞，短气，茯苓杏仁甘草汤主之；橘枳姜汤亦主之。【6】

学习橘枳姜汤证【6】的体会如下。

（1）本方是治疗气短很好有效的方剂。

（2）应用本方不需乱加药物，一定要用原方。

（3）本方可用于妇人短气。

★6. 乌头赤石脂丸证——心痛彻背，背痛彻心，乌头赤石脂丸主之。【9】

【方歌】乌头赤石治心痛，附子川椒干姜有。

学习乌头赤石脂丸证【9】的体会如下。

（1）本方是治疗"心痛彻背，背痛彻心"的好方剂。

（2）本方可用于寒邪所致的带状疱疹，症见"心痛彻背，背痛彻心"。

（3）本方乌头用川乌，剂量不宜过大，有毒，应久煎。

第十一节　腹满寒疝宿食病脉证治第十

1. 腹满——以腹中胀满为主，《黄帝内经》有"阳道实，阴道虚"的说法，故包括两类：

（1）实热证，多以阳明胃肠为主。

（2）虚寒证，多以太阴脾或肾为主。

2. 寒疝——一种阴寒性的腹中疼痛证。前人认为凡寒气攻冲作痛的概为寒疝，与后世所说的"疝气"不同。

3. 宿食——一般称为伤食或食积。

4. 腹满时减，复如故，此为寒，当与温药。【3】

学习本条【3】的体会如下。

（1）学习本条首先告诫我们腹满属寒，不可乱用凉药。

（2）"腹满时减，复如故，此为寒，当与温药"，腹满时好时坏的一定要禁冷饮，多用一些温性药物，"大腹属脾"属脾胃虚寒。

★5. 厚朴七物汤证——病腹满，发热十日，脉浮而数，饮食如故，厚朴七物汤主之。【9】

【方歌】厚朴七物桂枝汤，去芍加入小承气。

学习厚朴七物汤证【9】的体会如下。

（1）"病腹满，发热十日，脉浮而数，饮食如故"脉浮而数主表证，"饮食如故"说明不是脾胃虚寒，但病腹满说明胃肠积滞，用桂枝汤解表去白芍之敛邪，小承气汤攻下腑实。

（2）本方是外有表寒，内有实热（表寒内热）的代表方。后世《寒温条辨》就此证型提出升降散。

★6. 附子粳米汤证——腹中寒气，雷鸣切痛，胸胁逆满，呕吐，附子粳米汤主之。【10】

【方歌】附子粳米半夏草，雷鸣切痛加大枣。

学习附子粳米汤证【10】的体会如下。

（1）本方是治疗腹中雷鸣切痛的好方剂，本证属脾胃虚寒，水湿内停。

（2）应用本方不可乱加药物，因为附子、半夏为十八反。

（3）附子有毒，煎 1 小时。

★7. 厚朴三物汤证——痛而闭者，厚朴三物汤主之。【11】

学习厚朴三物汤证【11】的体会如下。

（1）厚朴三物汤即小承气汤，是小承气汤重用厚朴。

（2）厚朴三物汤与小承气汤的区别：小承气汤重用大黄，主要用于攻下；厚朴三物汤重用厚朴，主要用于行气除满。可知古人立方命名，是辨证施治之意。

★8. 大柴胡汤证——按之心下满痛者，此为实也，当下之，宜大柴胡汤。【12】

学习大柴胡汤证【12】的体会如下。

（1）心下满痛指胃脘痞满疼痛，疼则不通，当下之，用大柴胡汤。

（2）本方可用于热结旁流的下利。

（3）本方可用于胆囊炎、胆结石。

（4）本方与小陷胸汤的区别

1）《伤寒论》第138条："小结胸病，正在心下，按之则痛，脉浮滑者，小陷胸汤主之。"应用指征：正在心下，按之则痛，脉浮滑或滑。

2）"按之心下满痛者，此为实也，当下之，宜大柴胡汤"。应用指征：心下满痛者，此外还应兼少阳证。

★9. 大承气汤证——腹满不减，减不足言，当下之，宜大承气汤。【13】

学习大承气汤证【13】的体会如下。

（1）本条关键是减不足言，说明有气滞与燥屎硬结，故用大承气汤。

（2）本方不宜久服，苦寒败胃。

★10. 大建中汤证——心胸中大寒痛，呕不能饮食，腹中寒，上冲皮起，出见有头足，上下痛而不可触近，大建中汤主之。【14】

学习大建中汤证【14】的体会如下。

（1）"上冲皮起，出见有头足"，就好像患者腹部怀有小孩并蹬肚子。

（2）本方是治疗腹部疼痛有头足很好的方剂。

★11. 大黄附子汤证——胁下偏痛，发热，其脉紧弦，此寒也，以温药下之，宜大黄附子汤。【15】

学习大黄附子汤证【15】的体会如下。

（1）"胁下偏痛，发热"是症状，"其脉紧弦"是脉象，"此寒也"是病因，"以温药下之"是治则，"宜大黄附子汤"是方药，是《金匮要略》理、法、方、药最全的一条。

（2）"自利不渴者（症状），属太阴（病因），以其脏有寒故也（病机）。当温之（治则），宜服四逆辈（方药）"，即因、机、证、治俱全。

（3）本方为"温下"开创了先河。

（4）本方可用于胆结石急性发作。

★12. 当归生姜羊肉汤证——寒疝腹中痛，及胁痛里急者，当归生姜羊肉汤主之。【18】

学习当归生姜羊肉汤证【18】的体会如下。

（1）本方是治疗血虚寒疝的代表方，由当归、生姜、羊肉三味药组成，当归、生姜温血散寒，羊肉补虚生血。《素问·阴阳应象大论》谓："形不足者，温之以气；精不足者，补之以味。"本方就是依据这一理论制定的形精兼顾的方剂。

（2）当归生姜炖羊肉是治疗冬季女子血虚手足逆冷的佳品。

13. 瓜蒂散证——宿食在上脘，当吐之，宜瓜蒂散。【24】

学习瓜蒂散证【24】的体会如下。

（1）本条是宿食在上脘的证治，是根据《黄帝内经》"其高者，因而越之"的理论。

（2）瓜蒂散是由瓜蒂、赤小豆组成，瓜蒂味苦，赤小豆味酸，两药相配，符合《黄帝内经》"酸苦涌泄为阴"的理论。

（3）生活当中的酸梅汤配苦瓜也有瓜蒂散的疗效。

第十二节　五脏风寒积聚病脉证并治第十一

1. 肝著（旋覆花汤证）——肝著，其人常欲蹈其胸上，先未苦时，但欲饮热，旋覆花汤主之。【7】

【方歌】旋覆花汤用肝著，新绛活血葱温阳。

学习旋覆花汤证【7】的体会如下。

（1）肝著——肝脏感受病邪而致疏泄失职，其经脉气血郁滞，着而不行所致。

（2）旋覆花汤的汤方辨证：其人常欲蹈其胸上。

（3）新绛用茜草代替。

2. 脾约（麻子仁丸证）——趺阳脉浮而涩，浮则胃气强，涩则小便数，浮涩相搏，大便则坚，其脾为约，麻子仁丸主之。【15】

学习麻子仁丸【15】的体会如下。

（1）趺阳脉——即足部动脉，候脾胃之气。

（2）脾约——浮则为胃气强，主胃中有热。涩主脾阴不足，为脾约，即脾不能为胃行其津液。

（3）本方不宜久服，容易损伤脾胃。

（4）临证治疗脾约，先用柴平加大黄、焦山楂法，便通后改用润肠丸。

3. 肾著（甘姜苓术汤证）——肾著之病，其人身体重，腰中冷，如坐水中，形如水状，反不渴，小便自利，饮食如故，病属下焦。身劳汗出，衣里冷湿，久久得之。腰以下冷痛，腹重如带五千钱，甘姜苓术汤主之。【16】

学习甘姜苓术汤证【16】的体会如下。

（1）肾著——寒湿着于腰部所致，因腰为肾之府，故名肾著。

（2）本方的汤方辨证："腹重如带五千钱"。

（3）临床上单用本方，效果比较差，而很多方剂都蕴含着本方，如逍遥狗脊汤、附桂六味膏、柴平汤合苓桂术甘汤等很多方剂都蕴含着肾著汤，只是有些医生不知道，还误认为柴平汤合苓桂术甘汤治胃疼还能治腰疼。

第十三节　痰饮咳嗽病脉证并治第十二

★**1.** 问曰：夫饮有四，何谓也？师曰：有痰饮，有悬饮，有溢饮，有支饮。【1】

问曰：四饮何以为异？师曰：其人素盛今瘦，水走肠间，沥沥有声，谓之痰饮；饮后水流在胁下，咳唾引痛，谓之悬饮；饮水流行，归于四肢，当汗出而不汗出，身体疼重，谓之溢饮；咳逆倚息，气短不得卧，其形如肿，谓之支饮。【2】

学习【1、2】的体会如下。

（1）痰饮有广义和狭义之分，广义的痰饮包括痰饮、悬饮、溢饮、支饮四种；狭义的痰饮仅指水饮停于肠胃的病变。

（2）痰饮的病证特点——痰分为有形之痰和无形之痰。有形之痰看得见，摸得着，如咳出之痰或凝结成块；无形之痰看不见，摸不着，如痰浊所致的头痛或痰迷心窍，主要以眩晕头痛、神昏等症状表现出来。故古人有"百病多由痰作祟"、"怪病多痰"、"无痰不做眩"的说法。

（3）有关痰的名言——肥人多痰多湿，瘦人多阴虚火旺；无痰不作眩；百病多由痰作祟，怪病多痰。

2. 夫心下有留饮，其人背寒冷如手大。【8】

学习本条【8】的体会如下。

（1）痰饮阻滞，阻遏阳气，影响督脉的温煦功能，故见背寒冷如手大。

（2）临证见背寒冷如手大，可用苓桂术甘汤有很好的疗效。

3. 夫病人饮水多，必暴喘满。凡食少饮多，水停心下。甚者则悸，微者短气。脉双弦者寒也，皆大下后喜虚。脉偏弦者饮也。【12】

学习本条【12】的体会如下。

（1）弦脉——端直而长，如按琴弦，主肝胆病，诸痛，痰饮，疟疾（弦者肝脉也，单弦者饮，双弦者寒），本条为弦脉提供了依据。

（2）弦脉既可见痰饮，又可见虚寒，虚寒脉是两脉见弦，痰饮脉单按弦，是水饮阻于一侧。

（3）唐容川以"偏弦者，饮也"为由，提出治饮病当以祛饮为主。凡饮水过多，单脉弦者见喘满短气，可用苓桂术甘汤；双脉弦者见喘满心悸，可用真武汤。

★4. 痰饮的治则——病痰饮者，当以温药和之。【15】

学习本条【15】的体会如下。

（1）"病痰饮者，当以温药和之"是痰饮病的治疗总则。

（2）痰饮属阴邪，易伤阳气，温药能祛寒助阳，有利于痰饮的运化；"和之"温药不可太过，即调和治本的法则。

（3）"温药和之"的主方，脾虚用苓桂术甘汤，肾虚用肾气丸，故《金匮要略》载有"夫短气有微饮，苓桂术甘汤主之；肾气丸亦主之"。

★5. 苓桂术甘汤证——心下有痰饮，胸胁支满，目眩，苓桂术甘汤主之。【16】

学习苓桂术甘汤证【16】的体会如下。

（1）"心下有痰饮"指胃脘痞满，水饮阻滞，气机郁滞，故"胸胁支满"，水饮中阻，清阳不升，故"目眩"。

（2）苓桂术甘汤为治痰饮的主方，亦是"温药和之"的具体运用。

（3）临证因为水饮阻于中焦，多用柴平汤合苓桂术甘汤（柴平汤加桂枝、茯苓）。

★6. 夫短气有微饮，当从小便去之，苓桂术甘汤主之；肾气丸亦主之。【17】

学习苓桂术甘汤证【17】的体会如下。

（1）痰饮的形成——肺、脾、肾、三焦等脏腑气化功能失常，水液停滞而形成。具体来说，肺失宣降通调水道功能失常；脾失健运；肾失蒸腾气化，小便关门不利，水饮内停。

（2）水液的代谢，一是靠肺的宣发从汗孔排出，二是靠脾的运化、肾的蒸腾从小便排出，而且以小便排出为主道，因此仲景提出当从小便而去，故用苓桂术甘汤运脾，用肾气丸温肾。

★7. 悬饮证治（十枣汤证）——病悬饮者，十枣汤主之。【22】

学习十枣汤证【22】的体会如下。

（1）十枣汤是治疗胸腔积液的好方剂，中医称胸积液为悬饮。

（2）应用十枣汤，大戟、甘遂、芫花剂量要小，以十枣命名，其目的为攻下不伤正。

（3）因为大戟、甘遂、芫花毒性大，故临床多用桔己桑浙汤治疗胸积液。

★8. 溢饮证治——病溢饮者，当发其汗，大青龙汤主之；小青龙汤亦主之。【23】

学习本条【23】的体会如下。

（1）"饮水流行，归于四肢，当汗出而不汗出，身体疼重，谓之溢饮"，是水湿停于四肢，气血运行不畅而导致的身体疼痛。

（2）"病溢饮者，当发其汗"，指水湿停滞而致疼痛，故通过发汗祛除水湿，用大青龙汤；而内饮又靠小青龙汤去之。

（3）大青龙汤以不汗出而烦躁、身疼痛为指征，小青龙汤以恶寒背冷、咳喘为指征。

★9. 支饮证治（木防己汤证）——膈间支饮，其人喘满，心下痞坚，面色黧黑，其脉沉紧，

得之数十日，医吐下之不愈，木防己汤主之。虚者即愈，实者三日复发，复与不愈者，宜木防己汤去石膏加茯苓芒硝汤主之。【24】

学习木防己汤证【24】的体会如下。

（1）"咳逆倚息，短气不得卧，其形如肿，谓之支饮"，说明支饮是咳嗽、气短不能平卧的病证。

（2）支饮用呕吐、攻下法仍不愈，说明气虚与热饮互结，所以应当通阳利水，清热补虚，予木防己汤；若虚者愈，指热饮得除，水气得去，病可愈，若水饮较重，不得去，三日服法，故去石膏辛凉，加茯苓导水下行，芒硝软坚散结治之。

（3）本方温、凉、补、利并用，对于寒热错杂所致的肺心病、咳嗽气喘有很好的疗效，临证亦可加杏仁、半夏，痰湿较重者加葶苈大枣泻肺汤。

（4）本方可用于风湿病、鹤膝风，多与防己黄芪汤或桂枝白虎汤合用。

（5）临证将本方与防己黄芪汤、桂枝白虎汤加生薏仁合用，名曰"痹证合方"，治疗膝关节肿痛。

★**10. 泽泻汤证**——心下有支饮，其人苦冒眩，泽泻汤主之。【25】

学习泽泻汤证【25】的体会如下。

（1）泽泻汤用于脾虚水饮阻滞，清阳不能上升的眩晕。

（2）本方可用于梅尼埃病、突发性耳聋。

★**11. 葶苈大枣泻肺汤证**——支饮不得息，葶苈大枣泻肺汤主之。【27】

学习葶苈大枣泻肺汤证【27】的体会如下。

（1）葶苈大枣泻肺汤的汤方辨证：以咳喘、胸满、痰多为指征。

（2）临床一般多以木防己汤与葶苈大枣泻肺汤加杏仁、半夏合用效果甚佳。

★**12. 小半夏汤证**——呕家本渴，渴者为欲解，今反不渴，心下有支饮故也，小半夏汤主之。【28】

学习小半夏汤证【28】的体会如下。

（1）呕吐后口渴，一方面说明津液损伤，另一方面水饮随呕吐而去，故渴者欲解，若呕吐后不渴，说明水饮停留，故用小半夏汤祛饮降逆止呕。

（2）小半夏汤由半夏、生姜组成，为止呕之祖方，本方蕴含在很多方剂中，如小柴胡汤。

★**13. 己椒苈黄丸证**——腹满，口舌干燥，此肠间有水气，己椒苈黄丸主之。【29】

学习己椒苈黄丸证【29】的体会如下。

（1）"腹满，口舌干燥，此肠间有水气"，"腹满"是水饮停滞，应当见沥沥有声，"口舌干燥"水饮阻滞津液不能上承，故曰"肠间有水气"。

（2）己椒苈黄丸，己即防己，利肠间水气；椒即椒目，除心腹之留饮；苈即葶苈子，攻逐水饮；黄即大黄，泄痰热之水气。

（3）本方以浮肿、大便秘结为指征，可用于肝硬化腹水、急性肾衰竭。

★**14. 五苓散证**——假令瘦人脐下有悸，吐涎沫而癫眩，此水也，五苓散主之。【31】

学习五苓散证【31】的体会如下。

（1）古人云："瘦人阳常有余，少有水饮内停。"瘦人不应有水，而脐下悸，甚则癫眩，说明水饮上犯，故用五苓散治之。

（2）五苓散可治疗水饮上冲的眩晕、昏厥、过敏性鼻炎、三叉神经痛。

★**15. 小青龙汤证**——咳逆倚息不得卧，小青龙汤主之。【35】

学习小青龙汤证【35】的体会如下。

（1）小青龙汤是治疗咳逆倚息不得卧为支饮的主方。

（2）小青龙汤既治支饮，又治溢饮，但以外寒内饮为病机。

16. 苓甘五味姜辛汤证——冲气即低，而反更咳，胸满者，用桂苓五味甘草汤，去桂加干姜、细辛以治其咳满【37】……呕者复内半夏，以去其水【38】……水去呕止，其人形肿者，加杏仁主之【39】……若面热如醉，此为胃热上冲熏其面，加大黄以利之。【40】

【方歌】苓甘五味姜辛汤，温阳化饮常用方，或加杏仁与半夏，寒痰冷饮哮喘尝。

学习苓甘五味姜辛汤证【37、38、39、40】的体会如下。

（1）苓甘五味姜辛汤的配伍极具特色，化饮而无麻黄、桂枝之燥，祛邪却无伤正之弊，较小青龙汤缓和得宜，乃治体虚支饮的基础方剂。

（2）服苓甘五味姜辛汤热药后而不渴，反加上逆呕吐，仍为饮邪，加半夏以祛水止呕。

（3）服苓甘五味姜辛半夏汤后，水祛呕止，但见身肿，加杏仁一味，宣利肺气，令气降水行。

（4）从形肿一证而论，麻黄发汗消肿，但没有用麻黄，因为血汗同源，麻黄既能散泄阳气，亦能耗伤阴血。

（5）"若面热如醉"是因连续服用辛温之剂，但水饮未尽，酿生胃热随阳明经气上熏其面，加一味苦寒大黄以泄胃热，全方虽辛苦寒热兼用，但各自为功，并行不悖。

（6）这几条可视为一份支饮的典型病案，一辨胃中停饮上逆，二辨水饮行散外溢，其人形肿，三辨胃中有热，循脉上冲于面。说明了张仲景运用辨证施治的原则性和灵活性，既要治病求本（阳虚寒饮），又要兼顾其标，证变法变，药随证转，随机（病机）应变。

第十四节 消渴小便不利淋病脉证并治第十三

1. 消渴——分为上、中、下三消。上消主肺，中消主胃，下消主肾，即肺燥、胃热、肾虚三多一少的病证。

2. 小便不利——指小便困难量少，但尿道不疼痛，是时病和杂病中的一个症状。

3. 淋病——指小便点滴、淋沥涩痛为主的一种病证。

★4. 肾气丸证——男子消渴，小便反多，以饮一斗，小便一斗，肾气丸主之。【3】

学习肾气丸【3】的体会如下。

（1）"以饮一斗，小便一斗"，肾阳亏虚，不能蒸腾津液上承，故饮一斗；肾阳亏虚，不能蒸腾水液，水液不固，故小便一斗。

（2）肾司二便，肾主闭藏，本方可用于老年人尿频、尿失禁。

（3）本方与理中汤合用，名曰附桂六味膏，它既能补肾阴，又能补脾阳，既能补肾阳，又能补脾气，既能补先天，又能补后天，它是温而不燥，滋而不腻，益寿延年的好膏方。

★5. 淋之为病，小便如粟状，小腹弦急，痛引脐中。【7】

学习本条【7】的体会如下。

（1）淋病以小便淋漓、尿道疼痛为主症，后世有五淋（膏淋、血淋、石淋、热淋、劳淋）之分，小便如粟状，多指石淋，由于肾虚，膀胱热盛，炼液为石，阻塞尿道，致小腹拘急疼痛，痛引脐中。

（2）石淋后世采用八正散、石韦散加金钱草、鸡内金等药清利湿热、利尿排石。

（3）临证以尿急、尿频、尿热、尿痛为主，淋病属膀胱湿热，首先采用八正散；而小腹憋胀，尿急、尿频、尿痛,脉沉可用理气通淋汤;尿崩症可用清心莲子饮。

6. 淋家不可发汗,发汗则必便血。【9】

学习本条【9】的体会如下。

(1)本条在《伤寒论》麻黄汤中论述过,在《金匮要略》中又进一步阐述,其目的是让人们引以为戒。

(2)淋家不可发汗——由张仲景提出

1)淋家往往有恶寒发热,但并非外邪袭表,告诫人们不要误认为是表证,而是湿热熏蒸,正邪相搏,故不可发汗。

2)淋病属膀胱有热,阴液不足,辛散发表,不仅不能退热,反而损伤阴液。

3)淋病确有外感诱发或新感外感,应当用辛凉之品,因膀胱有热即使感受寒邪,亦予化热,避免辛温之品。

7. 栝蒌瞿麦丸证——小便不利者,有水气,其人若渴,栝蒌瞿麦丸主之。【10】

【方歌】栝蒌瞿麦丸用根,茯苓山药附子行。

学习栝蒌瞿麦丸证【10】的体会如下。

(1)"小便不利者,有水气,其人若渴",小便不利乃肾阳亏虚不能气化,故小便不利;肾阳亏虚,气不化水,津液不能上承,故口渴;故用附子温阳化气,山药、天花粉生津润燥,瞿麦、茯苓渗泄利水。

(2)本方可用于脾肾虚寒的产后水肿,阴户内收症。

(3)本方也可用于癃闭、前列腺增生引起的小便不利。

(4)瓜蒌根即天花粉。

(5)本方应用指征:下寒上燥小便不利的诸证。

第十五节　水气病脉证并治第十四

1. 水气病——分为风水、皮水、正水、石水、黄汗五类。后世分为阴水、阳水两类。本篇提出了发汗、利小便、攻逐水邪三大法则。

★2. 师曰:病有风水、有皮水、有正水、有石水、有黄汗。风水其脉自浮,外证骨节疼痛,恶风;皮水其脉亦浮,外证胕肿,按之没指,不恶风,其腹如鼓,不渴。当发其汗。正水其脉沉迟,外证自喘;石水其脉自沉,外证腹满不喘。黄汗其脉沉迟,身发热,胸满,四肢头面肿,久不愈,必致痈脓。【1】

学习本条【1】的体会如下。

(1)风水与肺关系密切,因肺主皮毛,故其脉浮。

(2)皮水与脾、肺关系密切,因皮水在皮中属表,故脉亦浮,脾属湿,故不渴。

(3)正水与肾、肺关系密切,故脉沉迟,外证自喘。

(4)石水与肝、肾关系密切,故其脉沉,肝气郁结,腹满。

(5)黄汗与肺、脾关系密切,水湿内郁,故脉沉迟,脾主四肢,肺主上焦,故四肢头面肿,汗出黄色,故称黄汗。

★3. 越婢加术汤证——里水者,一身面目黄肿,其脉沉,小便不利,故令病水。假如小便自利,此亡津液,故令渴也。越婢加术汤主之。【5】

学习越婢加术汤证【5】的体会如下。

（1）里水应当是皮水之误，而"越婢加术汤主之"应在"故令水病"之后。

（2）"其脉沉"主水病，仲景有"脉得诸沉，当责有水"的说法，小便不利，故令病水，越婢加术汤主之；若小便自利而渴，说明津液已伤，就不可再用越婢加术汤。

（3）本方可用于慢性肾炎急性发作引起的水肿，以上半身肿甚为特点，若全身浮肿，可合用防己黄芪汤。

★4. 脉得诸沉，当责有水，身体肿重。水病脉出者，死。【10】

学习本条【10】的体会如下。

（1）"脉得诸沉，当责有水"充分说明张仲景对脉象的灵活运用，除《脉诀》上说沉脉主里证，临证还应当沉脉主气郁。

（2）沉脉主病很多，若主水病，必见"身体肿重"，若脉大无根，乃阴盛格阳、真气外脱之象，即仲景所说的"水病脉出者，死"。

★5. 夫水病人，目下有卧蚕，面目鲜泽，脉伏，其人消渴。病水腹大，小便不利，其脉沉绝者，有水，可下之。【11】

学习本条【11】的体会如下。

（1）"病水腹大，小便不利，其脉沉绝者，有水，可下之"提出"去菀陈莝"、"攻下逐水"法。

（2）水气病可下之，可选用己椒苈黄汤、十枣汤。

（3）本条所论述水者即肝硬化腹水。

★6. 师曰：诸有水者，腰以下肿，当利小便；腰以上肿，当发汗乃愈。【18】

学习本条【18】的体会如下。

（1）水气病以腰以下肿为甚，根据《黄帝内经》"在下者，引而竭之"当利其小便，使水湿从下而去；腰以上肿甚，根据《黄帝内经》"在表者，汗而发之"当发汗为主，使水气从汗而泄；这也是《黄帝内经》"开鬼门，洁净府"的应用。

（2）本条为后世水肿分为阴水、阳水提供了依据。

（3）阳水——发病急，来势猛，水肿先从头面眼睑开始，然后遍及全身，腰以上肿甚为特点（风、实、肺）。

越婢汤用姜草枣，麻黄石膏加之好。

（4）阴水——发病缓，来势徐，水肿先从足部开始，然后遍及全身，腰以下肿甚为特点（虚、脾、肾）。在脾用防己五苓汤，在肾用济生肾气汤，在脾、肾用附桂五苓汤。

★7. 防己黄芪汤证——风水，脉浮身重，汗出恶风者，防己黄芪汤主之。【22】

学习防己黄芪汤证【22】的体会如下。

（1）本方应用的指征：汗出恶风、身重。

（2）本方可用于下肢浮肿。

（3）本方可用于踝关节肿胀疼痛。

（4）本方用于下肢的风湿病为佳。

（5）服本方后有虫行皮中，乃卫阳振奋、风湿欲解的佳兆。

（6）临证如喘，加麻黄 3g；胃中不和，加白芍 1g；气上冲者加桂枝 1g；下有阵寒者，加细辛 1g。

★8. 越婢汤证——风水恶风，一身悉肿，脉浮不渴，续自汗出，无大热，越婢汤主之。【23】

学习越婢汤证【23】的体会如下。

（1）越婢汤是治疗风水的好方剂，以上半身肿甚为特点。

（2）若全身浮肿，可用越婢汤合五苓散。

★9. 防己茯苓汤证——皮水为病，四肢肿，水气在皮肤中，四肢聂聂动者，防己茯苓汤主之。【24】

【方歌】

防己茯苓芪桂草，四肢浮肿皮水病。

学习防己茯苓汤证【24】的体会如下。

（1）本方主要用于四肢浮肿。

（2）本方可用于营养不良性浮肿。

10. 黄汗证治（芪芍桂酒汤证）——问曰：黄汗之为病，身体肿，发热汗出而渴，状如风水，汗沾衣，色正黄如柏汁，脉自沉，何从得之？师曰：以汗出入水中浴，水从汗孔入得之，宜芪芍桂酒汤主之。【28】

学习芪芍桂酒汤证【28】的体会如下。

（1）芪芍桂酒汤——由黄芪、白芍、桂枝、苦酒（米醋：泄营中郁热）组成。

（2）黄汗以汗出黄色染衣为特征。

（3）黄汗的形成"以汗出入水中浴，水从汗孔入得之"说明卫气亏虚，不能行水，水湿郁于肌肤，湿热熏蒸皮肤形成黄汗。

（4）临证黄汗多见于女性。

（5）本方可用于急性黄疸型肝炎见黄汗者。

11. 桂枝去芍药加麻辛附子汤证——气分，心下坚，大如盘，边如旋杯，水饮所作，桂枝去芍药加麻辛附子汤主之。【31】

学习桂枝去芍药加麻辛附子汤证【31】的体会如下。

（1）阳虚阴凝，大气不转，水饮停聚于心下，所以痞结而坚，如盘如杯。

（2）本方是"阴阳相得，其气乃行，大气一转，其气乃散"的具体运用。因其病本是寒饮乘阳虚而积结气分，故不直接用破气药，而用辛甘发散、温阳化气之药根治，实乃治疗胀病的关键，可谓"审因论治"之范例。

（3）本方加一味知母，名曰"消水圣愈汤"，为"治水肿第一方"。

（4）本方可用于急性肾炎、硬皮病。

12. 枳术汤证——心下坚，大如盘，边如旋盘，水饮所作，枳术汤主之。【32】

学习枳术汤证【32】的体会如下。

（1）张仲景于"气分，心下坚，大如盘者"出其两方。一方治阴气凝结于心下，用桂枝去芍药加麻辛附子汤；一方治水饮痞结于心下，用枳术汤。前者为表里同病，后者为病在中焦。

（2）本方蕴含在木香顺气汤中，故木香顺气汤也可治疗"心下坚，大如盘，边如旋盘，水饮所作"的病证。

第十六节　黄疸病脉证并治第十五

1. 黄疸——黄疸病的总称，分为谷疸、酒疸、女劳疸三类。

2. 黄疸——面目一身俱黄，称黄疸，分为阳黄、阴黄。

（1）由于湿热熏蒸出现的黄而鲜明如橘子色，属阳黄。

（2）由于寒湿郁滞出现的黄而晦暗如烟熏色，属阴黄。

【方歌】茵陈蒿汤治黄疸，阴阳寒热细推详，阳黄栀子大黄入，阴黄附子与干姜。

★**3. 师曰：** 病黄疸，发热烦喘，胸满口燥者，以病发时火劫其汗，两热所得。然黄家所得，从湿得之。一身尽发热面黄，肚热，热在里，当下之。【8】

学习本条【8】的体会如下。

（1）"然黄家所得，从湿得之"说明黄疸的形成与脾湿有关，为"诸病黄家，但利其小便"的治则即后世"无湿不作疸"奠定了基础。

（2）本条未出方药，根据后世医家经验，其里热盛而未成实者，可用栀子大黄汤，已成实者，可用大黄硝石汤。

4. 黄疸之病，当以十八日为期，治之十日以上瘥，反剧为难治。【11】

学习本条【11】的体会如下。

（1）黄疸病一般愈后以十八天为期，这是根据"四季旺末十八日"得知。

（2）如果十八日不见好转，病情加重，这也是现在所说的急性重型肝炎。

★**5. 茵陈蒿汤证**——谷疸之为病。寒热不食，食即头眩，心胸不安，久久发黄，为谷疸。茵陈蒿汤主之。【13】

学习茵陈蒿汤证【13】的体会：

（1）谷疸病——由于外感邪毒与内伤脾胃湿热酿成黄疸，故见寒热不食，食即头眩。

（2）黄疸的特点是湿热所致，故有"然黄家所得，从湿得之"，因此选用茵陈蒿汤治疗湿热。

★**6. 栀子大黄汤证**——酒黄疸，心中懊憹或热痛，栀子大黄汤主之。【15】

【方歌】栀子大黄枳实豉，清热退黄常用此。

学习栀子大黄汤证【15】的体会如下。

（1）酒疸——为湿热积于中焦，上蒸于心，故心中郁闷烦乱；湿热中阻，气机不利，故心中热痛。

（2）茵陈蒿汤与栀子大黄汤的区别：两者均有大黄、栀子，栀子大黄汤病位在心中，以心中懊憹为特点；茵陈蒿汤病位在腹中，以腹满为特点。

★**7. 茵陈五苓散证**——黄疸病，茵陈五苓散主之。【18】

学习茵陈五苓散证【18】的体会如下。

（1）本方用于湿重于热的黄疸。

（2）黄疸病脉沉，腹满在里者，以大黄硝石汤下之。

脉浮无汗（当为有汗）在表者，以桂枝加黄芪汤汗之（表实无汗可用麻黄连翘赤小豆汤）；

小便不利者，不在表里，故以茵陈五苓散主之。

★**8. 大黄硝石汤证**——黄疸腹满，小便不利而赤，自汗出，此为表和里实，当下之，宜大黄硝石汤。【19】

【方歌】大黄硝石黄疸疗，栀子黄柏不可少。

学习大黄硝石汤证【19】的体会如下。

（1）"表和里实"指表无病，里已成实，故不用桂枝加黄芪汤汗之，而用大黄硝石汤，清热通便、利湿退黄。

（2）本方用于热重于湿的黄疸，且里热成实；栀子大黄汤用于热重于湿的黄疸，且里热未成实。

（3）栀子大黄汤证病位偏上；茵陈蒿汤证病位在中焦；大黄硝石汤证病位偏于中下焦。

★**9. 柴胡汤证**——诸黄，腹痛而呕者，宜柴胡汤。【21】

学习柴胡汤证【21】的体会如下。

（1）呕吐、腹痛应当和解少阳，宜柴胡汤（包括大柴胡汤、小柴胡汤）。

（2）《医宗金鉴》云："呕而腹痛，胃实热也，然必有潮热便硬，始宜大柴胡汤两解之。若无潮热，便软，则当用小柴胡汤去黄芩加芍药和之可也。"

★10. 虚黄证治（小建中汤证）——男子黄，小便自利，当与虚劳小建中汤。【22】

学习小建中汤证【22】的体会如下。

（1）黄疸病多小便不利，今"男子黄，小便自利"，说明此黄疸与湿无关，是中焦虚寒所致的发黄，即后世的"萎黄"，故用小建中汤健脾补虚以退黄。

（2）治疗黄疸应分清虚实，黄疸有湿，"黄家所得，从湿得之"，"诸病黄家，但利其小便"；虚黄无邪，则当调补。

（3）张仲景将小建中汤放在黄疸篇，就是告诫后人本方既可治疗萎黄，又可用于黄疸病恢复期中焦虚寒证。有杂志报道小建中汤加黄芪、当归、茵陈可治疗溶血性黄疸。

第十七节　惊悸吐衄下血胸满瘀血病脉证并治第十六

1. 惊悸——两种病情，惊是惊恐，精神不定，卧起不安；悸是自觉心悸。故有"有所触而动曰惊，无所触而动曰悸"的说法。惊多自外来，悸多自内生。

2. 柏叶汤证——吐血不止者，柏叶汤主之。【14】

【方歌】吐血不止柏叶汤，艾叶童便与干姜，中气虚寒血外溢，温经止血效力强。

学习柏叶汤证【14】的体会如下。

（1）本方用于中焦虚寒、血不归经的吐血。

（2）原方是马通汁，用童便代替。

（3）本方可用于上消化道出血、胃溃疡、十二指肠溃疡、肝硬化、食管静脉曲张破裂出血、肺结核出血、血小板减少性紫癜等属中气虚寒、失于统摄者。

★3. 黄土汤证——下血，先便后血，此远血也，黄土汤主之。【15】

学习黄土汤证【15】的体会如下。

（1）灶心土又称伏龙肝，可用赤石脂代替。

（2）黄土汤可用于脾气虚寒的吐血、衄血、崩漏、泄泻、呕吐、血尿等病证。

4. 赤小豆当归散证——下血，先血后便，此近血也，赤小豆当归散主之。【16】

学习赤小豆当归散证【16】的体会如下。

（1）本方治疗湿热蕴于大肠的大便出血。

（2）本方可用于痔疮、肛裂引起的大便出血。

★5. 泻心汤证——心气不足，吐血，衄血，泻心汤主之。【17】

【方歌】三黄并用为泻心，大黄黄连合黄芩。

学习泻心汤证【17】的体会如下。

（1）"心气不足"应为心火有余的实热吐血。

（2）本方与《伤寒论》的大黄黄连泻心汤的组成相同，但煎法不同，服法不同，《伤寒论》中用麻沸汤煎，分温再服，《金匮要略》中用水煎，顿服，以增强降火止血之功。

（3）古人称"泻心汤"为吐衄之神方。

（4）本方可用于支气管扩张引起的出血，加降香、花蕊石。

第十八节 呕吐哕下利病脉证治第十七

1. 呕吐——包括胃反，由胃气上逆所致，其特点是朝食暮吐，暮食朝吐，宿谷不化。

2. 哕——即呃逆，由胃膈气逆所致。

3. 下利——包括泄泻和痢疾。

4. 夫呕家有痈脓，不可治呕，脓尽自愈。【1】

学习本条【1】的体会如下。

（1）呕吐的原因很多，不可见呕止呕，可通过呕吐使痈脓排出而自愈。

（2）本条说明张仲景很早就知道呕吐是排出体内有害物质的途径，如食物中毒。

5. 先呕却渴者，此为欲解。先渴却呕者，为水停心下，此属饮家。呕家本渴，今反不渴者，以心下有支饮故也，此属支饮。【2】

学习本条【2】的体会如下。

（1）"先呕却渴者"说明呕吐将饮邪排出，故自愈。

（2）"先渴却呕者或呕而不渴者"，为水停心下，用小半夏汤或小半夏加茯苓汤主之。

6. 趺阳脉浮而涩，浮则为虚，涩则伤脾，脾伤则不磨，朝食暮吐，暮食朝吐，宿谷不化，名曰胃反。脉紧而涩，其病难治。【5】

学习本条【5】的体会如下。

（1）趺阳脉候脾胃，浮脉为阳候胃，趺阳脉浮无力为胃阳不足；涩脉为阴候脾，趺阳脉涩主脾阴亏虚，胃寒不能腐熟水谷，脾燥难以运化水谷，出现"朝食暮吐，暮食朝吐，宿谷不化，名曰胃反"，大半夏汤主之。

（2）胃反"脉紧而涩"，是阳虚而寒，脾亏而燥，温阳则伤阴，滋阴则伤阳，病情深重，故"其病难治"。

（3）临证可用于神经性呕吐、食管癌。

★7. 半夏泻心汤证——呕而肠鸣，心下痞者，半夏泻心汤主之。【10】

学习半夏泻心汤证【10】的体会如下。

（1）本方应用的指征：满而不痛，此为痞。

（2）本方的汤方辨证：胃脘痞满，泻泄，舌苔黄腻，脉滑。

（3）本方可用于腹泻，尤其是寒热错杂的泄泻，以热多寒少为主。

（4）本方可用于慢性结肠炎引起的腹泻，可加积实 10g。

★8. 小半夏汤证——诸呕吐，谷不得下者，小半夏汤主之。【12】

学习小半夏汤证【12】的体会如下。

（1）"诸呕吐，小半夏汤主之"说明小半夏汤治疗各种呕吐。

（2）很多方剂里都蕴含小半夏汤，如柴平汤。

★9. 猪苓散证——呕吐而病在膈上，后思水者，解，急与之。思水者，猪苓散主之。【13】

【方歌】猪苓散中用茯苓，呕吐思水加白术。

学习猪苓散证【13】的体会如下。

（1）呕吐后饮去阳复，故思水，此时宜按《伤寒论》71条所说"少少与饮之，令胃气和则愈"。

（2）若饮水过多、过急，恐胃弱不能消水，旧饮方去而新饮续停，治用猪苓散健脾利水。

★**10. 小柴胡汤证**——呕而发热者，小柴胡汤主之。【15】

学习小柴胡汤证【15】的体会如下。

（1）"呕而发热"是邪在少阳，邪热迫胃所致。

（2）本方临证可用于多种发热病证，如流行性感冒，但要有少阳兼证。

★**11. 大半夏汤证**——胃反呕吐者，大半夏汤主之。【16】

学习大半夏汤证【16】的体会如下。

（1）本方可用于神经性呕吐。

（2）本方可用于食管癌。

★**12. 大黄甘草汤证**——食已即吐者，大黄甘草汤主之。【17】

学习大黄甘草汤证【17】的体会如下。

（1）"食已即吐"即"诸逆冲上，皆属于火"。

（2）应用大黄甘草汤除见"食已即吐"外，还应当见实热证，加竹茹、代赭石治之。

★**13. 茯苓泽泻汤证**——胃反，吐而渴欲饮水者，茯苓泽泻汤主之。【18】

【方歌】茯苓泽泻治胃反，桂枝白术加草姜，呕吐频频渴欲饮，健脾化气水饮散。

学习茯苓泽泻汤证【18】的体会如下。

（1）此处的胃反与大半夏汤所治的胃反不同，名同而实异；前者是水饮所致，后者是虚寒胃反。

（2）"吐而渴欲饮水"呕吐伤津，水入助饮，必愈呕愈渴，愈饮愈呕，遂成停饮胃反之症。治用茯苓泽泻汤，通阳化饮、健脾和胃。

★**14. 橘皮竹茹汤证**——哕逆者，橘皮竹茹汤主之。【23】

【方歌】橘皮竹茹治呃逆，参甘姜枣有效力，茯苓半夏麦冬杷，济生橘皮治呃逆。

学习橘皮竹茹汤证【23】的体会如下。

（1）本方是治疗呃逆的较好方剂。

（2）本方加茯苓、半夏、麦冬、枇杷叶，名曰济生橘皮竹茹汤。

★**15. 桃花汤证**——下利便脓血者，桃花汤主之。【42】

学习桃花汤证【42】的体会如下。

（1）本方由赤石脂、干姜、粳米组成，用于脾肾阳衰、虚寒下利。

（2）本方所治下利不一定必有脓血，凡属滑脱不禁者，皆可应用。

★**16. 白头翁汤证**——热利下重者，白头翁汤主之。【43】

学习白头翁汤证【43】的体会如下。

（1）下重指里急后重。

（2）渴与不渴可辨里证之寒热，所以"欲饮水"说明有热，判断为热利，白头翁汤主之。

（3）根据湖北中医药大学梅国强教授介绍用白头翁汤可治疗湿疹。

（4）用白头翁汤治疗疥疮疗效尤著。

第十九节　疮痈肠痈浸淫病脉证并治第十八

1. 薏苡附子败酱散证——肠痈之为病……薏苡附子败酱散主之。【3】

学习薏苡附子败酱散证【3】的体会如下。

（1）薏苡附子败酱散是治疗急腹症的好方剂。

（2）临证多与大柴胡汤合用，名曰"大薏米汤"（薏苡附子败酱散去附子加蒲公英，合大柴胡汤）。

2. 大黄牡丹汤证——肠痈者……大黄牡丹汤主之。【4】

【方歌】金匮大黄牡丹汤，桃仁薏苡冬瓜仁。

学习大黄牡丹汤证【4】的体会如下。

（1）大黄牡丹汤用于脓未成，若脓已成者，应当慎用，可改用薏苡附子败酱散。

（2）临床对于急性阑尾炎用大黄牡丹汤，慢性者可用柴平汤加大黄、焦山楂。

（3）大黄牡丹汤与薏苡附子败酱散的区别：大黄牡丹汤治里热实证的急性肠痈，以未成脓者效果最好；薏苡附子败酱散治里虚而热不盛，已成脓未溃的慢性肠痈。

3. 黄连粉证——浸淫疮，黄连粉主之。【8】

学习黄连粉证【8】的体会如下。

（1）浸淫疮是湿热火毒所致，即"诸痛痒疮，皆属于心"。

（2）临证用黄连粉治疗湿热流脓的疮疡，亦可用黄柏粉。

第二十节　妇人妊娠病脉证并治第二十

1. 桂枝茯苓丸证——妇人宿有癥病，经断未及三月，而得漏下不止，胎动在脐上者，为癥痼害。妊娠六月动者，前三月经水利时，胎也。下血者，后断三月衃也。所以血不止者，其癥不去故也，当下其癥，桂枝茯苓丸主之。【2】

学习桂枝茯苓丸证【2】的体会如下。

（1）桂枝茯苓丸与补中益气丸合用治疗子宫肌瘤。

（2）桂枝茯苓丸加丹参、刘寄奴、水蛭、虻虫、大黄，可堕胎。

★2. 胶艾汤证——师曰：妇人有漏下者，有半产后因续下血都不绝者，有妊娠下血者。假令妊娠腹中痛，为胞阻，胶艾汤主之。【4】

学习胶艾汤证【4】的体会如下。

（1）妇人下血有三：一为经水淋漓不断的漏下；二为半产后的下血不止；三为妊娠胞阻下血（又称胞漏）。

三者病机相同，总由冲任脉虚、阴气不能内守所致，故都用胶艾汤以调补冲任、固经养血。

（2）本方由四物汤加阿胶、艾叶、甘草组成，临证可用于功能性子宫出血、先兆流产、习惯性流产等所致的出血不止。

★3. 当归芍药散证——妇人怀娠，腹中㽲痛，当归芍药散主之。【5】

学习当归芍药散证【5】的体会如下。

（1）本方可用于妊娠腹痛。

（2）本方可用于先兆流产。

（3）本方可用于慢性盆腔炎。

第二十一节　妇人产后病脉证治第二十一

1. 问曰：新产妇人有三病，一者病痉，二者病郁冒，三者大便难，何谓也？师曰：新产血虚，多汗出，喜中风，故令病痉；亡血复汗，寒多，故令郁冒；亡津液，胃燥，故大便难。【1】

学习【1】的体会如下。

（1）产后有三病：一是关节疼；二是头晕；三是大便难。

（2）产后关节疼不可用发汗、祛风药治疗，属不荣则痛，用归芪建中汤。

（3）产后头晕多属血虚，不可误认为是上火，亦可用归芪建中汤。

（4）产后大便难不可用大黄、番泻叶，可用养血、润便、产乳的核桃，焙干研粗末，用红糖水煎服。

★2. 当归生姜羊肉汤证——产后腹中疞痛，当归生姜羊肉汤主之；并治腹中寒疝，虚劳不足。【4】

学习当归生姜羊肉汤证【4】的体会如下。

（1）本方是治疗血虚寒疝的代表方，方由当归、生姜、羊肉三味药组成，当归、生姜温血散寒，羊肉补虚生血。《素问·阴阳应象大论》谓："形不足者，温之以气；精不足者，补之以味。"本方就是依据这一理论制订的形精兼顾的方剂。

（2）当归生姜炖羊肉是治疗冬季女子血虚手足逆冷的佳品。

★3. 枳实芍药散证——产后腹痛，烦满不得卧，枳实芍药散主之。【5】

学习枳实芍药散证【5】的体会如下。

（1）本方由枳实、芍药、麦粥三味组成，用于产后气血瘀滞，心烦，不得卧为主症的病证。

（2）临床本方不必拘于产后腹痛，凡气血瘀滞、气机不畅所致腹痛，均可运用。

4. 竹皮大丸证——妇人乳中虚，烦乱呕逆，安中益气，竹皮大丸主之。【10】

【方歌】竹皮大丸竹茹膏，桂枝甘草白薇妙。

学习竹皮大丸证【10】的体会如下。

（1）"妇人乳中虚"指产后血虚，哺乳后血更虚，虚热内生扰心，故"烦乱呕逆"，用竹皮大丸清热降逆、安中益气。

（2）本方可用于因血虚虚热，内生烦乱的妇女神经症。

第二十二节　妇人杂病脉证并治第二十二

★1. 半夏厚朴汤证——妇人咽中如有炙脔，半夏厚朴汤主之。【5】

学习半夏厚朴汤证【5】的体会如下。

（1）本方可用于治疗梅核气。

（2）本方加大枣名曰"四七汤"。

★2. 甘麦大枣汤证——妇人脏躁，喜悲伤欲哭，象如神灵所作，数欠伸，甘麦大枣汤主之。【6】

学习甘麦大枣汤证【6】的体会如下。

（1）脏躁——即现代医学所说的癔症。

（2）小麦可用 50～200g。

（3）本方常与十四味温胆汤、逍遥散交替服用。

★3. 温经汤证——问曰：妇人年五十所，病下利数十日不止，暮即发热，少腹里急，腹满，手掌烦热，唇口干燥，何也？师曰：此病属带下。何以故？曾经半产，瘀血在少腹不去。何以知之？其证唇口干燥，故知之。当以温经汤主之。【9】

学习温经汤证【9】的体会如下。

（1）"病下利数十日不止"此处的"下利"应为下血，即现代的崩漏。

（2）下血不止，瘀血内停，血虚血瘀，虚热内生，故用温经汤，温经散寒、养血祛瘀。

（3）本方可用于妇女痛经、经色发黑，瘀血腹痛。

★**4. 当归芍药散证**——妇人腹中诸疾痛，当归芍药散主之。【17】

学习当归芍药散证【17】的体会如下。

（1）本方可用于妊娠腹痛。

（2）本方可用于先兆流产。

（3）本方可用于慢性盆腔炎。

（4）本方可用于妇女各种腹痛。

第二十三节　《金匮要略》临证思路——汤方辨证

《金匮要略》临证思路，我又称之为《金匮要略》"汤方辨证"，这是我在临床治疗疑难病的秘诀，继承前人"抓主证、用经方"的古训，把临床中治疗每一个疾病中应用《金匮要略》中的方剂总结出必不可少的症状或脉象或舌象或证型，效仿张仲景 XXX 汤证，如"桂枝汤证"、"麻黄汤证"、"大青龙汤证"……总结出来的临床应用指征，称之为《金匮要略》"汤方辨证"。

1. 猪苓汤证——失眠。

2. 栝蒌桂枝汤证——以全身强几几为指征。

3. 麻黄加术汤证——寒湿在表，偏寒。

4. 麻杏苡甘汤证——风湿在表，日晡发热，偏热。

5. 防己黄芪汤证——以汗出恶风、身重为指征。

6. 桂枝附子汤证——手指关节疼痛，手足逆冷者甚佳。

7. 桂枝附子汤证——风气偏盛，以表阳虚为主。

8. 白术附子汤证——湿气偏胜，以表阳虚为主。

9. 甘草附子汤证——风湿两胜，以表里之阳俱虚。

10. 白虎加人参汤证——伤暑，以发热自汗，烦渴溺赤，少气脉虚为主症。

11. 甘草泻心汤证——白塞综合征（口眼生殖器综合征）。

12. 桂枝加白虎汤证——风湿性关节炎，以热痹为主。

13. 柴胡桂枝干姜汤证——厌食症，脉见沉缓。

14. 桂枝芍药知母汤证——类风湿关节炎，以手指关节肿大为特征。

15. 乌头汤证——以关节不可屈伸为指征。

16. 黄芪桂枝五物证——血痹，以麻木为主。

17. 二香成活汤证——精子成活率低下。

18. 桂枝加龙骨牡蛎汤证——神经衰弱的遗精。

19. 小建中汤证——以阴阳两虚偏阳虚的效果较佳。

20. 黄芪建中汤证——脾胃虚寒所致的胃脘痛。

21. 薯蓣丸证——虚人感冒。

22. 酸枣仁汤证——心烦不得眠为指征。

23. 射干麻黄汤证——喉中水鸡声。

24. 麦门冬汤证——肺胃阴虚。

25. 葶苈大枣泻肺汤证——以咳嗽、胸满、痰多为指征。

26. 小青龙加石膏汤证——咳嗽气喘兼烦躁。

27. 苇茎汤证——肺痈。

28. 奔豚汤证——气从少腹向上冲至咽喉。

29. 茯苓桂枝甘草大枣汤证——水饮所致的奔豚证。

30. 栝蒌薤白白酒汤证——胸痹。

31. 栝蒌薤白半夏汤证——痰涎壅盛的胸痹。

32. 枳实薤白桂枝汤证——既有胃脘痞满，又有胸满。

33. 橘枳姜汤证——气短。

34. 乌头赤石脂丸证——心痛彻背，背痛彻心。

35. 厚朴七物汤证——外有表寒，内有实热（表寒内热）。

36. 附子粳米汤证——腹中雷鸣切痛。

37. 厚朴三物汤证——行气除满。

38. 大柴胡汤证——热结旁流的下利。

39. 大建中汤证——腹部疼痛有头足。

40. 大黄附子汤证——胁下偏痛，发热。

41. 当归生姜羊肉汤证——血虚寒疝。

42. 瓜蒂散证——宿食在上脘。

43. 旋覆花汤证——其人常欲蹈其胸上。

44. 麻子仁丸证——脾约。

45. 甘姜苓术汤证——腰重如带五千钱。

46. 苓桂术甘汤证——痰饮、背寒冷如手大。

47. 十枣汤证——悬饮（胸腔积液）。

48. 木防己汤证——咳嗽、气短不能平卧。

49. 泽泻汤证——脾虚水饮阻滞，清阳不能上升的眩晕。

50. 己椒苈黄丸证——以浮肿、大便秘结为指征。

51. 苓甘五味姜辛汤证——体虚支饮。

52. 栝蒌瞿麦丸证——下寒上燥小便不利的诸证。

53. 防己黄芪汤证——以汗出恶风、身重为指征。

54. 越婢汤证——风水，以上半身肿甚为特点。

55. 防己茯苓汤证——四肢浮肿。

56. 芪芍桂酒汤证——黄汗以汗出黄色染衣为特征。

57. 桂枝去芍药加麻辛附子汤证——阴气凝结于心下。

58. 枳术汤证——水饮痞结于心下。

59. 茵陈蒿汤证——黄疸，以腹满为特点。

60. 栀子大黄汤证——黄疸，以心中懊恼为特点。

61. 茵陈五苓散证——湿重于热的黄疸。

62. 大黄硝石汤证——热重于湿的黄疸。

63. 小建中汤证——中焦虚寒所致的发黄。

64. 柏叶汤证——中焦虚寒血不归经的吐血。

65. 黄土汤证——脾气虚寒的吐血、衄血、崩漏、泄泻、血尿等病证。

66. 赤小豆当归散证——湿热蕴于大肠的大便出血。

67. 泻心汤证——心火有余的实热吐血。

68. 半夏泻心汤证——胃脘痞满，泻泄，舌苔黄腻，脉滑。

69. 小半夏汤证——各种呕吐。

70. 大半夏汤证——神经性呕吐。

71. 茯苓泽泻汤证——水饮所致胃反。

72. 橘皮竹茹汤证——呃逆。

73. 桃花汤证——脾肾阳衰，虚寒下利。

74. 白头翁汤证——热利。

75. 薏苡附子败酱散证——急腹症。

76. 大黄牡丹汤证——急性阑尾炎。

77. 黄连粉证——湿热流脓的疮疡。

78. 当归芍药散证——妊娠腹痛。

79. 半夏厚朴汤证——梅核气。

80. 甘麦大枣汤证——脏躁即现代医学所说的癔症。

81. 温经汤证——妇女痛经、经色发黑，瘀血腹痛。

第七部分 《温病学》临证秘笈

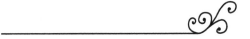

第一节 概 述

1. 温病——是感受温热病邪而引起多种外感热性病的总称。

2. 温病学——是研究温病的发生、发展及其诊治的一门学科。

3. 温病的特点——发病急剧,热象偏重,传变迅速,易化燥伤阴,季节性强,具有一定的传染性。

4. 我国第一部温病学专著——是明代吴又可(吴有性)的《温疫论》。

5. 卫气营血辨证——是清代叶天士(叶桂、叶香岩)创立的,叶天士被后世医家推崇为温病学的鼻祖,被誉为"温热大师"。

6. 三焦辨证——出自清代吴鞠通(吴瑭)代表作《温病条辨》。

7. 清代温病四大家——叶天士、薛生白、吴鞠通、王孟英。

8. 伤寒与温病的不同——广义的伤寒包含温病,即今夫热病者,皆伤寒之类也;狭义的伤寒偏于寒凉性质发生的疾病,温病是便于温热性质发生的疾病。两者在病机、病因、治则方面都有所不同。

(1)病因不同:伤寒是感受风寒之邪;温病是感受温热之邪。

(2)途径不同:伤寒从皮毛而入,侵犯太阳膀胱经;温病从口鼻而入,侵犯手太阴肺经。

(3)病机不同:伤寒寒邪袭表易伤阳气;温病温邪上受易伤阴液。

(4)传变不同:伤寒是六经传变;温病是卫气营血,三焦传变。

(5)表现不同:伤寒是苔薄白,脉浮紧;温病是舌边尖红,脉浮数。

(6)治法不同:伤寒治以辛温解表;温病治以辛凉解表。

(7)方剂不同:伤寒,如麻黄汤;温病,如桑菊饮、银翘散。

9. 温疫——指温病中有强烈传染性的一类疾病。

10. 温病的病因——有风热、暑热、湿热、燥热四种病邪。

11. 风热病邪——具有风热性质的外感病邪。

12. 风温——感受风热病邪而引起的温病。

13. 风热病邪的特点——先犯上焦肺卫;易于伤阴化燥;传变迅速。

14. 暑热病邪——具有暑热性质的外感病邪。

15. 暑温——感受暑热病邪而引起的温病。

16. 暑热病邪的特点——先入阳明气分;易于损伤津气;易于兼夹湿邪。

17. 湿热病邪——具有湿热性质的外感病邪。

18. 湿温——感受湿热病邪而引起的温病。

19. 湿热病邪的特点——病位以中焦脾胃为主;易于困遏清阳,阻滞气机;病势缠绵,传变较慢。

20. 燥热病邪——具有燥热性质的外感病邪。

21. 温燥——感受燥热病邪而发生的温病。

22. 燥热病邪的特点——病位以肺为主,易致津液干燥。

23. 温病的发展因素——一是正气的强弱;二是自然界因素;三是社会因素。

24. 温邪传入的途径——温邪上受,首先犯肺,或直入中焦脾胃,提出邪从口鼻而入。

25. 新感温病——感受外邪，随即发生症状称为新感，即感而即发引起的温病称为新感温病。

26. 伏邪温病——凡感受外邪后伏于体内，过时而发的温病称为伏邪温病，又称伏气温病。

27. 新感温病——包括风温（春季）、暑温（夏季）、湿温（长夏）、秋燥（秋季）、冬温（冬季）。

28. 伏邪温病——包括春温（冬伤于寒，春必病温）、伏暑（夏伤于暑，秋天复发）、温疟（冬伤于风）。

29. 风温与冬温的鉴别——发于春季的，名曰风温；发于冬季的，名曰冬温。

30. 风温的特点——传变快，逆传心包。

31. 风温的常见证型及代表方

（1）邪袭肺卫证：银翘散、桑菊饮。

（2）热入气分证

1）邪热壅肺：麻杏石甘汤。

2）痰热结胸：小陷胸加枳实汤。

3）痰热阻肺，腑有热结：宣白承气汤（生石膏、大黄、杏仁、瓜蒌皮）。

4）肺热发疹：银翘散去豆豉加生地、牡丹皮、大青叶、倍玄参方。

5）肺热移肠：葛根黄芩黄连汤。

6）阳明热盛：白虎汤。

7）阳明热结：调胃承气汤。

（3）热入心包证

1）热陷心包：清宫汤送服安宫牛黄丸或至宝丹、紫雪丹。

2）内闭外脱：安宫牛黄丸或紫雪丹、至宝丹合生脉散、参附汤。

3）热入心包，阳明腑实：牛黄承气汤。

（4）余热未净，肺胃阴伤证：沙参麦冬汤。

32. 春温——感受春温病邪引起的一种急性热病，多发于春季。

33. 春温的命名——《素问·生气通天论》云："冬伤于寒，春必病温。"

34. 春温的特点——初起即高热，烦渴，甚者神昏惊厥，以里热证为主，发病急剧，病情较重，变化较多，发于春季。

35. 春温的病因——有二：一是外因，冬伤于寒，春必病温；二是内因，冬不藏精，春必病温。

36. 风温与春温的鉴别

（1）两者发病季节相同；风温仅发生于春季，春温是冬春两季。

（2）风温属新感温病，感受风热之邪；春温属伏气温病，感受温热病邪。

（3）风温初起以邪在肺卫表热见证为主；春温初起以里热见证为主。

37. 春温的治疗原则——清泻里热。

38. 春温的常见类型及代表方

（1）气分证

1）热郁胆腑：黄芩汤加豆豉、玄参方。

2）热郁胸膈：栀子豉汤。

3）热灼胸膈：凉膈散。

4）阳明热盛：白虎汤。

5）阳明热结：承气汤类。

（2）营血分证

1）热灼营阴：清营汤。

2）气血两燔：玉女煎去牛膝、熟地，加生地、玄参方；化斑汤（白虎汤+玄参、水牛角）；清瘟败毒饮。

3）热盛迫血：犀角地黄汤。

4）热与血结：桃仁承气汤。

（3）热入心包证

1）热闭心包：清宫汤送服安宫牛黄丸，或紫雪丹、至宝丹。

2）内闭外脱：生脉散或参附汤送服安宫牛黄丸或至宝丹。

（4）热盛动风证：羚角钩藤汤。

（5）热灼真阴证

1）阴虚火炽：黄连阿胶汤。

2）肾阴耗伤：加减复脉汤。

3）虚风内动：三甲复脉汤（复脉汤+牡蛎、龟板、鳖甲）；大定风珠。

（6）邪留阴分证：青蒿鳖甲汤。

39. 秋燥——是秋天感受燥邪而引起的一种外感热病。

40. 秋燥的特点——发生在秋季，初起邪在肺卫表现如干咳少痰，口鼻干燥，皮肤干燥，以肺为病变中心，病势轻，传变少，病程短，易治愈。

41. 燥邪的性质——燥性干涩，易伤津液，燥易伤肺。

42. 凉燥与温燥的划分——夏末秋初为温燥（桑杏汤），深秋初冬为凉燥（杏苏散）。

【方歌】杏苏散内夏陈前，枳桔苓草姜枣研，轻宣温润治凉燥，止咳化痰病自痊。

43. 烂喉痧——是感受温热时毒引起的一种急性热病。

44. 烂喉痧的特点——以发热、咽喉肿痛、糜烂、肌肤丹痧密布为特征，多发生于冬春两季，相互传染，广泛流行，故又名"时疫痧"、"疫喉痧"。

45. 卫分证的定义——外邪侵犯人体，卫气功能失常表现的一系列证候。

46. 卫分证的病位——在肺、在皮毛。

47. 卫分证的病机——温邪犯肺，肺卫失宣。

48. 卫分证的表现——发热、微恶风寒、口微渴、舌边尖红、苔薄白、脉浮数。

49. 气分证的定义——病邪入里，人体气的功能失调所产生的一类病变。

50. 气分证的病位——在里（胸膈、胃、胆、脾、肠，以胃肠多见）。

51. 气分证的性质——里实热证。

52. 气分证的病机——邪入气分，热盛津伤。

53. 气分证的辨证要点——身壮热、口渴、舌红苔黄、脉洪大数而有力、但热不寒。

54. 营分证的定义——热邪深入，劫灼营阴，扰乱心神所产生的一个证候类型。

55. 营分证的病位——在心、在心包络、在肝。

56. 营分证的病机——热灼营阴，心神被扰。

57. 营分证的辨证要点——身热夜甚，口干但不欲饮，心烦时有谵语，舌红绛。

58. 血分证的定义——是热邪深入，耗血动血所产生的一个证候类型。

59. 血分证的病位——在心、肝、肾。

60. 血分证的病机——热盛迫血，热瘀互结。

61. 血分证的辨证要点——出血，斑疹密布，舌质深绛。

62. 温病的传变规律——卫→气→营→血；叶天士云：“大凡看法，卫之后方言气，营之后方言血。”

第二节　叶桂《外感温热篇》

★**1. 温病总纲**——温邪上受，首先犯肺，逆传心包，肺主气属卫，心主血属营，辨营卫气血虽与伤寒同，若论治法则与伤寒大异也。【1】

学习本条【1】的体会如下。

（1）本条首先突破了《黄帝内经》、《伤寒论》六经传变的规律。

（2）本条提出了顺传、逆传的观点，指出了温邪容易逆传心包。

★**2. 首先提出先安未受邪之地**——若斑出热不解者，胃津亡也，主以甘寒，重则如玉女煎，轻则如梨皮、蔗浆之类。或其人肾水素亏，虽未及下焦，先自彷徨矣，必验之于舌，如甘寒之中，加入咸寒，务在先安未受邪之地，恐其陷入易易耳。【5】

学习本条【5】的体会如下。

（1）斑疹——点大成片，平摊于皮肤之下，摸之不碍手，是谓斑；点小如粟，色红而高起，摸之碍手，是谓疹；斑出于胃，疹出于肺；从肌肉而出的是斑；从血络而出的是疹。

（2）舌色主病：淡白舌主虚，主寒，主气血两虚；红舌主热证，鲜红起芒刺，主实热证；鲜红少苔、无苔或有裂纹，主虚热证（阴虚证）；绛舌，主外感内伤，主外感，热入营血，主内伤，阴虚火旺或瘀血；紫舌，主寒主瘀，亦主热；青舌，主寒凝阳郁或瘀血。

（3）苔色主病：白苔主表证，主寒证；黄苔主里证，主热证；灰苔主里热证，亦主寒湿证；黑苔主里证，主热极，亦主寒盛（主肾虚）。

（4）验齿：牙龈淡白是血虚；牙龈红肿是胃热；睡中龃齿是积滞；齿缝流血、齿龈肿痛是胃火；齿龈流血、不肿不痛是肾虚。

（5）叶天士首先提出了“先安未受邪之地”是治未病的具体体现。

★**3. 卫气营血的治法**——大凡看法，卫之后方言气，营之后方言血。在卫汗之可也；到气才可清气；入营犹可透热转气，如犀角、玄参、羚羊角等物；入血就恐耗血动血，直须凉血散血，如生地、丹皮、阿胶、赤芍等物。否则，前后不循缓急之法，虑其动手便错，反致慌张矣。【8】

学习本条【8】的体会如下。

（1）本条指出了在什么阶段用什么药，不可忙乱手脚。

（2）透热转气——当温病出入营分时，在清营解毒药中加入一些气分药，使营分的热邪向外透达，引到气分。

（3）邪在卫分——“在卫汗之可也”宜辛凉轻解，包括疏风泄热（银翘散、桑菊饮）；透表清暑（新加香薷饮）；宣表化湿（藿朴夏苓汤）；疏表润燥（桑杏汤：桑杏贝豉栀沙梨，轻宣凉润温燥医）。

（4）邪在气分——“到气才可清气”，包括轻清宣气（栀子豉汤）；辛寒清气（白虎汤）；清热泻火（黄芩汤）。

（5）邪在营分——“入营犹可透热转气，如犀角、玄参、羚羊角等物”，清营泄热（清营汤）。

（6）邪在血分——“入血就恐耗血动血，直须凉血散血，如生地、丹皮、阿胶、赤芍等物”，凉血和散血（犀角地黄汤），气营两清（玉女煎）。

★4. 温病治验——且吾吴湿邪害人最广。如面色白者，须要顾其阳气，湿胜则阳微也，法应清凉，然到十分之六七，即不可过于寒凉，恐成功反弃。何以故耶？湿热一去，阳亦衰微也。面色苍者，须要顾其津液，清凉到十分之六七，往往热减身寒者，不可就云虚寒而投补剂，恐炉烟虽息，灰中有火也，须细察精详，方少少与之，慎不可直率而往也。又有酒客，里湿素盛，外邪入里，里湿为合。在阳旺之躯，胃湿恒多；在阴盛之体，脾湿亦不少，然其化热则一。热病救阴犹易，通阳最难。救阴不在血，而在津与汗；通阳不在温，而在利小便。然较之杂证，则有不同也。【9】

学习本条【9】的体会如下。

（1）湿邪的性质

1）湿为阴邪，易伤阳气，阻遏气机。

2）湿性重着。

3）湿性黏滞。

4）湿性趋下，易袭阴位。

（2）湿盛阳微——由于湿邪过盛损伤阳气，湿为阴邪，阳气衰微出现的寒湿证候。

（3）"如面色白者，须要顾其阳气，湿胜则阳微也，法应清凉，然到十分之六七，即不可过于寒凉，恐成功反弃"，告诫我们"面色白者"在治疗过程中，必须顾护阳气，应用辛凉之法，做到适可而止。

（4）"面色苍者，须要顾其津液，清凉到十分之六七，往往热减身寒者，不可就云虚寒而投补剂，恐炉烟虽息，灰中有火也，须细察精详，方少少与之，慎不可直率而往也"，告诫我们"面色苍者"属阴虚火旺，在治疗过程中必须顾护津液，用药切忌温补。

（5）"又有酒客，里湿素盛，外邪入里，里湿为合。在阳旺之躯，胃湿恒多；在阴盛之体，脾湿亦不少，然其化热则一"，是有内湿、外湿。阳旺之人，湿从热化，属阳明；阴盛之人，湿从寒化，属太阴。

（6）"热病救阴犹易，通阳最难。救阴不在血，而在津与汗；通阳不在温，而在利小便"，告诫我们温病的救阴、通阳与杂病不同。温病救阴的目的并不在于滋补阴血，而在于化气利湿通利小便，因气机宣通，水道通调则湿邪可从小便而去。

★5. 再论三焦不得从外解，必致成里结。里结于何？在阳明胃与肠也。亦须用下法，不可以气血之分，就不可下也。但伤寒邪热在里，劫烁津液，下之宜猛；此多湿邪内搏，下之宜轻。伤寒大便溏为邪已尽，不可再下；湿温病大便溏为邪未尽，必大便硬，慎不可再攻也，以粪燥为无湿矣。【10】

学习本条【10】的体会如下。

（1）治上焦如羽（非轻不举）；治中焦如衡（非平不安）；治下焦如权（非重不沉）。

（2）本条提出伤寒与湿温下法的区别：伤寒阳明热结，灼伤津液，宜急下存阴；湿温里结阳明，湿热郁滞，下宜轻宜缓。

（3）伤寒下后，大便稀溏，邪热已尽，不可再下；湿温大便溏，是邪滞未尽，必大便转硬，乃邪尽的标志，故有"以粪燥为无湿矣"的说法。

第三节　薛生白《湿热病篇》

★1. 湿热病提纲——湿热证，始恶寒，后但热不寒，汗出，胸痞，舌白，口渴不引饮。【1】

学习本条【1】的体会如下。

（1）本条论述了湿热证的典型症状，舌苔白主湿，口渴主热。

（2）湿热病属阳明、太阴，中气实则病在阳明，中气虚则病在太阴。

2. 邪在气分——湿热证，恶寒，无汗，身重，头痛，湿在表分，宜藿香、香薷、羌活、苍术皮、薄荷、牛蒡子等味。头不痛者，去羌活。【2】

学习本条【2】的体会如下。

（1）因于湿，首如裹。

（2）"湿在表分"可用二香羌苍薄牛汤。

3. 邪在中焦——湿热证，寒热如疟，湿热阻遏膜原，以柴胡、厚朴、槟榔、草果、藿香、苍术、半夏、干菖蒲、六一散等味。【8】

学习本条【8】的体会如下。

（1）膜原者，外通肌肉，内近胃腑，即三焦之门户，实一身之半表半里也。

（2）本方仿吴又可达原饮，宣透膜原，辟秽化浊。

第四节　吴鞠通《温病条辨》

一、上　焦　篇

★**1. 温病者**：有风温、有温热、有温疫、有温毒、有暑温、有湿温、有秋燥、有冬温、有温疟。【1】

学习本条【1】的体会如下。

（1）本条论述温病的范围，由于感受风、寒、暑、湿、燥、热的不同，吴鞠通把温病分为九种，即风温、温热、温疫、温毒、暑温、湿温、秋燥、冬温、温疟。

（2）风温——是感受风热之邪引起的急性外感病，多发于春冬两季，故叶天士云："风温者，春月受风，其气已温。"

（3）温热——多发于春末夏初，此时感受温邪，即为温热。

（4）温疫——是一种具有传染性和流行性的疾病，《素问·刺法论》曰："五疫之至，皆相染易，无问大小，病状相似。"说明本病有很强的传染性和流行性，即为瘟疫。

（5）温毒——指风温、温热热毒之邪侵入营分，毒遍全身出现的斑疹、头部肿大、咽喉肿痛、疫毒痢、无名毒肿、疮毒，称为温毒。

（6）暑温——是感受暑热之邪引起的急性病，故吴氏认为，"暑之偏热者为暑温"（湿重于热者为湿温）。

（7）湿温——发生于夏末秋初，暑雨较多，感受湿热引起的温病，故吴氏认为，"偏于暑之湿者为湿温"（热重于湿者为暑温）。

（8）秋燥——是秋天感受燥邪而引起的一种外感热病，秋天气候有偏热、偏凉的不同，故秋燥又有温燥、凉燥之别。还有人认为夏末秋初为温燥，深秋初冬为凉燥。

（9）冬温——温病发生于冬季，感受非时之暖而病者，吴氏认为："冬应寒而反温，阳不潜藏，民病温也。"

（10）温疟——《素问·疟论》云："此先伤于风而后伤于寒，故先热而后寒也，亦以时作，名曰温疟。"表现为先热后寒，热多寒少，先伤于风，后伤于寒，邪气内伏，以致阴气先伤，伏邪因新感而诱发，即为温疟。

★2. 银翘散证——太阴风温、温热、温疫、冬温，初起恶风寒者，桂枝汤主之；但热不恶寒而渴者，辛凉平剂银翘散主之。【4】

学习银翘散证【4】的体会如下。

（1）太阴是指手太阴，"太阴风温、温热、温疫、冬温"四种病发生在上焦。

（2）"初起恶风寒者，桂枝汤主之"指温病初起，表现为恶风恶寒，说明里热未盛，可用桂枝汤解肌，达到解热的目的，故叶天士提出"在卫汗之可也"。

（3）《黄帝内经》云："风淫于内，治以辛凉，佐以苦甘"，"但热不恶寒而渴者，辛凉平剂银翘散主之。"但热不恶寒而渴"说明温邪壅肺，肺气闭郁，故用辛凉平剂。

（4）本条论述热盛初起的治法，由此而创立了辛温解表、辛凉解表法。

（5）本方汤方辨证：表热证，咽痛为主。

（6）本方为轻宣药物，煎煮时间不宜过长。

（7）本方加大黄可以治疗急性扁桃体炎。

（8）临床运用银翘散来治疗多种急性传染病，如上呼吸道感染、流感、急性扁桃体炎（加大黄）、流行性脑脊髓炎、流行性乙型脑炎、流行性出血热。

★3. 桑菊饮证——太阴风温，但咳，身不甚热，微渴者，辛凉轻剂桑菊饮主之。【6】

学习桑菊饮证【6】的体会如下。

（1）"太阴风温，但咳，身不甚热，微渴"。"身不甚热，但咳"可以是外感风寒，但紧接着说微渴，说明里有热，但热不重。

（2）"辛凉轻剂桑菊饮主之"，"但咳"说明温邪在肺，故用辛凉轻剂桑菊饮治之。

（3）银翘散与桑菊饮的区别：两者同治风温初起，银翘散重在解表清热，用于热象偏重，故为"平剂"；桑菊饮重在宣肺清热，用于热轻而咳，故为"轻剂"。

（4）风温外感咳嗽，渴与不渴是鉴别里热轻重的标志，"不渴"说明无里热，"微渴"说明有里热，但热不甚，"大渴"说明里热炽盛。

（5）叶天士云："温邪上受，首先犯肺。"故予桑菊饮辛凉轻剂，而不予苦寒重剂，否则药过病所，失去轻透之机，反伤阳气，使轻变重，重则病危，故吴鞠通说："治上焦如羽，非轻不举。"

（6）本方汤方辨证：表热证，以咳嗽为主。

（7）大便秘结加生石膏 15g。

★4. 白虎汤禁忌——白虎本为达热出表，若其人脉浮弦而细者，不可与也；脉沉者，不可与也；不渴者，不可与也；汗不出者，不可与也。常须识此，勿令误也。【9】

学习本条【9】的体会如下。

（1）白虎即白虎汤，"达热出表"指白虎汤不仅能清里热，还能使里热出表（因石膏苦辛大寒，寒能清热，辛能透表）。

（2）"脉浮弦而细者"，细脉为阴血亏虚，弦主筋脉拘急，弦细并见，血虚不能濡养筋脉，血虚风动，浮为阴虚外感之证，虽有内热，也属阴虚内热，故不可予白虎汤。

（3）"脉沉者，不可与也"，若沉而有力，阳明腑实，当用攻下；若沉而无力，肾阳不足，属真寒假热，故均不可予白虎汤。

（4）"不渴者，不可与也"，"不渴"说明里热不盛，或湿热不化而引起，故均不宜用白虎汤。

（5）"汗不出者，不可与也"，"身热而汗不出"说明有寒邪束于肌表，或津伤无汗（治当养阴生津），两者均不宜用白虎汤。

（6）本条告诫我们不要一见发热，就"热者寒之"，临证有表热、里热、阴虚内热、真寒假热之分，要加以区别。

★5. 太阴温病，血从上溢者，犀角地黄汤合银翘散主之。其中焦病者，以中焦法治之。若吐粉红血水者，死不治。血从上溢，脉七八至以上，面反黑者，死不治，可用清络育阴法。【11】

学习本条【11】的体会如下。

（1）"血从上溢"指口鼻出血，即鼻衄和咯血，因病属上焦温病，故不指吐血。

（2）"太阴温病，血从上溢者，犀角地黄汤合银翘散主之"，由于病在上焦，当用银翘散，"血上溢"说明温邪已入血分，当用犀角地黄汤，这也是叶天士所说"入血就恐耗血动血，直须凉血散血"治则的应用。

（3）"其中焦病者，以中焦法治之"，中焦温病亦可出现出血症状，如吐血，于中焦温病再讲。

（4）"若吐粉红血水者，死不治"，"吐粉红血水"是热灼肺津，血和津液交迫而出，肺津欲竭，病情严重，故"死不治"。

（5）"血从上溢，脉七八至以上，面反黑者，死不治"指脉搏快，面反黑，因为心主血脉，其华在面，心率过快，面色发黑，病属严重，心气欲竭，故"死不治"。

（6）"清络育阴法"，"清络"指清心肺经之热，"育阴"即补阴养阴，如犀角地黄汤合银翘散就是清络育阴的方剂。

6. 清营汤证——太阴温病，寸脉大，舌绛而干，法当渴，今反不渴者，热在营中也，清营汤去黄连主之。【15】

学习清营汤证【15】的体会如下。

（1）"太阴温病，寸脉大"，寸脉候心肺，"寸脉大"指上焦心肺有热。

（2）"舌绛而干"说明温病热邪已入营分。

（3）"法当渴，今反不渴者，热在营中也"，"法当渴"指热在气分，"今反不渴"说明热入营分，说明渴、不渴是辨别热在气分、在营分的标志，故曰"热在营中"。

（4）"清营汤去黄连主之"，"去黄连"的苦寒燥湿，因为上焦温病不夹湿，故去之。

★7. 太阴温病，不可发汗，发汗而汗不出者，必发斑、疹；汗出过多者，必神昏谵语。发斑者，化斑汤主之；发疹者，银翘散去豆豉，加细生地、丹皮、大青叶、倍元参主之，禁升麻、柴胡、当归、防风、羌活、白芷、葛根、三春柳；神昏谵语者，清宫汤主之，牛黄丸、紫雪丹、局方至宝丹亦主之。【16】

学习本条【16】的体会如下。

（1）"太阴温病，不可发汗"主要指忌辛温发汗，但叶天士说"在卫汗之可也"，指通过发汗以解除表热，可用辛凉发汗法。

（2）"发汗而汗不出者，必发斑、疹"指误用辛温发汗，以热助热，更伤阴液，汗出不彻，热邪不透，郁于肌表，发为斑、疹。

（3）"汗出过多者，必神昏谵语"，误用辛温发汗，热扰神明，神昏谵语。

（4）"发斑者，化斑汤主之"，"发斑说明里热炽盛，从肌肉而出，斑出于胃，故用白虎汤清里热，加犀角（水牛角代）、玄参凉血解毒。

（5）"发疹者，银翘散去豆豉，加细生地、丹皮、大青叶、倍元参主之"，疹出于肺，是热邪郁肺，内窜营分，从肌肤而出，清肺宜银翘散去辛温豆豉，加生地、牡丹皮、大青叶、玄参以清入营之热，达到清营凉血的目的。

（6）"禁升麻、柴胡、当归、防风、羌活、白芷、葛根、三春柳"，进一步重申温病不可用辛温发汗之品，当归性温亦属禁用。

（7）"神昏谵语者，清宫汤主之，牛黄丸、紫雪丹、局方至宝丹亦主之"指温病神昏谵语，可用清宫汤、牛黄丸、紫雪丹、局方至宝丹治之，上述方剂均属凉开之剂。

（8）方药中老师经验：温病患者，即使有风寒表证，但见口渴脉数，舌红者，不可应用辛温发汗，素体阴虚内热者，亦不可应用辛温发汗，此类患者，可用竹叶石膏汤加减。

8. 邪入心包，舌謇，肢厥，牛黄丸主之，紫雪丹亦主之。【17】

学习本条【17】的体会如下。

（1）"邪入心包，舌謇，肢厥"，"邪入心包"是心经受邪，是温病重症，"舌謇肢厥"是温病"邪入心包"的主要症状，此处的"厥"为热厥，邪在上焦，芳香开窍，邪在中焦，以下法治疗，邪在下焦，育阴潜阳。

（2）热深厥亦深，热入心包，当用牛黄丸芳香开窍，紫雪丹清热开窍息风。

9. 普济消毒饮证——温毒咽痛，喉肿，耳前耳后肿，颊肿，面正赤，或喉不痛，但外肿，甚则耳聋，俗名大头温、蛤蟆温者，普济消毒饮去柴胡、升麻主之。初起一二日，再去芩、连，三四日加之佳。【18】

学习普济消毒饮证【18】的体会如下。

（1）温毒——即温热毒邪炽盛出现的局部红肿热痛。

（2）咽喉肿痛、耳前耳后肿、颊肿、面正赤属邪热在少阳。

（3）大头瘟——是感受风热时毒引起的一种急性热病，属温毒范围，由于发病后见头面肿大，可广泛传染流行，故称为大头瘟。

（4）大头瘟的特点——头面肿大、恶寒发热类似伤寒表证，发于冬春二季（类似西医颜面丹毒、流行性腮腺炎）。代表方：普济消毒饮。

（5）"初起一二日"，病在上焦，故"再去芩、连"，"三四日"热邪入里，故"加之佳"。

★10. 手太阴暑温，或已经发汗，或未发汗，而汗不止，烦渴而喘，脉洪大有力者，白虎汤主之；脉洪大而芤者，白虎加人参汤主之；身重者，湿也，白虎加苍术汤主之；汗多，脉散大，喘喝，欲脱者，生脉散主之。【26】

学习本条【26】的体会如下。

（1）若汗出，烦渴，脉洪大有力为暑热内盛，用白虎汤。

（2）若脉洪大而芤，为暑热伤气，用白虎加人参汤。

（3）若全身酸重，为暑邪夹湿，用苍术白虎汤。

（4）若汗多，脉散大，喘喝，欲脱为气阴两虚，用生脉散。

11. 脉虚，夜寐不安，烦渴，舌赤，时有谵语，目常开不闭，或喜闭不开，暑入手厥阴也。手厥阴暑温，清营汤主之。舌白滑者，不可与也。【30】

学习本条【30】的体会：

（1）"脉虚，夜寐不安"属阳不入阴。

（2）热入营分转归有二：一是"入营犹可透热转气"；二是深入血分出现谵语，代表方清营。

12. 小儿暑温，身热，卒然痉厥，名曰暑痫，清营汤主之，亦可少与紫雪丹。【33】

学习本条【33】的体会：小儿脏腑娇嫩，易火热生风，夹之暑月，易发惊风，故用清营汤和紫雪丹。

13. 大人暑痫，亦同上法。热初入营，肝风内动，手足瘛疭，可于清营汤中加钩藤、丹皮、

羚羊角。【34】

学习本条【34】的体会：

成人惊厥，热极生风，引动肝风，故加钩藤、丹皮、羚羊角凉血息风。

14. 伏暑、暑温、湿温，证本一源，前后互参，不可偏执。【42】

学习本条【42】的体会如下。

（1）伏暑

1）伏暑——是发于秋冬而由暑湿病邪引起的一种急性热病，由于发病时间迟早不同，故有"晚发"、"伏暑秋发"、"冬月伏暑"等名称。

2）伏暑的特点——发病初起，与感冒相似，继而形如疟疾，以后但热不寒，大便溏而不爽，病势较重，病程较长。

3）伏暑的治疗原则——解表清里。

（2）暑温

1）暑温的特点——发病急骤传变迅速，初起即见气分热盛的证候，易于伤津耗气。

2）暑温病名的来由——始于《黄帝内经》，阐明景岳，分类明晰，首创鞠通。

3）暑邪的性质——暑为阳邪，其性炎热；暑性升散，耗气伤津；暑多夹湿。

4）暑温的治则——清暑泄热。

5）暑温的禁忌——"首用辛凉，继用甘寒，再用酸敛酸泄，不必用下"。

6）暑温的常见证型及代表方

暑入阳明：白虎加人参汤。

暑伤津气：王氏清暑益气汤。

津气欲脱：生脉散。

暑湿中阻：白虎加苍术汤。

暑湿弥漫三焦：三石汤（三石汤用寒滑膏，银花竹茹杏通草，三焦暑湿邪在气，身热汗出不解渴）。

7）冒暑——夏月感受暑湿，初起病在上焦肺卫。

（3）湿温

1）湿温的特点——夏秋发病，病势缓，传变慢，病程长，脾胃症状，舌苔腻。

2）湿温的病因——有二：一是外因，以湿邪为主；二是内因，脾胃内伤。

3）暑温与湿温的鉴别——暑温发病急骤，初起以气分热炽为主，虽可兼夹湿邪，以气分热炽为主；湿温发病缓慢，初起在卫气分证，以湿邪偏盛为主。

4）湿温的治疗原则——上焦芳香化湿，中焦理气化湿，下焦凉血止血，但总以分解湿热为总则。

5）湿温的常见证型及代表方

湿重于热，邪遏正气：藿朴夏苓汤（藿朴夏苓杏薏仁，猪苓泽泻豉蔻仁）。

邪阻膜原：雷氏宣透膜原法。

湿阻中焦：雷氏芳香化浊法。

湿热并重：甘露消毒丹（甘露消毒蔻藿香，茵陈滑石通草菖，芩翘贝母射干薄，暑疫湿温为末尝）。

热重于湿：白虎加苍术汤。

15. 三仁汤证——头痛，恶寒，身重疼痛，舌白，不渴，脉弦细而濡，面色淡黄，胸闷，不饥，午后身热，状若阴虚，病难速已，名曰湿温。汗之则神昏耳聋，甚则目瞑不欲言；下之则洞泄；润之则病深不解。长夏、深秋、冬日同法，三仁汤主之。【43】

学习三仁汤证【43】的体会如下。

（1）"头痛，恶寒，身重疼痛，舌白，不渴，脉弦细而濡"，与太阳伤寒表证相似，但伤寒脉紧，中风脉缓；今脉弦细而濡，濡为湿之脉，这是湿温的主脉。

（2）"面色淡黄，胸闷，不饥"是湿郁化热、湿阻中焦之故。

（3）"午后身热，状若阴虚"，"午后身热"既可以阴虚，又可以邪盛，湿温午后发热以阳气虚衰，或湿困伤阳，因湿生热，主要在湿；本条所谈的湿温的午后发热，由于阴虚亦可出现的午后发热，故曰"状若阴虚"。

（4）"汗之则神昏耳聋，甚则目瞑不欲言"，"汗"指辛温发汗，辛温助热，湿随热药上蒸，内闭心窍，则神昏耳聋，目瞑不言，故湿温忌辛温发汗。

（5）"下之则洞泄"，"下"指苦寒峻下，湿温是由于脾虚湿盛，泄下更伤脾土，而成洞泄，故湿温忌苦寒峻下。

（6）"润之则病深不解"，"润"指养阴药，是治疗温病的常用方法。但湿温并非单纯阳邪，而是湿热合邪，湿为阴邪，忌养阴之品，故湿温忌甘柔养阴。

（7）"长夏、深秋、冬日同法"，"长夏"是湿温发病的季节，但在深秋、冬季只要出现湿温的证候，治疗原则是相同的，都用三仁汤。

★**16. 沙参麦冬汤证**——燥伤肺胃阴分，或热或咳者，沙参麦冬汤主之。【56】

学习沙参麦冬汤证【56】的体会如下。

（1）临床上秋燥咳嗽不重，咳痰不多用桑杏汤；咳嗽有痰用桑菊饮；秋燥日久，肺胃阴伤用沙参麦冬汤。

（2）本方可用于剥脱苔、地图舌。

★**17. 翘荷汤证**——燥气化火，清窍不利者，翘荷汤主之。【57】

【方歌】翘荷汤中黑栀皮，桔梗甘草绿豆衣，燥气化火干清窍，耳鸣目赤龈胀宜。

学习翘荷汤证【57】的体会如下。

（1）清窍不利指目赤耳鸣，龈肿咽痛，用翘荷汤清热泻火。

（2）临证用本方可治疗鼻腔干燥。

二、中 焦 篇

1. 面目俱赤，语声重浊，呼吸俱粗，大便闭，小便涩，舌苔老黄，甚则黑有芒刺，但恶热，不恶寒，日晡益甚者，传至中焦，阳明温病也。脉浮洪躁甚者，白虎汤主之；脉沉数有力，甚则脉体反小而实者，大承气汤主之。暑温、湿温、温疟，不在此例。【1】

学习本条【1】的体会如下。

（1）"面目俱赤，语声重浊，呼吸俱粗，大便闭，小便涩，舌苔老黄，甚则黑有芒刺，但恶热，不恶寒，日晡益甚者，传至中焦，阳明温病也"，面目俱赤，阳明热盛；语声重浊，呼吸俱粗乃邪热亢盛，肺气闭郁；大便闭属热结大肠；小便涩，热伤津亏；舌苔老黄，有芒刺是温病卫分进入气分的标志；但恶热不恶寒说明邪不在表，里热已盛；日晡益甚属阳明之时，病已进入中焦。

（2）"脉浮洪躁甚者，白虎汤主之；脉沉数有力，甚则脉体反小而实者，大承气汤主之"，脉浮洪燥甚，是热盛，但邪气在表，故用白虎汤。若脉沉数有力，邪热积于大肠，用大承气汤。

（3）"暑温、湿温、温疟，不在此例"，说明温病夹湿，温疟、暑温、湿温与湿有关，在治法上不同，所以不在此例。

★**2. 阳明温病，下之不通，其证有五：应下失下，正虚不能运药，不运药者死，新加黄龙汤主之；喘促不宁，痰涎壅滞，右寸实大，肺气不降者，宣白承气汤主之；左尺牢坚，小便赤痛，时烦渴甚，导赤承气汤主之；邪闭心包，神昏，舌短，内窍不通，饮不解渴者，牛黄承气汤主之；津液不足，无水舟停者，间服增液，再不下者，增液承气汤主之。【17】**

学习本条【17】的体会如下。

（1）"阳明温病，下之不通，其证有五"，"阳明温病"当用承气汤攻下，攻下后大便不通，里热不除，表现有五种情况。

（2）第一种情况："应下失下，正虚不能运药，不运药者死，新加黄龙汤主之"，是未能乘正气未衰及时攻下，导致热邪壅闭，气阴两伤，属正气衰弱，无力用药，若一味攻下，使元气欲脱，单纯扶正又助热邪，补、泻不可单独应用，故选用新加黄龙汤"攻补兼施"（新加黄龙攻补施，元地麦草归姜汁，人参海参补气阴，再用硝黄下腑实）。

（3）第二种情况："喘促不宁，痰涎壅滞，右寸实大，肺气不降者，宣白承气汤主之"，是患者除阳明热结外，还有痰热壅盛的表现，"右寸实大"说明肺经热盛，痰热壅肺，肺气不降，因为肺与大肠相表里，肺气不降，又可加重腑气的不通，反之，腑气不通影响肺的下降，故用宣白承气汤"脏腑合治"（宣白承气膏大黄，蒌皮杏仁急煎尝）。

（4）第三种情况："左尺牢坚，小便赤痛，时烦渴甚，导赤承气汤主之"，"左尺"候肾、小肠，牢脉是内有实积，说明小肠热盛，故表现小便赤痛，烦渴。故用导赤承气汤清利小肠火热，称"二肠同治法"（导气承气治二肠，小便赤痛热移胱，赤芍生地黄连柏，通下更用硝与黄）。

（5）第四种情况："邪闭心包，神昏，舌短，内窍不通，饮不解渴者，牛黄承气汤主之"，指除阳明腑实外，又见神志昏迷，热闭心包，故用牛黄承气汤（牛黄承气消渴甚，腑实痰热致神昏，安宫牛黄大黄末，调服急救两少阴），以安宫牛黄丸清心开窍，冲大黄末以下热结。由于热结不下，必耗少阴肾液，心属手少阴，称"两少阴合治法"。

（6）第五种情况："津液不足，无水舟停者，间服增液，再不下者，增液承气汤主之"，指阳明热盛耗伤津液，使燥结不下，用增液汤，增水行舟，在不大便时，增液汤加大黄、芒硝增液攻下，即增液承气汤，增液汤可养阴补血，硝黄行气通下，故称"气血合治法"。

（7）总之，以上五种情况概括为二：一是攻补兼施，腑实兼气阴两伤，用新加黄龙汤；腑实兼阴虚，用增液承气汤。二是主症与兼症两顾，腑实合并肺气不降，用宣白承气汤；腑实合并小肠热盛，用导赤承气汤；腑实合并邪闭心包，用牛黄承气汤。

（8）临证对于小儿咳嗽、痰多、大便秘结（甚至高热）用宣白承气汤，效果尤佳。

★**3. 暑温蔓延三焦，舌滑微黄，邪在气分者，三石汤主之；邪气久留，舌绛苔少，热搏血分者，加味清宫汤主之；神识不清，热闭内窍者，先与紫雪丹，再与清宫汤。【41】**

学习本条【41】的体会如下。

（1）"暑温蔓延三焦，舌滑微黄，邪在气分者，三石汤主之"，"暑温蔓延三焦"指既有上焦肺、心包证候，又有中焦脾胃证候，还有下焦肝、肾、膀胱证候。若舌苔滑微黄，为三焦气分湿热，吴鞠通提出"气化则暑湿俱化"的原则，湿为阴邪，阻遏气机，肺主一身之气，宣通肺气，就可宣通三焦气机，故用三石汤。

（2）"邪气久留，舌绛苔少，热搏血分者，加味清宫汤主之"，暑热不清，热入营血，耗伤阴液，故舌绛苔少。要急清心包，用加味清宫汤（清宫汤加知母、金银花、竹沥）。

（3）"神识不清，热闭内窍者，先与紫雪丹，再与清宫汤"，暑热心包出现神昏谵语，先用紫雪丹，再用清宫汤清心包之热。

（4）三石汤加疏肝药物可治疗急性肝炎里热盛而夹湿。

（5）三石汤是治疗高热的好方剂，癌症病人高热也可应用。

（6）应用三石汤时，一定要见舌苔黄腻方可应用，若舌转黄燥或苔腻而灰、白属湿多热少，均不宜应用。出现清宫汤、增液汤可养阴补血，硝、黄行气通下，故称"气血合治法"。

★4. 三焦湿郁，升降失司，脘连腹胀，大便不爽，一加减正气散主之。【58】

学习一加减正气散证【58】的体会如下。

（1）"三焦湿郁"指邪郁全身，阻遏气机，故"升降失司"，主要表现在脾不升、胃不降，故见脘痞、腹胀、大便不爽，但重点在中焦，太阴病居多，"伤脾胃之阳者十常八、九"，故用一加减正气散。

（2）一加减正气散是以脘腹胀满、大便不爽为汤方辨证（三焦升降失司的证治），加杏仁宣通肺气，加茵陈宣散湿热，加神曲、麦芽消食和胃，加大腹皮行气除满，是一首宣清湿热、行气除满、利湿和胃、"苦辛微寒"的方剂。

★5. 湿郁三焦，脘闷，便溏，身痛，舌白，脉象模糊，二加减正气散主之。【59】

学习二加减正气散证【59】的体会如下。

（1）"脘闷，便溏，身痛，舌白，脉象模糊"，属经络证，加防己急走经络中湿郁，加通草、薏仁利小便所以实大便，加大豆黄卷化酝酿之湿热。

（2）二加减正气散是以身痛、便溏、苔白为汤方辨证（湿滞经络的证治），属湿邪偏重的"苦辛淡法"。

★6. 秽湿着里，舌黄，脘闷，气机不宣，久则酿热，三加减正气散主之。【60】

学习三加减正气散证【60】的体会如下。

（1）"秽湿着里"说明湿郁化热，故见舌黄，气机不畅，脘闷，故加杏仁、藿香宣气化浊，滑石清利小便从小便出。

（2）三加减正气散汤方辨证：舌黄、脘闷（湿郁化热的证治），方中重用滑石清利湿热，苦辛通降合用，故称"苦辛寒法"。

★7. 秽湿着里，邪阻气分，舌白滑，脉右缓，四加减正气散主之。【61】

学习四加减正气散证【61】的体会如下。

（1）"舌白滑"为湿邪困扰脾阳，气分无热象，"脉右缓"说明湿阻气机，湿为阴邪，非温不化，故加草果温阳燥湿，山楂、神曲消食导滞。

（2）四加减正气散的汤方辨证：舌白滑，脉右缓（湿困脾阳的证治），属温振脾阳的方剂，该方是在苦辛药的基础上加辛温药，故称"苦辛温法"。

★8. 秽湿着里，脘闷，便泄，五加减正气散主之。【62】

学习五加减正气散证【62】的体会如下。

（1）湿阻胃气故"脘闷"，湿伤脾阳故"便泄"，加大腹皮行气燥湿除满，苍术健脾燥湿止泻，谷芽消导和胃。

（2）五加减正气散的汤方辨证：脘闷、便泄（湿伤脾阳的证治），是治疗寒湿的好方剂（加减正气朴陈皮，藿梗茯苓四必俱，一加杏曲腹麦茵，二加防己通豆苡，三加滑石杏藿叶，四加草果楂神曲，五加腹皮苍谷芽，湿着三焦便通宜）。

★9. 黄芩滑石汤证——脉缓，身痛，舌淡黄而滑，渴不多饮，或竟不渴，汗出热解，继而复热，内不能运水谷之湿，外复感时令之湿，发表、攻里，两不可施，误认伤寒，必转坏证，徒清

热则湿不退，徒祛湿则热愈炽，黄芩滑石汤主之。【63】

【方歌】黄芩滑石湿热蒸，苓皮腹皮蔻仁用，通草猪苓导湿热，宣气利尿是其功。

学习黄芩滑石汤证【63】的体会如下。

（1）"脉缓，身痛，舌淡黄而滑，渴不多饮，或竟不渴，汗出热解，继而复热"，缓者湿盛也，身痛，湿热侵犯经络，舌淡黄而滑主湿热，湿邪困脾，津液不能上承，故口渴，里湿停于中焦，故渴不多饮，或渴不欲饮，由于湿热既停于表，又停于里，汗出在表湿热，得到宣泄，而热暂解，但在内湿热留连，故"继而复热"。

（2）"内不能运水谷之湿，外复感时令之湿，发表、攻里，两不可施，误认伤寒，必转坏证"，"内不能运水谷之湿"说明湿热在里，湿困脾胃；"外复感时令之湿"为湿热在表，阻于经络，本证属湿温内热合邪，表里俱病，若误认为是伤寒，辛温发汗，汗者伤阳耗津，转为痉病，若误认为是里实证，寒凉攻下，发生"下之则洞泄"的坏病。

（3）"徒清热则湿不退，徒祛湿则热愈炽"，若见热只清热，过用寒凉，反使湿邪不解；若见湿只利湿，过用温燥，助热伤阴；若认为口渴，误用养阴药，使湿邪黏滞不去，临证对湿温表里俱病，湿热两停者，必须既清热，又宣气利小便以化湿。

（4）"黄芩滑石汤主之"，黄芩苦寒清热燥湿；蔻仁、大腹皮辛温宣气行气、化湿；滑石、通草、猪苓、茯苓甘寒、甘淡渗湿利小便健脾。

（5）黄芩滑石散是治疗泌尿系统疾病很好的方剂。

★**10. 杏仁薏苡汤证**——风暑寒湿，杂感混淆，气不主宣，咳嗽头胀，不饥舌白，肢体若废，杏仁薏苡汤主之。【67】

【方歌】杏仁薏苡木防己，桂姜半朴白蒺藜。

学习杏仁薏苡汤证【67】的体会如下。

（1）"风暑寒湿，杂感混淆，气不主宣"乃风寒暑湿错杂以湿邪为主，湿阻气机，不得宣畅，在上表现为"咳嗽头胀"；在中表现为"不饥舌白"；在经络表现为"肢体若废"，即肢体无力，活动不便。湿邪偏重，又无热象，故用苦、辛、温以宣化表里之寒湿，方用杏仁薏苡汤。

（2）"杏仁薏苡汤主之"，杏仁、桂枝、白蒺藜辛宣疏散在表之风暑寒湿；生姜、半夏、厚朴苦辛温化寒湿；薏苡仁、防己利湿除痹。

（3）本方可用于湿痹、肌肉萎缩、痿病，疗效较好。

三、下　焦　篇

1. 加减复脉汤证——风温、温热、温疫、温毒、冬温，邪在阳明久羁，或已下，或未下，身热，面赤，口干舌燥，甚则齿黑，唇裂，脉沉实者，仍可下之；脉虚大，手足心热甚于手足背者，加减复脉汤主之。【1】

【方歌】炙甘草汤参桂姜，麦冬生地麻仁帮，大枣阿胶共煎服，脉来结代心悸尝，去掉参桂与姜枣，加减复脉加白芍，三甲复脉龟鳖牡，鸡子五味大定风。

学习加减复脉汤证【1】的体会如下。

（1）"风温、温热、温疫、温毒、冬温"指温病邪入下焦的证治。

（2）"邪在阳明久羁，或已下，或未下"指中焦温病不解，热盛伤阴，"已下"固然伤阴更速，"未下"由于热邪久羁，同样伤阴，肝藏血，肾藏精，必然伤及肝肾之阴。

（3）"身热，面赤，口干舌燥"为阴虚内热，"甚则齿黑，唇裂"阴虚已甚。

（4）"脉沉实者，仍可下之"温病至下焦，一般来说，阴精已伤，必须救阴扶正，不宜攻下，若脉沉实，说明心热炽盛，病虽在下焦，但正气尚未亏虚，仍可用下法攻邪，邪去则正气自然来复，故原文谓"脉沉实者，仍可下之"。

（5）"脉虚大，手足心热甚于手足背者，加减复脉汤主之"，若脉虚大，正气已虚，不可用下法，"手足心热甚于手足背者"说明心肾阴虚，亦不能用下法，必须扶正救阴，用加减复脉汤。

2. 黄连阿胶汤证——少阴温病，真阴欲竭，壮火复炽，心中烦，不得卧者，黄连阿胶汤主之。【11】

学习黄连阿胶汤证【11】的体会如下。

（1）"少阴温病"即下焦温病，少阴即足少阴肾，下焦温病，病位在肝肾，由于肝肾同源，统称少阴温病。

（2）"真阴欲竭，壮火复炽"，下焦温病，温病久羁，热盛伤阴，肝肾之阴，消耗殆尽，故曰"真阴欲竭"；"壮火"即邪火，"壮火复炽"即邪热亢盛，邪热更加猖獗，单纯救阴缓不济急，单纯清邪，又反伤正。

（3）"心中烦，不得卧者，黄连阿胶汤主之"，在上述复杂的病情中，又表现心中烦，不得卧，借鉴《伤寒论》少阴热化证的经验，"少阴病，得之二三日以上，心中烦，不得卧，黄连阿胶汤主之"，"外泻壮火而内坚真阴"。

★3. 青蒿鳖甲汤证——夜热早凉，热退无汗，热自阴来者，青蒿鳖甲汤主之。【12】

学习青蒿鳖甲汤证【12】的体会如下。

（1）"夜热早凉"即夜间发热，白天不发热，体温正常，夜晚发热多属阴虚。

（2）"热退无汗"指热退，并无汗出，一般多属单纯里热，亦有属阴虚者，故曰"热自阴来"，用青蒿鳖甲汤清热。

4. 大定风珠证——热邪久羁，吸烁真阴，或因误表，或因妄攻，神倦，瘛疭，脉气虚弱，舌绛苔少，时时欲脱者，大定风珠主之。【16】

学习大定风珠证【16】的体会如下。

（1）"热邪久羁，吸烁真阴"指温病深入下焦，病久伤阴。

（2）"或因误表，或因妄攻，神倦，瘛疭，脉气虚弱，舌绛苔少，时时欲脱者，大定风珠主之"指病人病程虽然不久，但由于误用辛温发汗或苦寒攻下，汗、下之法均可伤阴，真阴枯竭，出现神倦、瘛疭、时时欲脱的危重证候，用大定风珠滋补真阴，潜阳固脱。

四、杂 说

治上焦如羽（非轻不举）；治中焦如衡（非平不安）；治下焦如权（非重不沉）。

学习本条的体会如下。

（1）"治上焦如羽（非轻不举）"——治疗上焦的病变，用药要如同羽毛，轻的药物，方能达到上焦，如桑叶、菊花等，否则不能够达到病位，如熟地、生地。

（2）"治中焦如衡（非平不安）"——治疗中焦的病变，用药一定要像秤杆（像天平一样的平衡），因为脾宜升为健，胃以降为顺，升降相因，维持脾胃的正常运化，否则，用升脾的药太过，必然引起胃气上逆，出现恶心、呕吐，若用降胃气的药太过，势必影响脾的上升，出现中气下陷，脱肛、子宫脱垂。

（3）"治下焦如权（非重不沉）"——治疗下焦的病变，用药一定要像秤砣一样沉重，否则药物达不到病所，故曰"非重不沉"。

（4）以上三条对我们临床治疗上、中、下三焦的病变提出了总的方针，时刻要"常须识此，勿令误也"。

第五节 温病学临证思路——汤方辨证

《温病学》临证思路，我将其称之为《温病学》"汤方辨证"，这是我在临床治疗疑难病时，继承前人"抓主证、用经方"的古训，把临床中治疗每一个疾病中应用《温病学》中的方剂总结出必不可少的症状或脉象或舌象或证型，效仿张仲景 XXX 汤证，如"桂枝汤证"、"麻黄汤证"、"大青龙汤证"……总结出来的临床应用指征，称之为《温病学》"汤方辨证"。

1. 银翘散证——表热证，以咽痛为主。

2. 桑菊饮证——表热证，以咳嗽为主。

3. 普济消毒饮证——颜面丹毒、流行性腮腺炎。

4. 白虎汤证——汗出，烦渴，脉洪大有力。

5. 生脉散证——汗多，脉散大，喘喝，欲脱。

6. 三仁汤证——头痛，恶寒，身重疼痛，舌白不渴，脉弦细而濡。

7. 沙参麦冬汤证——剥脱苔、地图舌。

8. 翘荷汤证——鼻腔干燥。

9. 宣白承气汤证——小儿咳嗽、痰多、大便秘结（甚至高热）。

10. 一加减正气散证——脘腹胀满、大便不爽。

11. 二加减正气散证——身痛、便溏、苔白。

12. 三加减正气散证——舌黄、脘闷。

13. 四加减正气散证——舌白滑，脉右缓。

14. 五加减正气散证——脘闷、便泄。

15. 黄芩滑石散证——泌尿系统疾病。

16. 杏仁薏苡汤证——湿痹、肌肉萎缩、痿病。

17. 黄连阿胶汤证——心中烦，不得卧。

18. 青蒿鳖甲汤证——夜热早凉。

19. 大定风珠证——神倦、瘛疭、时时欲脱的危重证候。

（SCPC-BZBEZE20-0015）

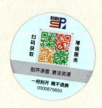

胡兰贵临证秘笺

科学出版社微信公众号　　杏林书苑

中医药分社: (010)64034547　销售: (010) 64031535
E-mail: guohaiyan@mail.sciencep.com

www.sciencep.com

ISBN 978-7-03-082219-2

9 787030 822192 >

定价: 138.00 元